U0276688

"博学而笃志，切问而近思。"
（《论语》）

博晓古今，可立一家之说；
学贯中西，或成经国之才。

瞿晓敏，复旦大学副教授，长期从事医学伦理学的教学和研究，发表论文数十篇，参加《安乐死——中国的现状及趋势》、《生命伦理学——理论与实践探索》、《生命伦理与新健康》、《护理伦理学》等专著和教材的撰写工作。

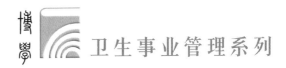
卫生事业管理系列

医学伦理学教程

（第四版）

主　编　瞿晓敏

编　者　（以姓氏笔画为序）
杨卫华　邵晓莹　袁岳沙
曹文妹　瞿晓敏

复旦大学出版社

内容提要

　　本书共有15章，其基本内容分为3个部分：医学伦理学概述（第一章～第三章）、医学实践与伦理要求（第四章～第十一章）、医学实践中的伦理问题（第十二章～第十五章）。主要介绍医学伦理学的发展以及基本原则和规范，医学实践过程中必须遵循的伦理要求，医学实践中的有关伦理问题。本书是一本比较全面系统论述当代医学伦理学理论和实践的读物，既可以作为高等医学院校的教材，又可以作为一般读者了解和掌握医学伦理问题的参考书。

目
录

目录

目

录

绪　　论

　　医学伦理学是研究医学道德的一门学科。学习和研究医学伦理学,对于培养医务人员高尚的道德情操,建设社会主义精神文明,对于促进我国医学科学的发展具有重要的意义。

第一节　医学伦理学的概念、研究对象和内容

一、医学伦理学的概念

(一) 道德的含义

　　伦理就是人伦之理。伦是指人与人之间的关系,理是指道理、准则。伦理一词源于古希腊,最初表示共同居住地,后来表示风俗、气质、性格等,与道德含义相近。

　　道德一词,原来的含义极其广泛,在西方古代文化中,意为风俗和习惯,还有规则和规范、行为品质和善恶评价等含义。在中国古代思想史上,道德一词,在2 000多年以前就已经出现了。通常是指事物发展变化的规律、规则。德就是合乎道之行为。

　　现在我们通常所说的道德的含义,是指一定社会用于调整个人与个人、个人与社会之间关系的一种行为准则和规范。但是,并不是说人们所有的行为规范都属于道德的范畴。在社会生活中,用于调整人们相互关系的行为规范,除道德之外,还有纪律、法律等。道德有不同于法律的特点:法律是通过国家司法机构强制执行的,而道德则主要是依靠社会舆论、内心信念和传统习俗以及教育的力量起作用的;道德在社会生活中的作用范围远比法律广泛得多,可以说在个人与个人、个人与社会之间发生联系的一切领域无不存在着道德问题,而法律则不可能管得那么具体和详尽。

　　道德一般分为社会公德、职业道德和家庭伦理道德等。所谓职业道德,就是从事一定职业的人们必须遵循的与其特定职业工作和职业活动相适应的行为规范的总和。它的内容包括职业理想、职业责任、职业作风和职业习惯。现代社

会,由于生产力高度发展,分工越来越精细,职业道德的种类越来越多,发展也日臻完善。

(二) 医学道德的含义和特点

医学道德简称医德,是一种特殊的职业道德。它是社会一般道德在医学领域中的具体体现,是医务人员在医疗实践活动中所应遵循的行为规范的总和。医学道德通过具体的道德原则和道德规范来影响和约束医务人员的言行,调整医患之间、医务人员之间以及医务人员与社会之间的相互关系。

医学道德同其他职业道德相比,具有如下特点。

(1) 利害关系的直接性:医疗工作直接关系着人民的健康和患者的安危存亡,关系着千家万户的悲欢离合。医务人员的服务质量与患者的健康和生命休戚相关。因此,提高医务人员的道德素养至关重要。医务人员应以对社会、对人群、对患者健康高度负责的精神,兢兢业业地做好医疗卫生工作,从而卓有成效地保障人类健康,维护患者生命。

(2) 技术要求的严格性:医学道德总是和医学技术紧密联系在一起。高尚的医德始终要求医学的发展和运用要纳入伦理的轨道,要求医务人员对医学技术精益求精,在具体医疗工作中来不得半点马虎。否则技术上的差错,轻则增加患者心灵上的痛苦,重则危及人的生命。因此,医学道德比其他职业道德有更具体、更严格、更完备的道德要求,道德标准和道德规范。

(三) 伦理学的含义

伦理学是一门比较古老的学科,它在各个不同历史时期以各种不同的表述形式在人类文化史上发展着。伦理学也称道德科学或道德哲学。

伦理学是一门研究道德的起源、本质、作用及其发展规律的学科。它是一门用概念、规范、范畴等对道德的发生、发展及其作用等进行系统化、理论化的表述,并使之成为专门论述道德问题的理论和学说。伦理学所要研究的问题很多,但最基本的问题是道德和利益的关系问题。

随着社会的进步和人类分工的发展,特别是由于分工而形成的职业道德的出现,使得伦理学也不得不向两个方面发展,即所谓理论伦理学和实践伦理学(又称实用伦理学)。20世纪初,产生了元伦理学,这是一种理论伦理学,它强调对伦理学基本概念的分析,并运用逻辑推理的方法,从概念本身的演绎中建立各自的严密理论体系。它曾在西方伦理学中占据了重要地位,并发生过不可忽视的影响。但由于元伦理学把有关道德现象的理论同现实中的实际道德关系割裂开来,因而,这种理论越抽象和严密,它的实用性就越小。到20世纪60年代以后,它开始衰落。在元伦理学向抽象的、脱离实践的理论分析方向发展的同时,与其相对立的、以实用为目的的职业伦理学日趋发展。从元伦理学转向了实践(实用)伦理学的研究,反映了伦理学研究的一种新趋势。正是在这一背景下,生命伦理学、环境伦理学以及各种职业伦理学如雨后春笋般地出现,伦理学家还力图使伦理学的研究能够解决由于科学技术的突飞猛进所带来的许多新问题。

在我国,虽然在实践(应用)伦理学方面的研究起步较晚,但对实践伦理学的一个重要分支——职业伦理学的研究却取得了较大的进展。目前,我国的职业伦理学研究所涉及的方面是非常广泛的。在职业伦理学中有一门专门研究医学活动中的道德关系和道德现象的学科,通常叫做医学伦理学。它是一般伦理学原理在医疗实践中的具体运用,是运用一般伦理学的道德原则来解决医疗实践和医学科学发展中人们相互之间、医学与社会之间的关系问题而形成的一门学科。它除主要研究人们在医学活动中(包括预防、医疗、科研、管理等活动)的道德关系和道德规范外,还研究医学与社会之间道德关系中的准则和规范。

二、医学伦理学的研究对象和内容

(一) 医学伦理学的研究对象

任何一门学科,都有自身独特的研究对象。医学伦理学以医学领域中的道德意识现象和活动现象为研究对象。

医学道德的意识现象是指医学道德的观念、思想和理论。我们知道,医务人员在医学职业生活中处于各种各样的关系中(如医患关系、医医关系等)。面对这些关系,由于医务人员的思想水平、认识能力、技术水平的不同,会形成各种不同的心理、态度和道德观念,并产生不同的医学道德观念、思想、理论,这就是所谓的医学道德的意识现象。

医学道德的活动现象是指医学道德行为以及医学道德的评价、教育和修养。在医学职业生活中,医务人员在医学道德意识支配下,按照一定的医学道德原则和规范做出各种医学道德行为,并对自己和他人的行为进行医德评价,同时进行自我锻炼和修养;卫生部门按一定的医德要求和目标,对医务人员进行有计划有目的的教育等等。这就是所谓的医学道德的活动现象。

医学道德的意识现象和活动现象相互依存,相互渗透,是不可分割的。医学伦理学总是从医学道德的主观方面和客观方面,并将两者结合起来,进行全面的、历史的、具体的考察和研究,从而揭示医学道德的发展规律。

（二）医学伦理学的研究内容

医学伦理学的研究内容非常丰富和广泛，大致包括以下几个方面。

（1）全面研究医学道德与经济、政治、法律、宗教、科学之间的关系，从而揭示医学道德的产生、本质、作用以及发展的规律性。

（2）研究中外医学道德的历史发展，借鉴和吸收历史的经验，继承和发扬医德的优良传统。

（3）着重研究医学道德的原则、规范和范畴。不仅要研究医学道德的一般规范，而且还要研究医学的不同学科及医学职业不同领域的具体规范和要求。

（4）研究医德评价的标准、方法以及医务人员医德品行的考核和良好医德医风的培养等。

（5）研究当代生命伦理学所面临的难题。众所周知，由于生命科学的发展，现代生物技术越来越广泛地运用到医学中来，因此，医学伦理学所研究的问题已不仅是原来传统的范围。它面临着新的难题和挑战，如安乐死问题、人工授精问题、试管婴儿问题、器官移植问题、DNA 重组问题等等。

三、医学伦理学与医学模式

（一）新的医学模式

医学模式是指用什么观点和方法去研究、处理健康和疾病问题的一种方式。一定的医学模式是与一定的社会发展和医学发展相适应的。医学道德作为一种观念形态，必然受社会经济状态和医学科学技术水平的制约。近年来，医学发展的一个重要趋势，就是由生物医学模式向生物-心理-社会医学模式转变。

生物医学模式是近代医学发展的产物，它立足于科学实验的基础之上，立足于生物科学的成就基础之上。这种模式的观点强调生物科学对医学的决定作用。它认为，疾病的发生、发展是由于外界有害因素（生物、化学、物理因素）→细胞受损→组织结构改变→生理功能障碍→病理过程→疾病。生物医学模式在医学发展过程中，对于疾病的病因、病理、临床的诊断和治疗都起了重要的作用。

然而，生物医学模式也有着内在的缺陷。它过分重视了人的生物属性和自然属性，而忽视了人的根本属性——社会属性，它忽视了心理和社会因素对人体健康和疾病的影响。如以传染病来说，它是通过细菌、病毒等传染的，致病的关系是"一对一"的。如伤寒杆菌引起伤寒病、肝炎病毒引起肝炎，所以把疾病的发生都看作是生物因素引起的，这叫"生物医学模式"。但是，人们逐步看到，疾病的发生不是单纯生物因素，如肺结核是由结核杆菌引起的，但并非受到结核杆菌侵袭的人都会发病。如果营养差，居住条件恶劣，导致身体抵抗力下降，结核病的发病率就会上升。

还有一点值得注意的是,死亡疾病谱发生了变化。在美国,现年75岁以下的人死于传染病的仅占1%左右,而心脑血管病占死亡人数的50%,癌症占死亡人数的20%,意外事故死亡也占了相当的比例。解放初期,我国死于传染病的占相当大的比例。而现在,肿瘤、心脑血管病死亡人数占了总死亡人数的2/3,加上慢性呼吸道疾病与意外事故,共占死亡人数的80%。上海的急性传染病死亡人数仅占总死亡人数的3%左右。

肿瘤、心脑血管病、糖尿病等统称为慢性病或非传染性疾病。造成这些疾病的原因,不是细菌,不是病毒,也不是寄生虫,而主要是不良的生活方式(如吸烟、高脂肪饮食、缺少体育锻炼、情绪不良等)及环境因素引起。据美国的调查,死亡的原因中,50%是因不健康的行为与生活方式所致,20%是由于环境因素所致,20%是由于人类生物因素(如遗传)所致,10%是由于不恰当的卫生服务所致。

(二)新医学模式对医德提出了更高的要求

医学模式的转变,极大地丰富了医学伦理学的研究内容。作为医务人员,必须具备高尚的医德修养,并学会进行心理治疗和咨询。医德不仅体现在态度好、语言美、行为美,还体现在对患者的心理服务上。这就使医德不仅是社会伦理道德的需要,也是医学科学技术本身的需要。医学模式的转变,对医务人员的医德提出了更高的要求。

(1)医务人员要把健康和疾病放在一个更为广阔的背景下考察,必须站在医学事业总体的高度,认识自己对人类健康幸福所承担的道德责任。医务人员不仅要重视对自己服务对象——患者承担的道德责任,而且要重视对社会承担的道德责任,并努力把两者统一起来;不仅要重视治疗,而且要重视预防,致力于消除造成疾病的各种生物的、心理的、社会的因素;不仅在医疗实践中要尽可能满足患者的合理要求,而且还要注意所产生的社会效果。

(2)医务人员不但要全心全意治病,而且要千方百计救人;不但要会一般治疗,还应学会心理治疗。

(3)医务人员要认识到,随着社会、经济、文化的发展,人们对健康的理解和要求,已经从"没有病"发展到包括生活、精神、社会和环境在内的更高级的阶段。世界卫生组织明确地把健康定义为:"健康不仅是指没有疾病或身体虚弱,而且要有健全的身心状态和社会适应能力"。为了维护人类健康,医务人员仅仅掌握生物医学的各门知识显然是不够的。医务人员应该调整原有的知识结构,努力去掌握新的知识,从整体角度去诊治患者,更好地造福人类。

第二节　医学伦理学与其他学科的关系

随着医学科学的发展,新的生物医学技术的不断涌现,医学伦理学研究的问题越来越多,也越来越复杂。要解决这些困难的问题,就必须需要许多学科的相互配合、相互渗透。由于医学伦理学本身是一门交叉学科,与许多自然科学和社会科学都有内在联系,所以,医学伦理学与许多学科都有着密切关系。随着医学模式的转变,医学伦理学与其他学科的联系变得更为重要,也更加紧密。

一、与生命医学的关系

医学伦理学与生命医学有着密切的关系,生命医学是医学伦理学问题的主要来源。由于生命医学的不断发展,每个时期都会对医学伦理学提出重要的问题。而且在不同的时期,问题是不同的。例如,20世纪六七十年代,随着各种复苏支持技术的发展,许多过去不能再生存下去的患者,现在仍然能够维持生存;许多患者通过使用呼吸器等设备,仍能有心跳和呼吸,但他们的大脑却处于没有意识的状态。由于这些靠先进设备维持生命的人的出现,提出了一个重要的问题,即"安乐死"的问题。安乐死是生命伦理学的一个重要课题。一个完整的对安乐死的生命伦理学分析是相当复杂的,为此,在生命伦理学界进行了长达10多年的研究,成为一个热点课题。70年代以后,在许多医学伦理学刊物中,关于安乐死的文章占了很大的比重。近年来,艾滋病侵袭着人类,危害越来越大,越来越广,于是许多专家、学者又投入到对艾滋病的生命伦理学研究中。目前,关于艾滋病的伦理学研究文献数量大增,已经与研究安乐死的文章的数目不相上下。随着生命医学的不断发展,将会涌现出许多新的问题。因此,医学伦理学的重点研究课题也将不断变化。

二、与决策科学的关系

20世纪以来,伦理学越来越向决策科学靠拢。有人认为目前的伦理学可以归入决策科学中去,尤其是某一特殊领域内的应用伦理学。因此,医学伦理学可以被看成是生命医学决策科学中的一部分,医学伦理学研究的是生命医学决策中"我们应该怎样做"这类问题。随着生命科学的发展,生命医学决策中碰到的问题越来越多。例如,某些技术的两面性问题、技术成果享受的公允性问题等。因此,医学伦理学研究卫生政策和资源分配的课题越来越多,许多生命伦理学原则如公益原则等,广泛地在决策中被应用。近年来,随着许多技术的副作用被不断再认识,以及全球范围内污染和资源不合理消耗等问题的日趋严重,医学伦理学研究在生命医学决策中的作用显得越来越重要和迫切。

在生命医学决策方面,一个很重要的问题是人口问题,随之而来的是优生问题。这两个问题的生命伦理学研究是相当复杂的。20世纪70年代以来,许多学者在这方面做了许多工作。目前人口和优生的生命伦理学研究正方兴未艾,通过与其他学科的合作,这方面的研究正在日趋深入。

实际上,在生命伦理学范围内,任何一个问题都可以归结为一个决策问题。无论研究的是上面论及的卫生政策和资源分配、人口和优生,还是研究安乐死、艾滋病等问题,其目的都是为了回答"我们应该怎样做"这个问题。因此,每个具体的问题都是一个决策问题。可以看到医学伦理学与决策科学中的生命医学决策有着密切、非同一般的关系。

三、与行为科学的关系

行为科学是研究行为的机制和规律,而伦理学是研究行为的规范,两者之间关系极为密切。行为科学的研究成果在医学伦理学中不断被运用与采纳,使医学伦理学研究不断深入。在生命伦理学研究中,许多地方需要运用行为科学的研究结果。例如,在安乐死研究中,在家属的反应方面,就需要运用行为科学的结论。同样,临终心理的研究,对安乐死的伦理学研究必将产生推动作用。再如,在异源人工授精中,有关三方对婴儿的态度问题,也需要通过运用行为科学的研究来推动生命伦理学研究。从以上的例子,不难看出行为科学和医学伦理学的关系,即医学伦理学研究,需要利用行为科学的研究成果。

四、与哲学的关系

至今为止,伦理学被认为是哲学的一部分,医学伦理学是应用伦理学的一个分支。尽管有许多人认为,20世纪以来,伦理学,特别是应用伦理学已逐渐与哲学这一母体分离,但就一般意义上说,仍然将伦理学归于哲学之中。因此,生命伦理学仍可看作是哲学的一个分支。例如,研究生命伦理学位于世界前列的美国乔治·华盛顿大学,虽然有独立的肯尼迪伦理学研究所,但在教学上,生命伦理学课程的重点仍然列于哲学系中。这种体系安排有其传统上的道理,因为事实上,不但生命伦理学中的许多基本原理来自哲学,而且许多生命伦理学的思想,在过去哲学家的论述中可以找到。许多生命伦理学的基本观点和思想,如技术发展的两面性等,在卢梭的论述中就可以找到。所以,生命伦理学目前仍然可以看作是哲学中的一个分支。

五、与法学的关系

伦理学和法学具有连带关系。在立法的过程中,主要是伦理学问题,而一旦法律颁布,就是法学问题了。因此,生命伦理学和卫生法学具有密切的联系。在生命伦理学范围内,研究工作的一个很重要的目标,就是促进卫生法规的颁布和完善。生命伦理学研究在卫生立法中占有重要的作用。可以认为,卫生立法的讨论主要是生命伦理学分析,没有比较完整和较长时间的生命伦理学研究,要制定出一个比较完善的法规是很困难的。正因为如此,生命伦理学和卫生法学工作者常常一起开展工作,通过这种协同的研究,解决一些相当棘手的问题。可以说,医学伦理学与卫生法是你中有我,我中有你。

六、与社会学的关系

医学伦理学与社会学关系密切,生命伦理学常常运用社会学的研究方法来开展工作。例如,目前医学伦理学广泛采用调查的方法来开展研究工作,其中,运用了许多社会学调查、取样、统计的方法,通过这些工作,了解公众舆论的倾向。由于公众舆论在生命伦理学中有重要意义,所以这些工作不断开展。另外,生命伦理学研究的课题有时也是社会学,尤其是医学社会学研究的课题,两者的渗透,有助于问题的深入研究,也有助于问题的解决。正因为如此,我们可以看到许多生命伦理学会议中,有社会学家的参加。这种互相交流,正越来越经常地出现在国际会议和日常研究工作中。

从以上论述中可以看出医学伦理学与许多学科具有深广的联系。所谓深,是指医学伦理学与其他学科之间相互交叉,相互渗透,共同研究,以解决越来越多、越来越复杂的问题。所谓广,是指医学伦理学与许多学科均有联系。以上涉及的是比较重要的一些学科,还有许多学科如经济学、环境科学等,都与之有着密切的联系。

第三节　医院伦理委员会

由于生物医学技术的发展和在临床上的应用所带来的伦理学难题,以及因伦理冲突引起的矛盾,使患者和家属控告医院的人数大大增加,因此促使医院伦理委员会应运而生。

一、医院伦理委员会产生的背景和发展

20世纪20年代以后,美国医院陆续出现了一些审议绝育、流产、人体实验等

特殊的委员会。70年代以后,有人提出医院伦理委员会的设想。因此,可以这样说,美国是提出和建立医院伦理委员会最早的国家。

1976年,美国新泽西州发生了一起著名的安乐死案件。一个名叫凯瑞的人,多年来处于植物性生命状态,她的父亲要求法院同意撤销维持她生命的装置,让她保持高尚和尊严而死去。当时,新泽西州最高法院曾判决凯瑞的家属和医生应该向一个伦理委员会咨询,以决定是否撤销她的生命维持系统。虽然当时法官并不清楚大多数医院尚没有这样的组织,但是自此以后却引起了人们对医院伦理委员会的兴趣。

然而,导致美国医院伦理委员会兴起的真正原因,是由于生物医学技术的发展和在临床上的应用所带来的伦理学难题,这些难题在公众中的广泛讨论和争论,促进了公众的自主性,在医疗活动中有更多的患者和家属要求参与有关他们自己和家属的医疗决定。因此,自主权的要求和自主权的缺乏引起了医患之间的矛盾,因伦理冲突引起的矛盾使患者和家属到法院去告状的人数大大增加,医生为此普遍有一种紧张感。为使医务人员对医疗活动中的伦理问题敏感起来,并指导医院内伦理问题的解决,从而防止因伦理冲突的诉讼增加,医院伦理委员会应运而生。

1982年,有人在美国注册的医院作抽样调查,1%的医院有伦理委员会;同年,另一份调查表明,556所天主教医院已有41%的医院有伦理委员会。1983年,在首都华盛顿召开了有关伦理委员会的专题讨论会。目前,有60%以上的医院建立了伦理委员会,而且专业性伦理委员会也开始出现,如胎儿和新生儿医学伦理学评审委员会。

美国的医院伦理委员会有不同的名称,如"医院伦理委员会"、"机构伦理委员会"、"医学伦理学委员会"、"生命伦理委员会"等。无论哪种名称,实际上它们的性质和功能基本上是一致的。

医院伦理委员会属于医院和保健机构内的一种咨询机构,不是权力机构,没有法律委托。医院的决定权掌握在院长或由科主任组成的行政委员会手里。院长可以是伦理委员会的名誉委员,也可以不是。因此,院长可以参加伦理委员会的活动,也可以不参加。有些医院伦理委员会在发生医患冲突时,有权检查医生的医疗资料和质量。一经检查,法院就无权再行检查,使委员会有一定的权威性。但是,伦理委员会的权威性主要视其功能发挥得如何,特别是看提供的建议在解决问题中的实际效果。

一般来说,医院伦理委员会有3种功能:第一,教育功能。伦理委员会的教育功能往往从自我教育开始,因为委员会的成员来自不同学科,知识结构不同,医务工作者往往对伦理、宗教等了解不够,非医务工作者对医学缺乏必要的知识,通过委员会内部的讲座、讨论以及自学达到知识的充实,尤其是生命伦理学的知识。在自我教育的基础上,再将教育扩大到医务人员和广大公众。对医务人员的教育主要通过讨论,例如查房、会诊等方式进行。对公众的教育主要通过公共集会的演讲和新闻媒介的传播。第二,制定政策。主要是协助医院对一些复杂问题,像终止治疗等涉及伦理的一些问题制定处理方针,可以拟定条例、指南等。第三,咨询服务。对来自医务人员的一些问题,如果是比较简单的问题,可以通过个别交谈解决;如果是个别疑难病案,往往提交医学伦理学委员会讨论,并给医务人员提出意见或建议,但不做决定。有些伦理委员会还接受患者和家属的咨询,如某医院一重症肌无力的患者,一点不能活动,依靠设备支持而维持生存。1年后,患者提出终止设备支持,医生不同意,后来患者提到医院伦理委员会讨论,经委员会讨论给医生提出建议,医生才决定同意患者的请求,撤销设备,患者不久死亡。少数医院伦理委员会在讨论某些问题时,还允许家属参加。咨询服务对伦理委员会的声望影响较大。

二、医院伦理委员会的职责与任务

1. 医院伦理委员会的职责

(1) 深入开展医德教育:医德问题从理论上来说应该是不成问题的。在目前客观存在的政治、经济环境下,如何做得更好,并不断深入下去。

(2) 开展生命伦理学方面问题的研究:国外医院伦理委员会的任务比较多的是这类任务。我们要结合我国的具体情况开展这项工作。一个不可忽视的事实是:现代科学技术的发展,已使医学从单纯治疗和预防疾病转变为提高人的生命质量的科学。医院担负的工作内容比以往任何时期更广泛、更复杂、更艰巨。

众所周知,生命伦理学早就在美国出现,差不多同时,欧洲也开展了这方面的研究,后来,又扩展到许多发展中国家。近 10 年,各国基于生命伦理学的研究,在人工流产、计划生育、拒绝治疗权利和死亡权利、生殖技术和遗传学、人体实验、器官移植等方面制定了一系列的法规。应该说,生命伦理学作为一个领域或学科讨论的问题具有一定的普遍性。

2. 医院伦理委员会的任务

(1) 向院长提出在本院进行医德建设,开展医学伦理学教育活动的建议,协助组织各种形式的医德评价活动,指导制定全院及各专科、各专业、各专门技术的道德规范。

(2) 评价、论证本院开展的涉及人体实验的科学研究课题的伦理根据,对研究课题提出伦理决策的建议。

(3) 讨论、论证本院临床实践中遇到的生命伦理道德难题,提出伦理咨询意见。

(4) 对本院已经实施或即将引进的医学高新技术,对发生和可能发生的医疗案件,对医务人员或患者(包括亲属)的咨询与请求,对院长提出委托的事件进行医学伦理学的讨论、论证。

三、在我国建立医院伦理委员会的可行性和现实意义

在我国,医学伦理学作为一门新的边缘学科,在教学、科研以及临床应用方面有了很大的发展。同时,随着医学高新技术的发展,随着医疗卫生系统改革开放的不断深入,在医疗实践中不断出现一些新的伦理难题,这些问题不是靠传统的行政手段可以解决的,迫切需要有一个新的机构来承担这些任务。它可以为促进我国医学科学的发展,改善医患关系和提高医疗质量做一些工作。

20世纪末,我国一些医院也开始建立了伦理委员会,摸索出符合我国国情的经验,更是一种切实可行的示范。如天津市从1991年就开展了这方面的工作。几年来,天津市的二、三级医院普遍成立了医院伦理委员会,它在医院道德建设中发挥着特有的作用。建立医院伦理委员会的现实意义如下。

1. 有利于加强医学伦理学的教育 医院伦理委员会的建立,可以进一步加强医学伦理学知识的教育,通过讲座、学术讨论会形式,介绍生命伦理学方面的知识,培养医务人员高尚的道德情操。

2. 对密切医患关系具有一定的作用 随着改革开放的发展,在医院的日常医疗活动中,患者的自主意识也随之增强,他们希望参与诊治疾病的过程。这样,在医院的医疗活动中不可避免地会出现一些矛盾和冲突。医院伦理委员会的建立则可以灵活的手段来调解医患之间的矛盾,缓解冲突,避免矛盾激化。

3. 对医院开展生命伦理学的研究将起促进作用 在医疗实践中出现的一些伦理难题,如安乐死问题、器官移植问题、试管婴儿问题、严重缺陷新生儿的处置问题,都值得我们去研究和探讨。事实启示我们,医院应该有一个专门机构对一些伦理难题进行研究论证、评价,提出相应的原则和操作规定,提出符合伦理原则的法策咨询。

(邵晓莹)

思考题

1. 什么是医学伦理学? 医学伦理学的研究内容是什么?

2. 新医学模式对医德提出了哪些要求?

3. 医学伦理学与其他学科的关系怎样?

4. 医院伦理委员会的功能是什么? 它有哪些职责与任务?

第二章

医学伦理学的形成与发展

医学道德与医学相伴而生,历史悠久。作为一门学科,医学伦理学是在 19 世纪初才产生的。因此,要对医学伦理学有一总体上的认识,就必须了解其历史发展脉络,这样通过继承和发扬祖国医德的精华,借鉴国外医德及医学伦理学的历史经验,对提高我国的医学伦理水平,推动现代医学的发展具有积极的意义。

第一节　中国医学伦理学的历史发展

中国医学道德的发展与中国历史的发展是一致的,它产生于久远的古代社会,经过各个朝代的实践和补充,形成了中国医学独特的医德传统。进入近代社会之后,面对西方技术和思想的挑战,中国医学和中国医德都发生了深刻变化。1949 年中华人民共和国成立后,中国社会开始向现代化方向发展,中国医学伦理学又有了新的发展。

一、中国传统医德

中国传统医德历史悠久,渊远流长,它产生于最初的医学实践活动中。从远古社会到明清时期,传统医德的主导思想是医生对患者负责的义务论。

(一) 传统医学的萌芽时期

中国传统医德思想的源头可以从远古算起,传说中就有伏羲画八卦、制九针,神农尝百草,黄帝教民治百病的传说。

《帝王世纪》记载:"伏羲画八卦,所以六气、六府、五藏、五行、阴阳、四时、水火、升降,得以有象,百病之理,得以类推;乃尝味百药而制九针,以拯夭枉。"《史记》和《纲鉴》中有"神农氏尝百草,始有医药"的记载。宋代刘恕的《通鉴外纪》也记载:"古者民有疾病,未知药石,炎帝始味草木之滋……尝一日而遇七十毒,神而代之,遂作方书,以疗民疾,而医道立矣。"尽管这些都是对医德的零星记载,但却反映了那个时候以伏羲、神农等为代表的医生在人们心中的崇高医德形象,也反映出中国古代医德从一开始就显示出医生的自我牺牲的义务论特色及医学人道主义的萌芽。

（二）传统医学的形成时期

自春秋战国起至鸦片战争时期西医进入之前，在我国传统哲学思想和伦理观念的影响下，与儒家思想占统治地位环境下发展起来的中国医学相随，形成了独具中国特色的道德品格和优秀的医学道德传统。

成书于战国时期的《黄帝内经》，既标志着中国医学体系的确立，也是中国最早阐述医德的医书。它把尊重人的生命价值作为医学的基本原则。"天履地载，万物悉备，莫贵于人"。人命之贵，一失不可复得。因此，作为决定人生死的医生，在诊治中必须认真负责，一丝不苟，绝不可粗枝大叶或敷衍塞责。

在《内经·素问》第23、24卷中有对医德专门论述的篇章，如"疏五过论"、"征四失论"等，提出医生应避免5种过错、4种过失，告诫医生要从病理、心理等方面分析病因，这样才能为患者解除疾苦。

如果说黄帝是医学理论家的代称，那么，扁鹊是医学实践家的代称。扁鹊不但医术高明，而且还能适应病家需求，不避风险，治病救人。在兵荒马乱的年代里，带着弟子，为人治病的足迹遍及中原。"过邯郸，闻贵妇人，即为带下医；过雒阳，闻周人爱老人，即为耳目痹医；来入咸阳，闻秦人爱小儿，即为小儿医。随俗为变"。

当时人们已意识到良好医德的形成仅靠医生本人的自觉修养是不够的，还必须加强社会监督，因而非常重视医德评价。《周礼》用十全的标准来衡量医生的业绩，十全中包含着医德和医术两个方面的内容，十全之说成为后世医德评价的一个泛称。《黄帝内经》对十不全作了深入而精辟的分析，认为造成医生十不全的根本原因是由于学识浅薄，医术不精又喜欢谋功的不良品德和草率的行为所造成的。

由此可见，殷周至春秋战国时期的医德思想已基本形成体系，它既继承了远古时期医生为患者谋利益的传统，又丰富和发展了医生义务论和医学人道主义思想，为后来医德思想的发展奠定了坚实的基础。

（三）传统医德的发展时期

秦汉至明清时期的医德思想以医生义务论为发展主线，其内容得到了进一步的丰富和发展。从医德体系的发展角度看，是对前两个时期医德思想的发展和完善。

秦汉是中国大统一时期，随着经济、文化的繁荣，医学和医德也有了相当的发展。医学人道主义精神即"仁者爱人"的精神，广泛存在于这一时期的医书和医家的言行之中。

他们提出了医学的目的是治病救人。东汉杰出的医学家张仲景（公元150～219年）的巨著《伤寒杂病论》开创了祖国医学辨证论治体系，而这部巨著中的序言又是一篇具有很高价值的医德文献。他在序言中阐发了济世救人的从医目的："精究方术"是为了"上以疗君亲之疾，下以救贫贱之厄，中以保身长全，以养其生。"他谴责"唯名利是务"的不良风气，批判"不留神医药"的错误倾向，呼吁社会有识之士应以"爱人知人"的精神，留神医学，精究方术。

他们还提出了医生必须要有严谨的治学精神和高尚的气节。医生的诊断治疗关系着患者的生命安危，因此，必须严肃认真，一丝不苟。张仲景在《伤寒杂病论·自序》中严厉批评那种"按寸不及尺，握手不及足"，"相对斯须，便处汤药"的草率行为。

他们还提出医生要有广博的知识，"勤求古训，博采众方"，"自非才高识妙，岂能探其理至哉"。医生应重视学习医学理论知识。在《汉书·艺文志》的《方技略》中，把不懂得医理的医生称为拙劣的医生，并对拙劣的医生提出了严厉批评："拙者失理，以愈为剧，以生为死"。

此外，他们还提出要重视疾病预防的思想。《淮南子·说山训》中提到："良医者，常治无病之病，故无病；圣人者，常治无患之患，故无患也"。预防疾病不仅是正确的医学思想原则，也是正确的医学道德原则。

隋唐时期是我国的封建社会走向繁荣鼎盛，科学文化十分发达的时期。在这一时期，统治者为了加强统治，采取崇儒、尊道、礼佛的政策，以维护中央集权。儒、释、道相互渗透融合，对医学和医学道德的发展产生了很深的影响。其中，对医学道德做出重大贡献的当推唐代名医孙思邈。

隋唐时期，由于医疗队伍的不纯，医疗实践中出现了种种弊端，以孙思邈（公元581～682年）为代表的医家，强调学医、习医必须以救人疾苦为己任，以仁爱精神为准则，必须有良好的道德修养。

孙思邈的医德思想主要集中于《千金要方》中的"大医精诚"和"大医习业"两篇里。他强调医生在医术上要博极医源，精勤不倦，在品德修养上要言行端庄，不皎不昧。他强调对待患者，要有大慈恻隐之心，"不得问其贵贱贫富，长幼妍媸，怨亲善友，华夷愚智"，应当"普同一等，皆如至亲之想"。要有同情之心，"见彼苦恼，若己有之，深心凄怆，勿避艰险、昼夜寒暑、饥渴疲劳，一心赴救"，如此，才可为"苍生大医"，否则，则是"含灵巨贼"。对待同道，要尊师重道之心，骄傲嫉妒则是败坏医德之贼。《大医精诚》是我国医学史上最早全面、系统地论述医德的专著，孙思邈被称为世界古代三大医德思想家之一。

宋代是我国封建集权主义达到更加完善和巩固时期。在这一时期内产生的理学不仅继承和发展了儒家学说,也吸收了老庄、佛教、道教的某些思想,并成为官方哲学思想,对医学和医学道德有着十分深远的影响。

宋代时期的医学道德发展,一方面更加丰富和规范了传统医德的内容;另一方面,随着医学科学发展的需要,也突破和更新一些传统医德观念。

宋代医家重视医德教育和修养,医家们认为,"凡为医之道,必先正己,然后正物。正己者,谓能明理尽术也。正物者,谓能用药以对病也……若不能正己,岂能正物? 不能正物,岂能愈疾?"从正己与正物的辩证关系阐明了医德的重要性。医家们要求医者必须立德和立言。立德即要有仁爱救人之德,赤诚济世的仁道精神。立言即要有规范的言行举止。

宋代医家重视医德评价,抑恶扬善。把那些在医疗活动中贪图钱财、沽名钓誉和粗疏轻率的行为,斥之为"庸工"、"庸医",并告诫病家,不能"轻以性命托庸医",把"治病委之庸医比之不慈不孝"。

宋代医家还强调医患之间应当相互尊重,相互依赖。"医不慈仁,病者猜鄙",医患不合作,"于病又有何益?"建立良好的医患关系,既要医者"粗守仁义,绝驰骛利名之心,专博施救援之志",又要病者慎重择医,并在治疗过程中信任医家,而不要轻易易医,以保持连续治疗,这样,才能有利于病愈。

宋代尤为突出的是宋慈(公元 1186~1249 年)对法医检验道德的贡献。宋慈撰写的《洗冤集录》为我国法医检验道德奠定了科学基础,并建立了道德规范。他要求法医验伤时要认真仔细,不能嫌脏怕臭;遇有疑难之案,更要亲自调查研究;遇有冤假错案,一定要坚持原则。宋慈的《洗冤集录》比欧洲最早的法医学著作——意大利菲德里所著的《法医学专书》(1602 年)要早 350 多年。

明清时期是我国传统医德发展的鼎盛时期。明代名医陈实功(公元 1555~1636 年)所著的《外科正宗》,不仅在外科学、皮肤病学及肿瘤学方面有很高的学术价值,而且此书提出的医德守则《五戒十要》更是重要文献,被美国 1978 年出版的《生命伦理学百科全书》列为世界古典医德文献之一,与《希波克拉底誓词》和《迈蒙尼提斯祷文》并列。

由于明代处于资本主义萌芽的历史时期,一些地区和产业部门商品经济的发展,商品意识也渗入到医患关系之中。因此,明代医家对传统医德的发展表现在对医患关系的论述上。

明代名医龚廷贤(公元 1522~1619 年)在《万病回春》一书中首次对医患关系作了系统论述,分析了正常和非正常的医患关系,认为正常的医患关系取决于医患双方。理想的医生要有思想修养(仁爱之心,博旋济众)、理论技术修养(会诊断、治疗、制药)和道德修养(不嫉妒、不重利);理想的患者是能够积极配合做药物治疗、心理治疗和行为治疗。他还提出了不正常的医患关系表现形式：医患间只是一种买卖关系；对病家不一视同仁，患者有损医生的名利以及歧视妇女和诋毁同道。龚廷贤在书中不仅提出了医生的道德规范，而且也首次提出了患者就医的道德规范："一择明医，二肯服药，三宜早治，四绝空房，五戒恼怒，六息妄想，七节饮食，八慎起居，九莫信邪，十勿惜费"。

清代医籍的研究和整理以及医药专著成绩空前，医学人才辈出。医家在医德规范的探索和实践方面，不仅继承了前人医德学说的精华，而且又有新的发挥。这一时期对医德规范作出突出贡献的是名医喻昌（公元 1585～1664 年）。他突破了过去医家用"五戒"、"十要"等箴言式的空洞说教去论述医德规范，而是结合四诊和治疗来谈医德，写出了《医门法律》一书。他在书中提出医生对病家要"笃于情"的医德思想，并结合临床阐述四诊及辨证与论治的法则。这本书可以说是一本临床伦理学，它把医德在诊断和治疗中的作用加以科学论述，明确对医生提出了在诊断和治疗患者时的医德规范和是非标准，摆脱了空洞的医德说教。因此，该书被后人誉为一代名著，在中国医德史中有划时代的重要意义。在喻昌的对患者必须"笃于情"这一医德核心思想的指导下，清代许多医家确实身体力行，精诚笃实为病者服务，深受群众的爱戴。

但是，由于我国古代长期处于封建社会，封建伦理道德思想根深蒂固，严重地影响医学科学的发展和医德境界的提高。例如，受封建"忠"、"孝"道德观念的影响，历代医家视尸体解剖为禁区，把解剖尸体看作为不仁不义，给解剖学和外科学的发展带来了障碍。受封建"男尊女卑"、"三从四德"等道德观念的影响，医生为诊治妇女病制订了很多清规戒律，从而影响了对妇女病的诊治。正是由于封建制度、封建思想，造成了医生不能从旧习俗的桎梏中解脱出来，从而阻碍了医学的发展。

二、中国近代医学伦理学

中国近代医学道德的发展与中国近代的社会结构的巨大变化以及中国近代医学体系的变化有着非常紧密的联系。传统的医德继续得到奉行和发扬，同时，随着西医在中国的传播以及受西医教育的医生增加，西方的医学职业伦理学也开始引入我国。俞凤宾翻译了当时最新修订的《美国医学会医德准则》（1912年），供中国同行参考，这是我国首次正式引入西方的医学伦理学理论和道德准则。

1932 年，上海出版了由宋国宾撰写的《医业伦理学》，这是我国第一部较为系统的医学伦理学专著，标志着我国由传统医德学进入到近代医学伦理学阶段。他以传统的"仁"、"义"道德观为基础，指出："医业伦理一言以蔽之曰仁义已矣，博爱之谓仁,行而宜之谓义,故医家当具爱人好义之精神"。他把《医师人格》作为第一篇来论述,把才能、敬业、勤业和良好的仪表言辞作为医师的理想人格。他认为,在"医师与患者的关系上,要重视应诊、治疗、健康人事指导、手术、医业秘密等伦理问题"。在"医师与同道的关系"上,要注重"敬人"与"敬己","医者对于同道,当本正义之精神,友爱之情感,谦虚之态度。"在"医师与社会的关系"上,医生应对社会、国家尽义务,包括疾病与死亡之预防、疾病发生后之补救、致死原因之研究。《医业伦理学》的出版,受到了当时医界有识之士的欢迎,著名的医学教育家颜福庆等 14 人为之作序,反映出当时我国医务界迫切要求有一个能规范医者行为的共同纲领。

三、中国现代医学伦理学

革命人道主义和社会主义人道主义是中国现代医学伦理学理论的核心。在革命战争年代,中国共产党极为重视医务人员的医德教育,颁布了有关卫生法规和卫生工作训令,成立了卫生学校,制定了培养政治坚定、医德高尚、技术优良的红色医生的教育方针。1939 年,伟大的国际主义战士白求恩大夫牺牲以后,毛泽东专门写了《纪念白求恩》一文,号召全体共产党员学习"白求恩同志毫不利己、专门利人的精神",学习他"对工作的极端的负责任,对同志对人民的极端的热忱"的精神。1941 年 5 月,毛泽东为延安中国医大写了"救死扶伤,实行革命的人道主义"的著名题词,这些为中国现代医德建设奠定了基础。

中华人民共和国成立以后,各级医院非常注意对医务人员的医德培养和教育,纷纷制订了医德规范、服务公约。1981 年,卫生部颁发了《医院工作人员守则》,要求全体医务人员"发扬救死扶伤实行革命的人道主义精神,同情和尊重患者,全心全意为患者服务"。1988 年,卫生部颁发了《医务人员医德规范及实施办法》,以"救死扶伤,实行社会主义的人道主义"为中心思想,要求医务人员"尊重患者的人格与权利",对患者"都应一视同仁","为患者保守医密,实行保护性医疗,不泄露患者隐私与秘密",并规定对严格遵守医德规范、医德高尚的个人,予以表彰和奖励。对于不认真遵守医德规范者,进行批评教育。对于严重违反医德规范,经教育不改正者,分别情况给予处分。对医务人员医德考核结果,作为应聘、提薪、晋升以及评选先进工作者的首要条件。这些医德法规有力地促进和提高了我国医务人员的医德水平。总结这一时期的医学伦理学理论,可能概括为以下几个方面。

1. **救死扶伤,实行革命的人道主义** 毛泽东同志的"救死扶伤,实行革命的人道主义"题词是中国现代医德的基本原则。这一题词继承了历史上最优良的医德传统,把同情、关心患者生命的医学传统继承下来,发扬光大。这一题词反映医疗卫生事业的基本特点,医疗卫生工作是以医疗为手段去为人民服务,救死扶伤反映医疗工作的特点。这一题词突出了鲜明的时代特点,它把人道主义和无产阶级革命事业联系在一起,使人道主义伦理原则更好地为新民主主义革命事业服务。这一题词使作为医学道德原则的人道主义发生了质的飞跃。

2. 关心患者,做到舍己为人 广大医务人员自觉地把人民当成主人,做到关心他人比关心自己为重。这不仅表现在战争时期,而且在和平建设时期,我国医学家在临床、科研工作中,同样表现出高度的忘我精神,体现出高尚的医德。涌现出许多像林巧稚、罗尚功那样医德高尚的社会主义人道主义的楷模。

3. 坚持无产阶级国际主义 救死扶伤,防病治病的医德原则是不分国界、不分民族的。建国初期,尽管我国经济还十分困难,医疗卫生工作力量薄弱,但是本着国际主义精神,努力为第三世界人民提供医疗卫生支援。

4. 对俘虏实行人道主义 战争时期,在对待俘虏的问题上,也是发扬了革命的人道主义精神。把俘虏当作人看待,尊重他们的人格,并为他们医治伤病。由于广大医务人员坚决贯彻执行党的优待俘虏政策,不仅受到伤俘的称赞,同时,也起到了瓦解敌军,争取他们自愿投降的作用。

四、中国医学伦理学的新发展

从20世纪70年代末开始,中国进入了以发展生产力为中心的现代化建设时期,经过党的十一届三中全会的拨乱反正,各行各业都出现了前所未有的繁荣景象。中国的医学道德也进入了一个新的发展时期。

十一届三中全会以前,我国的医德教育基本上沿袭传统的医德模式,主要内容不外乎两个方面:①关于美德的理论,即医务人员应该具备什么样的道德素质或品格;②关于义务的理论,即医生什么样的行为是符合道德要求的。

自20世纪70年代末起,通过改革和开放,我国的医学伦理学研究也开始跟上了时代的步伐。1981年,全国首次医学伦理学术讨论会在上海举行,标志着医学伦理学在中国的重建,拉开了医学伦理学理论研究新的一幕。这一时期医学伦理学的主要研究内容是整理优秀传统,如何在"救死扶伤、防病治病,实行革命的人道主义"这一医德基本原则指导下,建立一系列医德基本原则和具体规范。这一时期的医学伦理学属于恢复重建阶段。

20世纪80年代中期,改革开放在中国全面展开,科学技术迅猛发展,中国医学伦理学界开始注重医学伦理学的建设,引入了西方医学伦理学的理论,翻译出版了西方伦理学、医学伦理学专著,同时生命伦理学广泛引起人们的关注,更加重视在医德基本原则、规范指导下的医疗问题的伦理分析。高等医学院校纷纷开设医学伦理学课程,案例分析教学法开始进入医学院校课堂。医学伦理学交流日益增多,有关医学伦理学的著作、教材、刊物及杂志先后问世出版,医学伦理学呈现出一派兴旺景象。

20世纪80年代末至90年代初,正值中国深化改革,加快发展社会主义市场经济,经济体制改革取得巨大成绩,并进一步启动了政治体制改革,大大改变了社会面貌,人们的道德观念、价值观念发生了重大变化,医学伦理学的研究开始走向深入。这一时期的医学伦理学研究,一方面更深层次地发掘传统的医德以及借鉴、吸收西方医学伦理学理论进一步完善医德规范;另一方面,建立了中华医学会医学伦理学会,并对生物医学技术突飞猛进所引发的难题进行了广泛的讨论和较系统的伦理分析。例如,1986年震动全国的"陕西汉中事件"发生后,组织了全国性的大讨论,并于1988年在上海召开了全国首次安乐死和脑死亡理论研讨会,使人们开始关注安乐死的伦理问题。1988年天津医科大学成立临终关怀研究中心,随后上海、北京等地相继建立临终关怀医院,使临终关怀呈现一派生机。

20世纪90年代末以来,医学伦理学更受关注,中国医学伦理学也因此有了更大的发展。社会主义市场经济的发展,医疗保健制度和卫生体制的改革,促进了对医学伦理学理论基础的研究。中国医学伦理学的理论基础开始从以传统义务论为特征的人道主义,向义务论、价值论、公益论相结合为特征的社会主义人道主义伦理体系转变。探索和塑造医生的现代形象和应有品德,调节医患关系成为当今的新课题。在生命技术及其他高新技术应用中,如生殖技术、生育控制、遗传与优生、死亡与安乐死、脑死亡、行为控制、基因技术的应用引发伦理问题,以及卫生政策、健康等方面的伦理问题,使中国医学伦理学的研究范围更宽阔,也使中国医学伦理学界站在社会发展的前列,并促进中国医学伦理学向生命伦理学和生态伦理学两个新阶段发展。

第二节　国外医学伦理学发展概况

作为职业道德的医德,有其明显的共性,因而同中国一样,国外医学道德的历史也比较悠久,国外医学家对医德同样十分重视。

一、古代医德概貌

(一)古印度医学道德

与中国同处东方的古代印度对医生的职业道德十分重视。成书于公元前600年的《阿输吠陀》(ayurveda)是古印度重要的医学著作,由于这部古籍没能流传下来,而不能系统地了解其医德思想,但从其他的吠陀经典中可零星了解一些医德观点。如认为生命是一个循环不息的过程,死亡多被看作解脱、永生的途径,而且被当作道德目的和手段;优生和多育是道德的,受到鼓励的,多子女的母亲被赞扬为英雄。成书于公元前 5 世纪至公元前 1 世纪的两部医学著作《妙闻集》和《阇罗迦集》中也包含了丰富的医德思想。在《妙闻集》中提到:"医生要有一切必要的知识,要洁身自持,要使患者信仰,并尽一切力量为患者服务"。同时提出了医生应有四德:"正确的知识,广博胆验,聪敏的知觉和对患者的同情"。《阇罗迦集》中也有四德的提法:"医生治病既不为己,亦不为任何利欲,纯为谋人幸福,所以医业高于一切"。公元 1 世纪印度的医书《查拉珈守则》规定医生应该"不分昼夜,全心全意为患者",医生"即使医术高明,也不能自我吹嘘",要"为患者隐讳",医生"生命的知识无涯,因此必须努力",等等,这些论述都体现了医学人道主义精神。

(二) 古希腊罗马医学道德

古希腊医学大约形成于公元前 6 世纪至 4 世纪,是欧洲医学的基础。被称为西医之父的希波克拉底(公元前 460～前 377 年)也是西方医学道德的奠基人,他创立了医学体系和医学道德规范,他的主要著作《希波克拉底文集》是现在研究古希腊医学的重要典籍。在《希波克拉底文集》中,有很多地方谈论到医学道德问题,其中《希波克拉底誓言》就是一份经典的医德文献。在《希波克拉底文集》中首先提出了"为患者谋利益"的医德准则。他以"遵守为病家谋利益"为信条,强调敬重同行,"凡授我艺者敬之如父母"。一切为患者着想,"无论至于何处,遇男或妇,贵人及奴婢,我之唯一目的,为病家谋幸福,并检点吾身,不做各种害人及恶劣行为,尤不做诱奸之事"。其次,他概括出诸多详尽具体的医德规范。在对医生的医术要求上,医生"要想获得正确的医学知识,应当对医术有一种天然的倾向,应当参加好的学派,应当从儿童时即学习,应当有工作的愿望和研究的时间"。医生一定"要使知识确凿",哪怕做一个只犯小错误的医生,"也需要辛勤的劳动"。在对医生的仪表和品质要求上,他认为,医生必须"具有良好的仪表,……因为人们认为不会照顾自己身体的人,也不会照顾别人的身体"。医生应"具有优秀哲学家的一切品质:利他主义,热心、谦虚、高贵的外表,严肃、冷静的判断,沉着、果断、纯洁的生活,简朴的习惯,对生活有用而必要的知识,摒弃恶事情,无猜忌心,对神的信仰"。对于医生诊治患者的具体行为规范,希波克拉底也有详尽的阐述。他认为:"医生进入患者的房间时,应当注意自己的举止言行;医生的衣着应整齐,态度要沉静,对患者要非常关心,回答异论时不可发怒,在困难面前要保持镇静。最主要的是反复检查,以免错误"。他还认为,医生必须替患者保密,"凡我所见所闻,无论有无业务关系,我认为应守秘密者,我愿保守秘密"。《希波克拉底文集》尤其是其誓言反映了古代医生的道德理想和伦理规范,为医生取信于民提供了思想武器,给西方各国的医生树立了楷模。

希波克拉底之后,罗马著名的医生盖仑(公元130～200年)不仅继承了希波克拉底的体液学说,创立了医学和生物学的知识体系,而且在医德建设上也作出一定的贡献。他认为:"作为医生,不可能一方面赚钱,一方面从事伟大的艺术——医学"。最好的医生应当是汇集哲学和多方面的知识用于医学的医生。因此,"医生应力求掌握本学科及其分科:逻辑学、自然科学和伦理学"。

古希腊和罗马时期是西方医德发展的一个重要阶段,希波克拉底和盖仑所确定的许多医德规范,被西方医务人员沿用了1 000多年。当西方社会步入封建社会时期后,基督教神学统治了西方的一切意识形态,医学和医德也在其中。因此,西方医德发展便陷入长期停滞状态,并处处被涂抹了宗教色彩,直到文艺复兴运动一扫宗教统治的阴霾,才使西方医学冲破了宗教束缚而发展起来。

(三) 阿拉伯医学道德

阿拉伯医学产生和发展于公元6世纪到13世纪,继承和发展了古希腊医学。阿拉伯名医迈蒙尼提斯(公元1135～1208年),在医学道德方面有很大的建树,迈蒙尼提斯祷文是医学道德史上的重要文献之一。祷文的中心思想是:为了人类生命与健康,要时时刻刻有医德之心,不要为贪欲、虚荣、名利所干扰而忘却为人类谋幸福的高尚目标。"启我爱医术,复爱世间人,愿绝名利心,尽力为患者,无分爱与憎,不问富与贫,凡诸疾病者,一视如同仁"。"存心好名利,真理日沉沦。愿绝名利心,服务一念诚。神清求体健,尽力医患者"。

国外古代医德深受宗教、哲学思想的影响,如在《希波克拉底誓言》中提到:"倘使我严守上述誓言,请求神只让我生命与医术能得无上光荣;我苟违誓,天地鬼神实共殛之"。《希波克拉底文集》也是古代希腊各哲学派的伦理思想在医学的反映。希波克拉底也认为医学与哲学是相通的,医学应该是哲学。迈蒙尼提斯祷文把自己的医术看作是神授予的,把行医的成绩归功于神的功劳,并祈求上帝不要让利欲熏心和好出风头的思想干扰医学的职业。

二、近现代医学伦理学

17世纪起,医学开始进入到科学的实验医学阶段,其伦理观念也开始摆脱基督教的束缚,以人道主义为原则的医德有了较大的发展。

17世纪中叶,在美国出现了由行政部门颁发的医德文件。18世纪,德国柏林大学教授、医生胡弗兰德(公元1762～1836年)在医治患者过程中提出了救死扶伤、治病救人的《医德十二箴》,就医生的技术、学识、医疗行为、与同行的关系以及如何对待垂危患者等方面的医德问题,作了详尽的阐述。他指出:"不思安逸,不图名利,唯希舍己救人,保全人之生命,医疗人之疾病,宽解人之苦患,其外非务矣。"《医德十二箴》扩展了传统医德的内容,在西方医学界广为流传。之后不久,即1791年,英国帕茨瓦尔专门为曼彻斯特医院起草了《医院及医务人员行动守则》,并于1803年出版《医学伦理学》。1847年,美国医学会成立,以帕茨瓦尔的《守则》为蓝本,颁发了《医德守则》。其主要内容包括:医生对患者的责任和患者对医生的义务;医生对医生及同行的责任;医务界对公众的责任,公众对医务界的义务等。

第二次世界大战以后,国外医学伦理学朝着两个方面发展。一方面是各国相继制定全国性的医德法规和文件。1968年美国医学会发表了《器官移植的伦理原则》,1973年美国医院联合会提出了《患者权利法案》,1976年美国护士会(ANA)制订了《美国护士章程》,1984年美国生育学会发表了《关于体外受精的道德声明》,1985年颁布了《美国医疗保健机构道德委员会准则》,1988年颁布了《美国医院的伦理守则》;英国医学会于1963年制定了《人体实验研究》的道德法规,1974年英国国家科学院(NAS)发布了《基因工程研究工作的规定》;法国颁布了长达90条的《医学伦理学法规》;日本最高法院于1962年制定了《安乐死条件》,1966年颁布了《医道纲领》,1971年《日本齿科医疗伦理章程》获得通过,1982年日本医学会制定了《医院伦理纲领》;1970年《苏联和各加盟共和国卫生立法纲要》中对医务人员的医德作了明确规定,1971年前苏联最高苏维埃通过了《苏联医师誓言》,要求每一名医学毕业生进行宣誓;丹麦也于1978年制定了《丹麦医学生毕业誓词》。

另一方面,随着医学的日益社会化与国际化,国际医学交往的日益增加和国际性医学组织的建立,一系列国际医德和法律文件相继产生。第二次世界大战以后,1946年,德国纽伦堡审判战犯法庭鉴于德国法西斯借医学名义杀人的教训,制定了著名的《纽伦堡法典》,它制定的关于人体实验的基本原则有:一是必须有利于社会,二是应该符合伦理道德和法律观点。1948年,世界医学会全体大会在日内瓦召开,大会通过了《日内瓦宣言》,这是该组织第一个也是最重要的文件,该宣言作为世界上医务界人士的共同守则。1949年,世界医学会第三届全体大会在伦敦召开,大会通过了《国际医德守则》,这是继《日内瓦宣言》后的一个现代国家医德守则蓝本。1953年国际护士学会拟订了《护士伦理学国际法》,并于1965年作了重要修订。1964年,在芬兰赫尔辛基召开的第十八届世界医学大会上通过了《赫尔辛基宣言》,规定了人体实验的伦理原则。1975年第29届世界医学大会在日本东京召开,大会通过了《东京宣言》,规定了对拘留犯和囚犯给予折磨、其他虐待、非人道对待和惩罚时医师的行为准则。鉴于精神病医生与患者之间关系的复杂性,医生可能用精神病学知识、技术做出违反人道原则的事情,1977年在美国夏威夷召开了第六届世界精神病学大会,通过了《夏威夷宣言》,规定了精神病医生行为的道德准则。以上这些文件,从不同方面对医务人员提出了国际性的医学道德守则。

三、国外医学伦理学动态

近年来随着医学的发展,国外医学伦理学研究十分活跃,其发展动向主要表现在以下两个方面。

(一) 在深度上的突破

1. 探索和塑造医生的现代形象和应有品德,调节医患关系 关于医生的理想形象,在古代医家有过很多精辟的论述。但是,现代医生和患者的关系,较之以往要复杂得多。医生作为医学道德主体,不仅仅是医务人员,还有医院、卫生行政部门,医疗行为,不是医生个人能决定的,而是受一定的卫生保健政策支配的。患者的范围也发生了变化。不仅是患者,还有所谓亚健康的人,还有健康人。"人人享有卫生保健"的目标,扩大了医学的服务对象。而且,医患关系的性质也发生了变化。过去的医患关系,是患者绝对地服从医生,但这已不适用于现在。现在医患纠纷增多,与我们对此未有充分认识有关,这也成为现在医学伦理学研究的问题之一。当然,我们既不能完全抛弃以往的传统,也不能不考虑今天的现实。既要发扬传统中的精华,同时也要适应新的情况,解决当前医患关系中出现的新问题。

2. 追踪新技术,成为新技术为人类健康服务的桥梁 由于整个科学技术的推动,医学技术以一日千里的速度飞速发展。但是,并不是所有的医疗新技术在任何情况下的运用都对人类健康有益。因此,国外学者对医学新技术极为敏感,任何一种诊疗新技术出现后,伦理学家即着手研究其中的道德问题。运用是否符合人类健康利益这把尺子,以限制医疗新技术的应用可能带来的消极作用,使之尽可能地造福于人类的健康,这是当代医学伦理学研究的重点,它为医疗新技术的应用开辟道路,成为新技术为人类健康服务的桥梁。

3. 为卫生保健政策提供伦理学的辩护和支持 伦理学是卫生保健政策的重要基础,甚至可以说伦理学是卫生保健政策的重要目标。当代卫生保健服务的一个特点,就是不直接决定于医生个人,甚至不决定于医疗保健组织,而决定于一个国家的卫生保健政策。特别是在实现"人人享有卫生保健"的目标过程中,在把卫生保健服务转向广大人群的过程中,卫生保健政策的道德水平更为重要。

因此,卫生政策的伦理学成为医学伦理学的一个重要方面。

随着医学科学的不断发展,现代诊疗技术、设备越来越先进,带来的问题是卫生保健开支越来越多,国外学者对此非常关注。

有的学者从调整卫生资源的微观分配着手。如美国明尼苏达大学医学院首任医学伦理学中心主任、医学专家 Quie 教授认为:生理医学伦理的研究对当代社会有重大的现实意义,它与医疗保健经济学有着密切的关系。如何公平地分配有限的医疗保健资源? 医生在什么情况下有权终止无谓的抢救行动? 应该怎样对待植物人? 是否应该限制高龄危重患者享用耗资巨大的高技术医疗手段的机会? 诸如此类的敏感问题,都等待着生理医学伦理学家作出回答。

有的学者从卫生资源的宏观分配着手。如美国 Brody 教授致力于解决高技术所引起的医疗资源的宏观分配问题,即在有限的医疗资源中应该给公民提供多少高技术医疗的问题。他认为只有在解决这个问题的框架之下,才能谈微观问题的适宜解决。他认为争论整个保健费用或高技术医疗应占国民生产总值的正确比例是不适宜的,适宜的问题应该是:一个国家的富裕水平,不论其公民支付保健费用的能力如何,在保证社会追求其他目标和个人追求其个人目标的同时,一个公正的社会应该为所有公民提供尽可能多的卫生保健费用以及高技术医疗费用。

除此之外,卫生政策的伦理学还研究卫生改革乃至整个卫生工作的目标选择,卫生资源的筹措、分配和市场,医疗卫生资源分配的效率、公平及其落实问题,医院管理的伦理学问题等。其目的就是为卫生政策提供伦理学的辩护和支持,最终达到造福人类健康的目标。

4. 为患者和医生提供道德辩护,维护他们的合法权益 现代医学技术的突飞猛进,使医生的工作较之以往复杂得多,其行为不仅涉及患者的生命安危,关系国家卫生资源如何配置,同时关系到医生的信誉,甚至可能涉及法律纠纷。因此,医学伦理学制定的道德规范并不是为难医务人员,而是对医学事业和医务人员的一种爱惜,也是对医务人员合法权益的维护,是医务人员的参谋和助手。

患者权利历来是西方医学伦理学家关注的焦点。但是,患者仍然是弱势人群,尤其是残疾人,他们的许多权利并未得到尊重,迫切需要支持。因此,西方学者在医学伦理学研究中,把患者的权利,包括对残疾人的道德问题作为研究重点。

1989 年和 1990 年的第一、二届国际医学未来学术讨论会上,均把对残疾人的道德问题列入主要议题。不仅探讨了残疾人护理道德的问题,而且就医生与残疾人之间传统的家长制模式,强迫给精神病患者施行绝育术问题,以及残疾人的医疗保障问题展开了探讨。此外,1964~2000 年,世界医学大会多次修订的《赫尔辛基宣言》中我们也可以看到对患者权利的重视和保护。

由于医疗开支的日益膨胀以及疾病的个人因素的迅速增长,国外学者对个人的义务也日益关心起来。"健康究竟是谁的责任"这一问题引起人们的关注。德国波鸿医学伦理学中心主任、美国肯尼迪伦理学研究所高级研究员 Sass 认为,既然我们都承认健康具有极其重要的价值,那么,我们就应充分理解,每个人不仅应该作为个人健康的受益者,而且应该作为个人健康的照管者,致力于保护和改善它。他认为有理由考虑让个人负起更多的健康责任,减少个人生活方式造成的健康风险。

(二) 在广度上的突破

随着医学的发展和医疗卫生保健日益社会化,医学伦理学的发展在广度上也有了突破,进入到生命伦理学这一崭新的阶段。

生命伦理学是对生命科学和卫生保健领域中人类行为的系统研究,用道德价值和原则检验此范围内人的行为。

自 20 世纪 60 年代以来,随着医学科学一系列新成果的推广运用,西方医学界和伦理学界出现了研究与生命有关的各种伦理问题的热潮。

1. 关于器官移植的伦理争论 1954 年,第一例同卵双生子间的肾移植在美国波士顿的一所医院获得成功,从此开辟了器官移植的新时代。但与之相随的是关于器官移植的伦理问题的争论。于是,Sadler、Katz、Swazey 等生命伦理学专家建议通过利用"生前遗嘱"等办法促使个人捐献器官合法化。1968 年美国医学会发表了器官移植的伦理学原则,同年美国政府公布了《统一解剖捐献法》,这是这种伦理学的讨论付诸实施的一次努力,是适应新需要对某些传统伦理观念的第一次修正,但同时也引起了广泛的争议。

2. 关于安乐死的伦理争论 古而有之的安乐死由于近代医学和人类自我认识的进步,被赋予了新的意义,再次显现在人们的眼前。一些生命伦理学家认为,为了判断一个垂危者是否应当继续活下去,不仅需要考虑患者,而且还要考虑那些为了维护他们的现状,在感情上、经济上付出巨大代价的其他人,以及那些因被垂危者占用而得不到稀有医药资源的人。但他们的意见则遇到了"人都有生存权利"等传统观念的抵制,因而认为无论自愿与非自愿的安乐死都是绝不允许的。目前,这场争论仍在继续。

3. 关于重组 DNA 的伦理争论 有的学者认为,重组 DNA 有可能给人类带来灾难,有可能给人类遗传造成混乱。也有学者提出责问:我们要不要向地球上的生命负主要责任? 我们有预见人类遗传基因改变的后果吗?

4. 有关人类辅助生殖技术的伦理争论 自 1978 年 7 月 25 日第一个试管婴儿诞生以来,就引起了有关试管婴儿的伦理争论。这些争论反映了人们对生命伦理学的兴趣。

进入20世纪80年代以来,关于生命伦理问题的研究,更是日益深入、广泛。生命伦理学成了当今社会最关注的道德哲学。

生命伦理学是医学伦理学历史潮流与逻辑的必然发展。生命伦理学继承了传统医学伦理学关心、维护生命的中心思想,同时又充分注意到当代医学提供的发展生命、完善生命的种种条件,它不局限于消极地关心生命、维护生命,而为建立更健康、美好的生命确定了一系列原则;生命伦理学仍然把人与人之间的道德关系当作自己的主要研究对象,并扩展到人与自然关系的大范围,从调节两者关系平衡的高度来考虑人类自身的利益;生命伦理学并未抛弃义务的准则,而是把义务的准则与价值、公益的准则协调起来,使义务的准则从个体水平发展到类和生态的水平。

但是,生命伦理学和医学伦理学也有不同。①医学科学基础不同:医学伦理学的医学科学基础,是以消除疾病、恢复健康、纠正各种致病因素对人体的不良影响为目标,而生命伦理学的医学科学基础是以发展生命、完善生命、追求理想的生命为目标。②研究对象和范围不同:生命伦理学不仅继续研究医疗过程中人与人之间的关系,还研究人与自然的关系;不仅研究医学范围内的道德原则,还要研究非医学需要但又是与人类生命密切相关的道德原则;不仅研究医生个人的伦理,还十分强调医学作为一种事业的社会伦理。③核心思想不同:医学伦理学的伦理思想立足点是医生的义务,医生对患者的绝对义务是整个伦理学的基本信条;而生命伦理学的伦理思想核心是公益,或者说是义务、价值与公益相结合的思想。④追求的目标不同:医学伦理学追求的目标是道德理想的医生;生命伦理学追求的目标是美满的医学、公正的医学。⑤着眼点不同:医学伦理学着眼点是个体,着眼于个体影响整体、影响人类;而生命伦理学的着眼点是类,是群体,着眼于群体或类影响个体。

生命伦理学的出现和发展,既是对医学伦理学的发展,也是对医学伦理学的挑战。既是现代医学新技术发展中提出的课题,也是现代医学继续前进的重要条件和巨大推动力。生命伦理学正向试图建立"全球伦理"或"普世伦理"方向以及更注重理论与实际互动、互补方向发展。

(瞿晓敏)

案例

据晋代医学家葛洪所撰《神仙传》记载,三国时期有个民间医生名叫董奉,家居庐山。每天给人治病,从不索取诊金。他唯一希望的报酬,就是请痊愈后的患者给他栽种杏树,"重病愈者,使栽杏五株,轻者一株"。这个要求对于山乡农民百姓来说是很容易办到的。因此,每天门庭若市,前来求诊的人很多。"如此数年,得十万余株,郁然成林"。待到杏子黄熟时,董奉又"于林中作一草仓,示时人曰:欲买杏者,不需报奉,但将谷一器置仓中,即自往取一器杏去"。董奉每年又将卖杏换来的粮食,专门去救济贫苦百姓和那些出远门在外而经济发生困难的人们。每年都有两万多人得到他的帮助。这就是流芳千古的"杏林佳话"。后人感谢医生治病时,常以"杏林春暖"、"誉满杏林"等作赞美之词。"杏林"也在中国民间成了医界的代称。至今,日本汉医界朋友来我国访问时,还经常提到杏林的故事。

思考题

1. 医德发展史对我们有什么启示?
2. 中国医德史上最著名的代表著作是什么? 最著名的代表人物是谁?
3. 传统医德、现代医学伦理学和生命伦理学三者之间有何不同?

第三章

医学道德的基本原则、规范和范畴

医学道德(简称"医德")的基本原则、规范和范畴在医学伦理学中占有重要的地位。医德规范以医德基本原则为基础,是约束医务人员言行的具体要求和标准。医德范畴是医务人员把客观外在的医德基本原则和规范,转化为内在的医德愿望,反映的是个体医德意识、医德行为、医德评价和医德修养诸方面的基本概念。因此,学习并掌握这些内容,对培养医务人员的道德品质,协调医学领域中各种人际关系,具有重要的实践意义。

第一节 医德的基本原则

一、医德基本原则的含义

医德基本原则(basic principle of medical ethics),简称医德原则或准则,它是指调整医学职业生活中各种医德关系的根本指导思想,是规范医务人员医疗行为的基本道德准则。医德基本原则在整个医德规范体系中居于核心地位,它是确定医学道德范畴和行为规范的依据,像一根主线贯穿于医德规范之中,渗透在医疗卫生工作的各个方面、各个环节。它协调着医务人员与患者之间、医务人员相互之间,以及医务人员与社会之间的各种关系,为广大医务人员树立医德观念、加强医德修养、选择医疗行为指明了方向,是衡量医务人员的个人行为和道德品质的最高道德标准;同时,也是整个医务系统确立医德规范、开展医德评价、改善医疗作风、树立执业形象的导航仪和方向标。

社会主义医德的基本原则可以概括为:救死扶伤,防病治病,实行革命的人道主义,全心全意为人民的身心健康服务。提出和确立这一医德基本原则的意义在于:①这一原则以马克思主义伦理思想为指导,集中反映了社会主义社会的性质。既发扬了中外医德的优良传统,也符合广大人民身心健康的根本利益。②这一原则集中反映了社会主义国家的医务人员行为整体的基本方向,也是进行医德评价和加强医德教育的标准。③这一原则集中反映了医学职业活动中各种人际关系的基本类型,以及需要解决的基本问题。

二、医德基本原则的主要内容

"救死扶伤,防病治病,实行革命人道主义,全心全意为人民的身心健康服务"是社会主义医德的基本原则。这一基本原则有着丰富的理论内涵,它高度概括了社会主义医德的精神实质,体现着社会主义医德规范的具体要求。

1. 全心全意为人民的身心健康服务　把"全心全意为人民的身心健康服务"确定为医学道德的基本原则,是由我国医疗卫生事业的社会主义性质所决定的。社会主义的医疗卫生事业是一项人民的事业,理应为人民的身心健康服务。因此,"为人民的身心康服务"是社会主义医学事业的根本目的,而"全心全意"则是社会主义历史条件下向广大医务人员提出的道德要求,是社会主义社会医务人员的崇高医德境界。全心全意为人民的身心健康服务是社会主义社会医务人员的最高道德目标和道德义务。

全心全意为人民的身心健康服务,要求医务人员在道德认识、道德观念上正确处理个人利益与患者利益、集体利益和社会利益之间的关系。在个人利益与患者利益、集体利益或社会利益发生矛盾时,能放弃和牺牲个人利益,以患者利益、集体利益和社会利益为重。在道德行为的选择上,应符合保障人民身心健康这一社会主义医学事业的崇高目标。

应该说,社会主义社会为广大医务人员实现全心全意为人民的身心健康服务的崇高目标创造了良好的社会前提,但正如任何事业的成就、任何目标的达到都不会是自然而然、自发实现一样,社会主义医德目标的实现,需要在医疗实践中不断加强对医务人员的医德理想、医德规范教育,使他们牢固树立医德信念,在身体力行努力实施医德行为的同时,自觉抵制各种背离全心全意为人民的身心健康服务这一根本宗旨的行为。

2. 救死扶伤、防病治病　救死扶伤、防病治病是社会主义医疗卫生工作的中心任务和基本内容,是为人民身心健康服务的具体途径和科学手段,也是每一个医务人员的神圣职责。

"人命至重,贵于千金"。人的生命是最宝贵的。病家就医,寄以生死。医务人员担负的是救死扶伤、防病治病的神圣职责。医务人员的事业心、责任感,工作态度、技术水平握掌着人们的健康之剑,把守着人的生死之门。一个医务人员可以救人活命,也可以贻误人命;既可能增进人的健康,也会因过失损害人的身心。

救死扶伤、防病治病,要求医务人员必须要有高度的职业责任感,热爱医学科学,刻苦钻研专业技术,掌握过硬的业务本领。这就要求医务人员时刻意识到自己对他人生命和健康所负有的道德上的重大责任,以满腔热忱努力学习医学科学,刻苦钻研医学技术,把救死扶伤、防病治病外在职业要求,转化为医务人员内在的神圣责任感和钻研医学、掌握技术、为患者服务的行动。在医疗实践中忠于职守,想患者所想,急病家所急,以精益求精的高超医学技术和严格科学的工作态度,不断提高疗效,避免差错。在履行救死扶伤、防病治病的职责中体现为人民的身心健康服务的道德价值。

3. 实行革命人道主义 医学中的人道主义自古有之。它渊源于人类生存的客观需求,与医学的研究和服务目的相一致。虽然它作为一种特殊的社会意识形态,必然要反映一定的社会卫生经济关系,但从医学所面对的疾病是全人类共同的敌人这一点上来说,医学中的人道主义可以超越时空,发挥共同的人性光辉。从医德的实践来看,随医学科学的发展与社会的进步,传统医学人道主义的精华在实践中不断被继承、丰富和发展,并被及时赋予了一些新的内涵。革命人道主义,就是医学人道主义在社会主义制度下的新的更高形态,蕴涵着一些新的内涵。它要求医务人员尊重患者的生命价值和人格尊严,满足患者的正当欲望,平等待患,关心和爱护患者的健康,维护患者的健康权益。其核心和最高体现是对人的生命价值的尊重。

(1)尊重患者的生命价值与人格尊严:作为社会的一员,每个人都有他自身的价值和人格尊严。人的生命只有一次,人死不可复生。生命死亡的不可逆转性,使人生命的存在本身具有值得尊重的价值意义。医务人员的天职是治病救人,其在职业活动中的人道主义精神更应当首先体现在对每一位患者生命价值的尊重。在实践中,应不分民族、国籍、地位、年龄、性别、美丑、亲疏,平等待患,认真医治其躯体或精神上、心理上的创伤,挽救其生命。其次应尊重患者的人格和权利。患病并不是过错,治病也决不是医务人员对患者的恩赐。在社会主义制度下,人人享有最基本的健康保障的权利,患者不仅享有医疗权利,而且,患者与健康一样,都有着自己的尊严、自尊心。患者的人格权是患者最基本的权利,医务人员应该尊重患者的人格。不仅要尊重每个意识清醒患者的人格,即使是意识缺失的患者,他们也有自己的人格,也必须予以尊重。

(2)尊重和满足患者的正当欲望:患病无罪,但毕竟不幸。当健康受损、疾病缠身、生命安全受到严重威胁时,解除病痛、摆脱死神的期盼,使患者主动或被动地来到医院。希望得到治疗、早日恢复健康是他们最基本的要求;希望医院环境安全、舒适、温馨,也是正当要求;要求了解自己的健康现况、医师的诊断和治疗安排,以及可能涉及的费用负担、治疗、护理配合事宜等,也是合情合理。医务人员应当尊重病家的这些正当要求。

(3)谴责和反对不人道行为实行人道主义:谴责和反对不人道行为实行人道主义,必须谴责和反对一切不同形式的对人、对患者的不人道行为。长期以来,人道主义优良传统一直主张把战俘、囚犯、精神病患者或因不道德行为而感染上疾病的患者,应当作人来对待,给予人道待遇,反对法西斯主义、恐怖主义对人的残酷迫害。在社会主义条件下,社会主义医德的基本原则更是要求医务人员不管出于何故,必须力戒对他人生命的冷漠和轻视,特别对一些无力表达自己意愿的特殊患者,如精神病患者、白痴、弱智儿等,更应赋予极大的同情心,并在医治过程中,给予特殊的关心和照顾。

第二节　医德的基本规范

一、医德规范的含义

所谓规范,就是约定俗成或明文规定的标准,是具体化的道德原则。医德的基本规范(basic specification of medical ethics),简称医德规范或医德要求,是指医务人员在医学活动中应遵守的道德规则和道德标准,是社会对医务人员行为基本要求的概括。医德规范是医德原则的展开、补充和具体实现,医德原则通过医德规范指导人们的言行,协调医学领域中各种人际关系。因而,医德规范在医学伦理学中占有重要地位。医德规范是一种社会观念,是在长期的医学活动和医德修养的实践中逐步形成的,并随着社会变化而发展。

医德规范有条文和誓言誓词两种形式。条文的形式简明扼要,清楚明确,易于记忆、理解、接受和监督,因而易于指导医务人员的医学活动,充分发挥行为准则的作用。誓言或誓词的形式显得庄严、神圣,可以激发医务人员对医疗卫生事业的神圣感和光荣感,自觉地把社会的外在要求内化为自己的内在需要,使他们忠实地履行自己的职责。

医德规范作为医学职业的道德准则,具有以下特点。

1. 理想性与实践性的统一　道德的作用在于激发社会成员树立更高层次的思想境界,并向着社会所倡导的理想目标不断进取。因此,医德规范具有理想性,必须贯彻全心全意为人民的身心健康服务的医学宗旨,体现医学职业崇高的道德理想,从精神上激励、鼓舞医务人员忠于职守,救死扶伤。同时,医德规范又是一种行为规范,是用以指导人们行为、要求人们去践行的行为标准,具有实践性。实践的特点要求医德规范要有深厚的社会根基,立足现实,适度超前,使理想性与现实性和谐统一。

2. 稳定性与变动性的统一　医德规范无论是作为医务人员追求的道德目标,还是作为指导和衡量医务人员行为的行为标准,都应当保持相对稳定性,否则,会造成思想认识上的模糊、混乱和行为操作上的无所适从。同时,道德规范的稳定性并不等于固定性。不能"朝令夕改",并不是说可以一成不变。社会主义医德规范必须与社会进步以及医学科学的发展水平相适应,充分反映出时代的特点。现代医学模式的转变,使医学服务结构、服务项目、服务观念等发生急剧变化,必将带来医德观念、医德规范的变化与发展。而在各种学说、观点纷至沓来,令人眼花缭乱之时,法律的规定无疑是处事待物的最后底线。

3. 一般性与特殊性的统一 众所周知,随着人类社会和医学科学的发展,医药卫生事业已发展成一个庞大的系统,不仅包括医疗、护理、药剂、检验、医技等临床系统,而且还包括预防、保健、康复、健康促进、计划生育等系统。这些系统的职业目标和医德责任都是围绕着为人民的身心健康服务这个共同目标的,因此,必须有反映它们共同道德要求的一般医德规范。但是,各个子系统的职业活动又有各自的特点、目标和要求,职业活动的差异性决定了道德要求的具体性。因此,在医药卫生事业大框架下,各个子系统需要根据自己的特点制定一些医德规范,使医德规范的一般性与特殊性两者统一。

二、医德规范的基本内容

1. 救死扶伤,忠于职守 医学职业肩负着防病治病、救死扶伤、保障人民身心健康的崇高使命。救死扶伤、忠于职守是对医务人员从事医务职业提出的最起码的道德要求,也是最高的行为目标。其他医德规范都服务于、围绕着这一医学目标,医者天职。一项事业的成就往往源于该项事业的从业者对所从事工作的热爱和执着。维护患者生命,增进人类健康,固然是医务工作者的应有职责,但要真正做好这项工作,医务人员必须树立全心全意为患者服务的高尚思想,把救人于将死,驱人之病痛,解人之心结,看作是天下最崇高的职业。救死扶伤,忠于职守,要求医务人员在工作中,待患者如亲人,竭诚以待;遇到处在痛苦危难中的患者,应痛患者之所痛,急患者之所急,敢担风险,尽力赴救,解除患者病痛,延长患者寿命。同时,自愿为保障人民健康倾注自己极大的热情,贡献自己毕生的精力。

2. 钻研医术,精益求精 从事医学职业,不仅要有满腔的热情,更需要高超的业务本领。钻研医术、精益求精是保障人民身心健康的客观需要,也是医学事业不断向前发展的动力。这一规范要求医务人员严谨求实,奋发进取,刻苦学习专业知识,不断提高技术水平。医务人员要结合本职工作,不断汲取新理论、新技术,把握医学发展的新动态,敢于挑战医学难题,在实践上有所创新、有所突破。同时,在每一项医疗实践中要有足够的谨慎和注意。如观察患者、询问病史、诊断处理疾病等,都要做到细致周密,一丝不苟,精心操作。

3. 一视同仁，平等待患　一视同仁，平等待患，这是自古以来提倡的传统医德。如古代医学家提出的对待患者要"普同一等"，医治疾病要"不问贵贱"等，都是平等待患之意。当今，医德规范提倡"一视同仁，平等待患"主要是指要尊重患者的人格与权利。人们习惯称看病为"求医"，但医患之间的关系本质上是平等主体之间的关系，角色不同，地位平等，人格独立。因此，一视同仁、平等待患这一规范，首先要求医务人员以平等之心、平和之态看待和处理医患关系，不居高临下，不盛气凌人。其次，对待患者不论亲疏贵贱，不分民族、性别、职业、信仰、党派和国籍等，都一视同仁。但必须注意，一视同仁、平等待患并不等于对患者"同样对待"。医务人员采取医学处置，应当从有利于患者的主观愿望出发，在客观条件许可的情况下，尊重就医者的正当愿望，满足他们的合理要求。

4. 语言文明，礼貌待人　语言文明、礼貌待人，既是社会主义社会提倡的公民道德规范，也是医务人员应遵循的职业道德规范。实践证明，语言文明、礼貌待人有助于减少医患之间不必要的矛盾，使患者有依赖感和安全感。这对于帮助患者建立良好的心理状态，主动配合医疗，增进治疗效果，促使患者的康复和健康，有着积极作用。反之，如果医务人员语言粗鲁、举止不端，不仅会使医患之间缺乏应有的信任，而且还会给患者的心理带来不良刺激，妨碍治疗和治疗效果。

这一规范要求医务人员要做到礼貌服务，在与患者交往过程中，举止要端庄、语言要文明、态度要和蔼，要同情、关心和体贴患者；在患者伤痛、伤残或死亡面前，医务人员要保持严肃和同情心，不能嬉笑打闹；在病房里，要做到"三轻"，即说话轻、走路轻、动作轻，力戒大声喧哗。

5. 廉洁奉公，遵纪守法　这一医德规范要求医务人员具有清正的医风，奉献的精神。淡泊名利，奉公守法，以患者利益、集体利益、国家利益为重，不徇私情，不以医疗手段谋取个人私利。古今中外医学家都很重视这一医德规范。清代名医费伯雄指出："欲救人而学医则可，欲谋利而学医不可，我欲有疾，望医之相救者如何？我之父母妻儿有疾，望医之相救者如何？易地以观，则利心自淡矣"。英国科学家弗莱明说："医药界最可怕且冥冥杀人害世的莫过于贪，贪名贪利都要不得"。这些箴言，从不同角度反映社会对医务人员必须树立患者利益高于一切的观念和要求。医务人员必须明白，自己手中的医药分配权、处方权、住院权，是社会和人民给予自己履行防病治病、救死扶伤神圣职责的手段，决不能把它作为谋取私利的筹码。

在当前市场经济条件下，提出廉洁奉公、遵纪守法医德规范，要求医务人员要克服小团体观念，在不以医谋私的同时，也不能为谋取本科室、本单位的小团体利益而损害患者的利益或国家的利益。应该用自己的实际行动抵制一切不正之风,自觉维护医疗职业的崇高声誉,维护患者的利益。

6. **互学互尊,团结协作** 现代医学科学技术的发展,是医务人员共同努力和密切协作的结果。任何一项医学科研成果的取得,任何一次疾病预防和控制的工作完成,任何一例危重患者的抢救成功,都是多部门、多学科、多科室的专业人员团结协作的产物和集体智慧的结晶。这就要求医学领域各系统之间要互尊互学、团结协作。医务人员在医学活动中应当树立整体观念,顾全大局,互相支持,密切配合。每个医务人员担负的工作,都是整个社会医疗卫生事业的一个环节,无论哪个环节出现失误和差错,会给社会造成损失。

科室之间、医务人员之间应该在为患者服务的前提下,互相帮助,反对互不通气、互相推诿、互相拆台的错误倾向。要尊重同行的人格,尊重同行的劳动成果,相互学习、取长补短。在医疗工作中,要正确对待同行的缺点和错误,既不可以文过饰非,无原则地保护同行的利益;更不可以在患者面前评论同行,或有意无意地贬低别人、抬高自己。在患者面前评论其他医务人员的缺点和错误,可能会使患者丧失对医务人员的信任,影响其治疗信心。这样做,也会造成同行之间的矛盾,影响团结。

第三节　医德的基本范畴

一、医德范畴的含义

所谓范畴,就是反映和概括社会道德现象中的本质联系的基本概念。医德的基本范畴(basic categories of medical ethics),简称医德范畴或医德概念。这是医学伦理学的最基本、最普遍的概念,是人们对医学领域中的医学道德现象的总结和概括,反映的是个体的医德行为、医德品质、医德评价、医德修养和医德教育诸方面的基本概念。医德范畴是现代医学领域的各种关系在人们意识中的反映,它标志着医务人员职业认识的一定程度和水平。现代医学伦理学涉及的医德范畴的内容,包括良心、义务、情感和保密等。

人们在医疗实践中对医学道德现象进行观察、分析和总结,既形成了客观外在的医德原则和规范,又形成了个体内在的职业道德的基本概念。医德范畴反映了医德原则和规范的要求,受医德原则和规范的制约,医德原则和规范是医德范畴的基础。反之,医德范畴是医德原则和规范的补充,没有医德范畴,医德原则和规范就不可能发挥其真实的作用,就不可能转化为医务人员自觉自愿的医德行为。

医德范畴是医务人员对医德的基本概念。因此,社会的医德原则和规范只有转化为个体的医德范畴,才能成为医务人员内心世界的自然流露和自觉选择,才能充分地贯彻和落实。有了这一点,医德原则和规范便转化为医务人员强烈的道德责任感、自我评价能力、自我约束和激励的能力,促使他们自觉地调整自己的行为,实现医德原则和规范的要求。

二、医德范畴的基本内容

(一)医德义务

1. 义务的基本含义　义务是指人们对他人和社会所承担的责任,有道德义务和法律义务之分。医德义务(basic obligation of medical ethics)就是医务人员对患者、对社会防病治病的道德责任感和对医疗卫生事业的献身精神。它是由衡量个体道德的医德原则和规范所确定的,是实践道德原则和规范的具体要求,又是调整人与人之间道德关系的手段。

作为医德范畴的义务有两个特点:第一,与权利的非对应性。医德义务不同于政治、法律以及一些政党、学会、团体章程中所规定的义务。政治、法律以及政党、学会、团体所规定的义务通常同权利相对应。要享受权利,必须尽相应义务。同样,谁履行了自己的义务,就可以享受相应的权利。但是,医德义务具有单方面性,不但不是以获得某种相应的权利或报偿为前提,而是以牺牲个人利益来实现他人和社会的利益为前提的。虽然,从行为的客观效果上,有些人在履行自己的道德义务后,会受到社会舆论的赞扬以及社会或他人给予的物质奖励。但作为行为者本人,其在履行义务时的主观动机、目的上,以及在履行义务的整个过程中,都不应有丝毫希冀得到报偿的想法。第二,义务履行的自觉性。任何道德规范都不带有法律上或行政上的强制性。医德义务的践行靠的是社会舆论的外力推动和医务人员内心信念的自觉维持。医务人员作为医德义务的履行者,发自内心地对自己的使命、责任、职责怀有强烈的信念和坚定的意志,把它们看作是自己天经地义应该做和必须做的,把履行医德医务变成医务人员自己的内在需要。所以对医德义务的履行是自由的,是丝毫不受任何约束的。

2. 义务的基本内容　医德义务来源于医德原则和医德规范。全心全意为人民健康服务是医务人员最基本的义务。每个医务人员必须把防治疾病的工作看作是无条件的,把解除患者的痛苦视作自己义不容辞的责任或义务。无论何时都应当把满足患者的健康需要摆在自己一切工作的首位,把抢救患者的生命当作每个医务人员至高无上的战斗命令,出于医务职业的道德责任感,忘掉和放弃个人一切,争分夺秒投入紧张的抢救工作,而不能有丝毫的犹豫或怠慢。

正因为医德义务要求每个医务人员把救死扶伤、防病治病的工作看作是无条件的,把挽救生命、解除痛苦看作自己义不容辞的责任。所以,医务人员在医疗过程中,决不能拿诊断、治疗、住院、开方、给药、手术等作为谋取私利、达到个人某种目的的手段。即使自己因抢救患者付出了辛勤劳动,某些患者或其家属以物质、金钱来酬谢时,医务人员也应把这看作是对自己的赞扬、鼓励和鞭策,绝不能接受这些物质或金钱。这是因为,治病救人、解除病痛、挽救生命,既不是医务人员对患者的恩赐,也不是医务人员对患者发的慈悲之心,而是医务人员不可推卸的义务。

3. 社会主义医德义务的作用　①社会主义医德义务能使医务人员明确服务方向,自觉地为人民服务。医务人员把救死扶伤、防病治病,全心全意为人民的身心健康服务,看作是自己对社会、对人民义不容辞的职责,就会热爱医学事业、激发专业志趣,就肯积极主动地工作,就能正确对待医患关系,把身心扑在医疗卫生事业上。②社会主义医德义务能帮助医务人员正确处理公私关系。明确了医德义务的特点,就能使医务人员在医学活动中摆正公与私的关系,不求名利、不图钱财、不计报酬,真正做到忠于职守、廉洁奉公。③社会主义医德义务能促使医务人员自我人格的完善,自觉抵制各种不正之风,自觉严守医疗秘密,以高尚的医德境界完成救死扶伤、防病治病的任务。

(二) 医德良心

1. 良心的基本含义　良心是指医务人员对自己行为是、非、荣、辱、美、丑的深刻感受和体验。它是医务人员在对他人关系及社会关系上发自内心的、对自己所担负的职业道德责任的自我意识和自我评价。医务人员的医德良心(basic conscience of medical ethics)表现为:总是以医德的原则和规范为准则,对人民的健康事业忠于职守,为人民的身心健康竭尽忠诚。

良心是一定道德观念、情感、意志、价值和信念在个人意志中的统一。它的特点是,不管有无外界的压力、监督和利益的诱惑,认定自己应该这样做,而不应该那样做。良心是道德的自我法庭。依靠良心,个人可以指导、评价、检验自己的医疗行为。

2. 良心的基本内容　良心是人们内心深处的一种感情,是人们对自己行为的深刻认识。作为意识的一种形式,良心的内容是客观的,是客观物质世界在意识上的反映。医务人员的医德良心,是在一个人学医、行医过程中不断受外界医德原则、医德规范的熏陶和自我反省中形成的,是外界在自我意识中镂刻的深刻烙印,是在客体主体化和主体客体化的过程中作出的一种自我选择、自我评价,同时又成为一种主体评价外界事物、认识和情感相统一的结合体。

医德范畴的良心具有丰富的内涵。

（1）医德良心要求医务人员在任何情况下都忠实于患者：由于医疗职业的专业性、技术性特点，医务人员的医疗行为很多是在患者不了解甚至失去知觉的情况下进行的。医疗方案的选择是否恰当、医学处置的意义大小如何、医疗行为有无过失等，患者一般不可能真正了解，更谈不上对医务人员的医疗行为进行监督。这时，医务人员的医德良心对医务人员的行为起着检点作用。医务人员要在没有外界监督，甚至在某些利益的诱惑下，都能做到尊重患者的人格与价值，选择最有利于患者利益的方案；在进行任何操作时，做到有旁人在与无旁人在一个样，一丝不苟地完成工作；即使一时疏忽出了差错，也能及时纠正，主动汇报，敢于承担责任。

（2）医德良心还要求医务人员忠实于医疗事业，具有为医疗事业献身的精神：医学事业是一项以救死扶伤、治病救人为宗旨的崇高事业，这就要求医务人员在从事医疗活动中，不仅要从小处着手，做好本职，而且还必须树立全局观念，抛弃一切私心杂念，个人名利，自觉维护医学职业形象，立志为医学事业贡献自己毕生的精力。

（3）医德良心还要求医务人员忠实于社会：社会关系总是复杂、交叉的，在医患关系中，医德良心要求医务人员忠实于患者，把为患者服务看作是医务人员的应尽义务。但有时，有的患者为了减少或免除个人医疗花费，向医务人员提出一些不合理甚至损害他人利益或国家利益的违法要求；有的患者为治病、住院、开好药等目的，也可能会采取送礼、行贿等有损医务形象、败坏社会风气的行为，医务人员应依靠自己的职业良心唤醒自己的职业道德，自觉拒绝、抵制种种不正之风，自觉维护社会利益，纯洁崇高的医学事业。

3. 良心在医德行为过程中的作用　良心在医德行为过程的不同阶段分别起着选择、监督、评价的作用。

（1）在行为之前，良心对医务人员的行为动机起着选择作用：人的行为受动机支配。动机的高尚或卑劣会导致行为的高尚或卑劣。人的良心在人的行为作出前起着对动机的过滤作用和对行为的导向作用。在医务人员的道德生活中，医务人员的良心会驱使其按照社会主义医德原则的要求和自己的道德义务对行为动机进行自我检查，对符合内心道德要求的动机予以肯定，对不符合内心道德要求的动机进行抑制或否定，从而确立正确的动机。

（2）在行为过程中，良心起着监督作用：良心作为一种集认识与情感于一体的观念存在，对符合医德要求的情感、意志、信念以及行动的方式和手段会给予激励，对不符合医德要求的情感、欲念或冲动则以"良心发现"的形式，及时纠正和克服，从而改变其原来的行为方向和方式，以避免有违道德原则和规范的行为发生。良心的这种监督作用，使医务人员能自觉保持自己的正直人格，提高自己的医德修养。

（3）在行为之后，良心具有评价的作用：良心可以使医务人员反省自己的医疗行为，对自己的行为后果作出肯定或否定的评价。良心会使医务人员对履行道德义务的医疗行为感到内心满足和欣喜，对没有履行道德义务的医疗行为感到不安、自责、内疚与悔恨，甚至陷入极度痛苦之中。这种行为后的不同道德体验，会唤醒医务人员扬善避恶，努力消除自己不当行为所造成的不良后果，在今后的医德行为中发扬优点，改正缺点，做出高尚的医德行为。

（三）医德情感

1. 情感的基本含义　情感是人对客观事物态度的体验。它具有独特的主观体验形式和外部表现的形式，是人的内心世界对客观事物或周围人群喜怒哀乐的体验，是人们对外界刺激肯定或否定的心理反应。

医务人员的道德情感（basic emotion of medical ethics）通常有以下 3 个特点：①强烈的反心理对抗性。医务人员应具备的职业道德情感与人们通常对美丑、好恶的体验不同。获得某种利益的满足会使人产生愉悦感，欣赏美妙的音乐、观赏美丽的风景会使人产生美的感受。而患者的呻吟、流血、昏迷不醒以及谵语狂叫等危重病情，从通常意义上来说，对任何人都不可能带来愉悦的体验，产生美好的情感，反之，有可能引起厌恶、烦恼或恐惧。但作为一个医务人员，其职业道德却要求他具有不怕脏臭、热爱患者、关怀患者痛苦的品德。因此，医务人员必须克服本能的生理反应，消除由正常生理引起的心理对抗，不仅不能有丝毫的厌恶、烦恼或恐惧的情感和表现，而且对患者要充满同情和关爱。②道德情感具有理智性的特点，如对自己的冤家对头要不计个人恩怨、克服私心杂念平等对待，不搞以医报复。对严重危害他人、社会的违法犯罪分子，在政治上爱憎分明，但对他们身患的疾病，出于人道主义要理智对待，认真治疗。③道德情感具有自觉性和纯洁性的特点，不允许对患者掺杂有打击报复、妄图得到报酬、政治上达到某种个人目的以及男女之间非道德感情的产生等个人利己因素。

2. 情感的基本内容　医德情感突出表现为医务人员对患者的同情心和责任心。

（1）同情心：是指面对患者的身心遭受病魔折磨的境况，医务人员对患者表现出的极端的焦虑、热情、关怀、帮助以及不怕脏臭的服务态度，甚至不惜献出自己一切的博大情怀。同情心是医务人员最起码也是最高尚的道德情感。①有了同情心，医务人员才能设身处地为患者服务，才能想患者之所想，急患者之所急，痛患者之所痛；才能在对患者检查和治疗时，做到态度和蔼，言语可亲，耐心细致，缜密周到，并十分注意自己的表情、姿势和态度对患者心理所产生的影响；才能在对患者选择治疗方案时,尽量选择痛苦少、疗效好的治疗方案。有时为使治疗达到更好的效果而不惜牺牲个人的利益,利用休息时间,研究设计周全的治疗方案,对患者进行心理方面的疏导等。②有了同情心,医务人员才能克服对患者的嫌恶之心,在任何情况下都能一心赴救。患者患病时,往往出现形体难看、气味难闻和呻吟不止的现象。在这种情况下,只有同情患者,才能不计较这些,并竭力为患者解除病痛。如在别无他法的情况下,医务人员能为多日便秘、痛苦难忍的患者用手一点一点把大便抠出;对某些重危患者,医务人员在紧要关头为呼吸骤停的患者施行口对口的人工呼吸等,这些不嫌脏臭的举止,没有医务人员对患者深厚的同情心是不可能做到的。

(2)责任心:是指医务人员把维护患者、挽救患者的生命作为自己崇高而又神圣的职责。这种情感在行为上的表现就是对患者的高度负责。医务人员在诊断、治疗的整个过程中,都要认真仔细、严谨周密。为了抢救急危患者,常常不分上班下班,不分白天黑夜,不分节日假日,随叫随到;从睡梦中叫醒,从饭桌上拉走,既无加班费,也无人表扬,有时却有家人的埋怨声。这种自觉地将自己的全部时间、全部心血、全部技术随时奉献给患者的情怀,是医务人员对患者特有的道德责任感。

3. 情感在医德行为中的作用　医德情感对医务人员的医德行为起促进或抑制的调节作用。作为一个医务人员,只有培养良好的医德情感,对人的生命充满尊重和热爱,对患者的病痛遭遇充满同情,才能更坚定做好本职工作的信念,以强烈的医德情感,自觉执行社会主义医德规范,全心全意为患者服务。实践证明,医务人员培养良好的情感,对医疗工作起着积极的促进和推动作用。反之,消极的情感,对医务人员的医德行为只能起抑制作用。有的医务人员,对本职工作认识不足,对患者缺乏同情心和责任感,在行为上就会对患者态度冷漠、生硬,做事草率马虎,不仅使患者产生不信任甚至恐惧感,对疾病的治疗和身体的康复丧失信心,有时还会酿成医疗事故等不良后果。

因此,医务人员培养良好的医德情感显得十分重要。有了良好的医德情感,可以进一步提高对本职工作重要性的认识,坚定献身医学事业的信心,增强执行社会主义医德基本原则、医德规范的自觉性,真正以实际行动成就为患者服务的医学誓言。

(四)保密

1. 保密的基本含义　保密(secrecy of medical ethics)是指医务人员在防病治病中应当保守医疗秘密,不得随意泄露患者的疾病情况等个人隐私。

保密作为医学伦理学的特有范畴,可以从两个层面上理解:一是为患者严守秘密;二是对患者保守秘密。①为患者严守秘密是医学道德的历来传统。早在古希腊的《希波克拉底誓言》中就有"凡我所见所闻,无论有无业务关系,我认为应守秘密者,我愿保守秘密"这样的内容。1948年,世界医学会制定的《日内瓦宣言》也写到:"患者吐露的一切秘密,我一定严加信守,决不泄漏。"目前,世界上大多数国家的医学院校的校训或医学生毕业誓词中,仍将保守医疗秘密作为医务人员必须具备的道德观念。②对患者保守秘密通常作为保护性医疗的一种措施。它是医务人员在医疗过程中,为了不使病情对患者造成心理负担,使患者在接受治疗的过程中能保持良好的精神状态,以达到更好的治疗效果,而不对患者本人透露全部真实病情的做法。

2. 保密的基本内容　一般来说,医务人员应该保守的医疗秘密涉及3个方面的内容:一是医务人员在医疗过程中所掌握的患者个人秘密。为防病治病目的,医务人员在询问病史、检查身体、实行治疗处置过程中时常会触及患者的疾病史、婚姻家庭情况、经济状况、独特的体征、生理残疾等个人生活信息。这些个人资料不管是由患者自愿提供的,还是医务人员履行职责时掌握的,只要是患者不愿被其他人知晓的,都属于个人隐私,医务人员不得随意泄露。既不得随意泄露或当作闲暇的谈话资料任意宣扬,更不能把它提供给他人用作商业或其他用途。二是对一些患者某些病情的保密。从广义上说,一个人的健康状况都可以看作个人隐私领域。而对于一些特殊疾病,由于社会的偏见和他人的不了解和不理解,更成为患病者不愿为他人知晓的秘密。如对某些可能影响患者名誉或酿成家庭纠纷的疾病,以及某些可能会带来不良后果的遗传性疾病等,医务人员有为患者保密的道德义务。而对患者的精神状况、治疗信心可能带来挫伤的恶性肿瘤或其他危害患者生命的病情的保密问题,国内外医学界存在赞成和反对两种不同的看法。但不管怎样,对一些特殊病情的保密,既不得侵犯患者的知情权,也不得妨碍社会公众的健康利益。三是对某些知名人士的健康状况、治疗情况,以及涉及刑事侦察的特殊患者的病情,以及在对这些患者的治疗中无意间获得的涉及国家、社会秘密的信息,都应严格保密。

总之,保守医疗秘密,有利于建立医患之间的信赖关系,避免医患矛盾和医疗纠纷,也有利于患者在接受治疗中保持良好的精神状态,早日恢复健康。

(曹文妹)

案例

1998年1月15日晚饭后,武清县农民刘某突然双下肢不能动弹,其家属将他连夜送往市区的某医院。该医院急症室医生怀疑是由骨关节疾患所致,让他早晨到市区的某中心医院去做磁共振检查。

　　患者及其家属求医心切,凌晨5点就将患者抬到中心医院等候做检查。正巧,该医院的脑科刘医生路过此地,见这么早就有患者在等候做磁共振检查,便走上前去询问。凭着多年的临床经验,刘医生考虑患者可能是低钾麻痹症。此病来势很猛,会很快累及心脏引起猝死。刘医生马上让患者家属将其抬到急症室,立即做心电图、查血钾,结果显示患者血钾已低于极限标准。这时,患者已经出现呼吸困难。刘医生迅速跑到急诊药房借来20毫升氯化钾,让患者口服下去。呼吸困难症状很快缓解。几小时后,患者已可以下地行走了。

　　患者及其家属十分庆幸遇到一位责任心强的好医生,及时挽救了亲人的一条命。

思考题

　　1. 什么是社会主义医德的基本原则、规范、范畴? 它们各自的特点与内容有哪些? 三者之间有什么区别与联系?

　　2. 为什么说社会主义医德基本原则是衡量医务人员的最高道德标准?

　　3. 如何按照社会主义医德规范要求培养自己良好的道德品质?

　　4. 医务人员在履行社会主义医德基本原则过程中,义务、良心、情感起到了怎样的作用?

第四章

医 患 关 系

医患关系是复杂的医疗人际道德关系中最核心、最本质的部分。在医患关系这对矛盾中,医务人员始终处于主导地位。学习和研究医患关系道德体系、固有矛盾以及调节机制,对建立新型的医患关系,促进我国医疗卫生事业的改革和发展,加强社会主义精神文明建设,有着重要的现实意义。

第一节　医患关系的道德基础

一、医患关系的内涵和影响因素

(一) 医患关系的内涵

医患关系(physician-patient relationship)是指医者为患者诊疗或缓解疾病的过程中所建立的各种联系。著名医学史专家 Sigerist 认为:"医学的目的是社会的,它的目的不仅仅是治疗疾病,使某个机体康复;它的目的是使人调整以适应他的环境,作为一个有用的社会成员。每一种医学行动始终涉及两类当事人:医生和患者,或者更广泛地说,医学团体和社会,医学无非是这两群人之间多方面的关系。"这是对医患关系最好的诠释。

医患关系中的医者与患者是一组相对应的概念,也是一个社会性的概念,而且现代医患关系中的社会因素越来越复杂。

1. **医者的概念**　医者是指现代医疗服务涉及的各类医务人员,以及为医务人员提供服务的医患中介。医者主要是指取得医学服务资格并在临床科室直接对患者进行诊疗护理的医生和护士,并且与非临床科室的医技人员、医院管理人员、后勤服务人员等相关医务人员一起,组成的医疗群体。围绕医疗服务工作,诸如国家卫生行政机关、医学科研和教学单位、保险公司等也是这个医疗群体的一部分。他们不仅要维护医疗服务机构正常工作秩序,而且要保障医务人员的合法权益,帮助他们提高诊疗护理水平。

2. **患者的概念**　狭义上的患者,是指当一个人感到生病时,以确认疾病存在和减轻疾病痛苦为目的,求助于医务人员的患者。广义上的患者,还包括与患者有关联的亲属、监护人、所在单位的雇主或领导等在内的就医群体。尤其是患者失去或不具备行为判断力时(如昏迷休克患者、植物人、精神病患者、患病婴幼儿等),这个就医群体就有权力直接代表患者的利益。目前,站在患者利益一边,为维护就医权益而提供服务的社会中介机构越来越多,如保险公司、医疗事故鉴定委员会、医保经费管理部门、提供治疗所需资源的企业等。就医群体越来越庞大,患者也越来越懂得就医权益,越来越重视维权。

(二) 医患关系的影响因素

在医疗活动中,医患关系双方的地位和性质应该是稳定的。患者生病必须有医生来加以诊疗,从而建立医患关系。在这种关系中,患者始终无法改变医学知识拥有上的不平等以及疾病救助的需要,对医者具有依赖性,处于相对被动地位。医者虽然不能拒绝或选择患者,但一旦接受患者,就是接受了人的生命和健康的托付,并用掌握的各种医学卫生资源救助患者,因而处于主导地位。当然,患者的医学知识、法律意识、人格修养、经济地位和自主权利等方面的差异,可能影响正常的医患关系。但其关键是医者对患者的道德责任,是医生角色行为与患者期望值的吻合程度。可见,医患关系的影响因素主要包括社会因素和医学因素两个方面(图 4 - 1)。

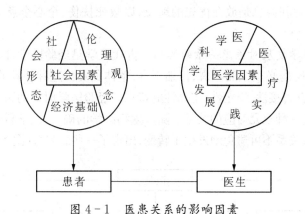

图 4 - 1 医患关系的影响因素

1. 社会因素对医患关系的影响 中国医学和西方医学都主张,医患关系应该"普同一等",医生应该"先发大慈恻隐之心,誓愿普救众灵之苦","唯一目的,为病家谋幸福,并检点吾身,不作各种害人及恶劣行为"等。但是,"普同一等"的医患关系在医疗实践中不是完全独立的,医患之间、医医之间无不受到社会总体道德水平的制约。封建社会的医患关系受到维护封建宗法等级关系的道德原则控制,太医令、御医是专门为皇帝、宫廷服务的,医患关系是一种

"仆主关系"。广大民众有病,只能找民间医生、草医。资本主义社会的道德原则是利己主义的,金钱关系是一切关系的纽带,当然也就渗透在医患关系的方方面面。

目前,我国的医患关系受民族心理、文化传统、经济水平、卫生体制和政策、社会保障机制等多种社会因素影响,呈现了以下新趋势:

(1) 医患关系越来越商业化:随着卫生服务体制和政策的改革,医者和患者逐渐明确,国家医疗卫生资源并不属于患者或医者所有,医疗服务不是公益的、无偿的,诊疗疾病必须支付医疗费用,医疗卫生事业是服务性行业。这样,医者对患者的义务与医者对医疗经费的义务有时会产生矛盾。医者为患者制订诊疗方案时应该权衡利弊得失,既要考虑患者家庭或企业单位的经济负担和长远利益,又要考虑本医疗机构的经济效益和利益,更要考虑国家卫生经费的合理使用,以避免医患关系的功利化、商业化。

(2) 医患关系越来越权益化:我国封建历史长,又有悠久的文化传统,父权主义伦理思想比较严重,医患关系上往往表现为医生决定一切。随着改革开放,世界性的人权运动逐渐深入我国。特别是商品经济对医疗卫生领域的影响,患者增强了自主参与、人格平等和维护权益等方面的意识。这样,在选择和决定诊疗行为时,医者规避医疗风险的权益与患者期望诊疗疾病的权益有时会产生矛盾。医者应该把患者利益总是放在优先的地位,以救死扶伤、全心全意为患者健康服务为职责。

2. 医学科学发展对医患关系的影响 古代医学是经验医学,医学分科不细。医生对患者的疾病必须全面考虑、仔细观察、整体负责。这种朴素的医学整体观,使医患关系具有直接性、稳定性、主动性的特点。经验医学时期的医患关系一般是比较密切的,是一种双元对应的关系。随着生物医学的确立,医学科学的进步和发展,传统的医患关系不可避免地发生了转变,出现了一些新趋势(图4-2)。

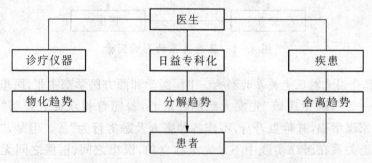

图4-2 医学发展对医患关系影响趋势

（1）医患关系物化趋势：医学科学的发展，使得诊疗护理过程越来越多地使用物理、化学等医疗仪器，医务人员也越来越依赖这些设备开展工作。医疗仪器已经成为医患关系中第三者媒介。它如同屏障，降低了对患者主诉的重视，减少了医患之间的思想交流，淡化了双方感情，使得医患关系在某种程度上被物化了。

（2）医患关系分解趋势：现代化医院属于综合技术服务，系统性强，合作程度高，由一个医生完成对患者的整个诊疗护理是不可能的。一方面，医院分科越来越细，医生日益专科化，形成了一个医生只对某一种疾病或患者的某一部位（器官、系统）的病变负责，而不是对患者整体负责。另一方面，在医院的同一空间中，表面现象是医患交往似乎密切了，但以往那种医患之间一对一的互动关系却大大降低，被分解成多方面、多"线头"。这就改变了医患关系的稳定性，对应双方经常性的交流减少了。

（3）患者与疾病舍离趋势：以生物学为基础的近代医学，是用还原论的方法了解某种疾病及其发病机制，探求某种疾病的病原体，这就把疾病的致病因素单一化了，忽视了患病的家庭、社会、心理等因素。医生更加重视的是，显微镜下、试管里、各种现代检测设备的影像中诸如血液、尿液或细胞、分子形态等物质，而忽视了患者是个整体的活生生的人。医学科学的发展，出现了把社会的人与自然的人、有思想情感的人与生物的人舍离的趋势。

二、医患关系的模式和道德基础

（一）医患关系的道德实质

医患关系的道德是协调医者与患者的关系，其实质是提高医疗质量。医疗质量主要是诊疗与护理质量，还包括医疗工作效率、医疗技术经济效果和对患者提供的其他医学服务的满足程度等。医疗质量一般受 4 种因素的影响和制约：①医学科学发展的历史水平；②医务人员的技术水平；③国家的医疗卫生体制机制和政策；④医患关系的道德水平。

医患关系的道德对医疗质量的影响主要通过两个方面实现：一是调动患者积极性，争取患者的合作。患者的协调配合往往是治疗效果的重要前提，也是防止医疗事故、医疗差错的可靠基础。二是影响患者的心境和应激状态。良好的心理状态是患者机体恢复的主导要素，和谐完美的医患关系有利于患者心境平衡，增强治疗信心，从而提高疗效。

一切调节医患关系的途径、方法、手段，其目的都是为了提高医疗质量，而不是单纯地改善关系去解决局部的矛盾，或为了获得非医疗方面的私利。

(二) 医患关系的模式

医患关系是社会关系的一部分,它随着社会的经济、政治、科技、文化、道德意识和医学模式的发展而变化,其中医学科学的进步对医患关系的模式影响最大。

目前,医学界有许多学者研究医患关系的模式。塔尔科特·帕森斯在《社会系统》一书中认为,疾病是一种身体功能失调现象,是对社会压力的反应模式。因此,患者被免除了正常社会角色,患者对自己的疾病状态没有责任,患者应该具有驱除疾病的愿望,患者应该寻求医学上的帮助并与医生合作。医学的责任是社会责任,医生就是在社会系统中寻求控制患有疾病的人的机制,尽量帮助患者返回功能正常发挥的状态。Brunstein 教授根据医患关系的技术与非技术方面的内容,概括成"传统模式"和"人道模式"。传统模式是指医生拥有绝对权威,诊疗方案一经确定,患者必须听命服从、执行决定。人道模式体现了尊重患者意志,发挥患者积极参与医疗过程的主动权,在医疗处置决定中有发言权,并承担责任。

医学界比较公认的医患关系模式是,1956 年美国学者 Szasz 和 Hollender 在《内科学成就》一书中提出的,患者疾病症状的严重程度是影响医患关系的决定因素,并依此把医患互动分为 3 种可能的模式,即主动-被动型、指导-合作型、共同参与型(表 4-1)。

表 4-1　萨斯/荷伦德医患关系模式

模　式	医生的地位	患者的地位	模式应用对象	生活原形
主动-被动型	为患者做什么	被动接受(无反应能力)	麻醉、急性创伤、昏迷患者	父母与婴儿
指导-合作型	告诉患者做什么	合作	急性感染患者	父母与青少年
共同参与型	与患者一起做什么	进入伙伴关系(主动参与全过程)	大多数慢性病的患者	成人之间

1. **主动-被动型**　这是医患关系的传统模式,其特点是"为患者做什么"。在诊疗护理过程中,医生以主导者位置实施自己的意志,让患者顺从地将医生看作权威人物,完全被动地接受诊治。在患者缺乏医学知识和缺乏控制疾病意识,或者患者不相信诊治的作用而抵触诊治的情况下,这种医患关系的模式是符合医德要求的。但这种医患关系的模式,患者的主观能动性被束缚,不仅会影响诊疗效果,还可能引起不应有的医疗差错或医疗事故,也不能对医生的责任实行有效监督。所以,除了严重创伤、休克昏迷的患者以及不能表达主观意识的精神病患者、婴幼儿患者外,不宜采用。

2. 指导-合作型　这是现代医学中医患关系的基础模式,其特点是"告诉患者做什么"。在诊疗护理过程中,医生的权威居于主导地位,患者须忠实地接受劝告和主动配合,可以提出疑问、寻求解释,但要以执行医生的意志为前提,对指令性的诊断和治疗措施只能服从与合作。患者合作的具体表现为:主动诉说病情,反映治疗情况的体验,提供检查和治疗的方便。这种医患关系模式,部分发挥了患者的主观能动性,有利于提高疗效、减少医疗差错和建立融洽关系。从总体上看,这种医患关系模式中的医患权利仍然是不平等的。

3. 共同参与型　这是应该大力提倡的新型医患关系,其特点是"与患者一起做什么"。在诊疗护理过程中,医生不是以权威身份主导患者的一切,而是通过劝说和交流,让患者遵从医生的诊疗方案。这不仅能让患者意识到疾病的危害性而主动配合各种医疗,还能按照医学要求自觉控制生活行为,并及时提供各种情况,帮助医生做出正确判断。这种医患关系模式,关键是医务人员对患者权利的尊重,尤其适用于文化层次比较高的患者或慢性病患者。

可见,无论是哪一种医患关系的模式,从医学伦理学角度来看,不同的模式都可能是符合医德要求的,不同的模式都可能在某一社会条件下存在,不同的模式都可能在同一个治疗过程中相互影响。我国的医患关系模式,强调根据不同类型的患者,选择相应的模式。医生要尊重患者,尊重患者的权利,鼓励他们参与、配合与合作。同时,医生又不能放弃责任,要给予患者及时有效指导,坚持治疗原则。医患关系要发挥两个积极性,以达到诊疗与护理过程的最优化、高效化。

(三) 医患关系的道德基础

医患关系的道德基础必须反映医患关系的实质。要建立合理的、科学的医患关系,应以道德基础为出发点,把传统医学品德、西方医学人道主义和未来发展趋势都体现在其中。

1. 理性上尊重患者　科学的力量使人们心中强化了医生的地位,医生则更需要坚持希波克拉底的爱护、关怀患者的医学人道主义,改变和协调实际存在的并不平衡的医患关系。越来越尊重人和人权,是当今人类社会历史发展的总趋势。体现在医患关系中,尊重人就是尊重患者的生命价值,尊重患者的人格尊严,尊重患者的地位和医疗自主权,平等地对待每一个患者。

2. 建立双向作用的道德关系　传统的单向医患关系,医生居主动地位,患者是消极被动的,医务人员居高临下以施恩姿态给予患者以健康。患者权利的提出,使医患关系从单向转换成双向。医疗保健已不仅仅是医务人员出于责任而服务于患者的一种道德义务,而且是患者应该予以享受和保证的一种权利、一种需要。有了患者的角色,才有医生的存在。这样,必须以平衡的医患关系来取代不平衡的医患关系,对医务人员提出了更高的道德要求。

3. 强化现代医学整体观　从传统医学朴素的整体观,经过还原论的生物医学,到生物-心理-社会医学模式的提出,反映了人们对医学认识的深入。医务人员应该把患者看作是一个整体,患者不仅仅指患了疾病的单个人,而要将患者的精神状态及家庭、社会等环境因素联系起来,理解他们的焦虑和痛苦,给予关怀和照应,采取有效的综合医疗措施,促进患者康复。现代医学整体观要求诊疗与护理过程做到:"知其心,治其病,安其神"。新医学模式的提出,将为改变单纯以生物医学模式为基础的医患关系创造条件。

第二节　患者的权利与义务

一、患者权利的范围

(一) 患者权利的概念

患者权利(rights of patient),是指患者在诊疗护理中应享有的权利和必须保障的利益。患者是医学科学和医疗实践的对象,是因身心健康受到损害,而与医疗卫生部门发生关系的有求医行为或正被施予诊疗保健措施的人。患病的人并非都是患者。一个人从患病而成为患者通常要经历这样一个过程:疑似者对病痛的自我判断,疾病意识,对医疗的寻求和选择,医生诊治后对疾病的确定。患者权利是一种道义的、普通的、有条件的权利,不同于法律上的权利,尽管其内容也涉及法律范畴,如隐私的保护和治疗中的知情同意等问题。但是,从根本上说,患者权利的实现有赖于医务人员的道德义务。同时,也受社会制度、社会生产力的发展水平、医疗卫生制度及医学发展水平等客观条件的制约。脱离或超越社会现实的患者权利,则是不可能得以普遍实现的。

(二) 患者权利的历史发展

在人类发展的历史上,关于患者权利的问题,很早就引起了关注。法国大革命时期,曾开展过争取患者权利的运动。1798 年法国国民议会的文件里记载,患者要求一张床只睡一个患者,每张病床之间要相隔 1 米等内容。18 世纪末与 19 世纪初,美国医生实行手术治疗,应事先得到患者知情同意,认为患者有权在治疗中了解和选择各种措施。20 世纪有很多国家规定,进行任何人体医学实验,都必须取得患者或当事人在自由意志下的知情同意。1946 年通过的《纽伦堡法典》,更加强调和确认患者的权利。

近几十年来,一些国家对患者权利开展了越来越多的研究,并采取了一系列的步骤和措施,来保证患者权利的实现。在西方,患者权利运动是由医院行政人员及其协会起主导作用的。1972 年,美国医院协会制定的《患者权利章程》,规定了 12 项权利为患者的基本权利:即患者有权享有考虑周到的、尊重人的医疗护理;患者有权获得有关他的诊断、治疗和预后的完全而又最新的信息;患者有权知情同意各医疗措施;患者有权在法律允许范围内拒绝治疗,并有权知道他的拒绝行动的后果;患者有权不受任何人的干扰考虑有关他自己的医疗计划;患者有权要求医院对诊治和体检等情况、护理信息和记录以及与医生谈话内容进行保密;患者有权要求医院方提供合理服务,必要时同意转院;患者有权了解医院和医务人员有关的职业情况;患者可以拒绝参与人体医学实验和研究;患者有权要求医院方提供合理连续性的医疗与护理过程;患者有权检查自己的医疗费用,并且得到解释;患者有权了解医院哪些规章制度是用于患者的。这份患者权利的法案,已经被 16 个州约 30% 的美国医院采纳,不少地方建立了"患者权利代理人协会",实行"患者权利保护人"制度。1975 年,欧洲共同体市场议会呼吁:各国医院应坚持人道,保证更加尊重患者的人格;医患间经常及时地相互通气;诊疗与护理必须有方得体;尽可能避免痛苦等,以保障患者应有权利。我国于 1999 年 5 月 1 日起正式施行《中华人民共和国执业医师法》,规定的医生义务就是对患者某些权利的确认,如平等享受医疗保健的权利、知情同意的权利、监督自己医疗权利实现的权利等。

　　患者权利日益受到关注有其一定的社会和医疗背景:①人的权利意识和参与意识越来越强,渗透到社会与生活各个角落。医疗关系的民主化,使患者权利在诊疗与护理过程中的地位得以确认。②随着社会经济的发展,人们生活质量不断提高,越来越多的人对自身健康更加重视,对医疗保健服务要求更高。③医患间的医学知识差距正在缩小,一般人对常见病多发病的诊治有了不同程度的了解,为患者参与这个过程提供了可能。④人们对现代医学投入热切期待的同时,已意识到医源性疾病的严重危害性。⑤更多的人对世界性的医患关系冷漠化感到焦虑不安,医患关系的物化趋势、舍离趋势,造成相互之间的信任和亲切的关系逐渐弱化。

(三) 患者权利的基本内容

　　世界各国对患者权利的规定有各种各样的内容,但其中一些基本点是一致的。我国幅员辽阔、人口众多,各地区医疗卫生保健能力和基础条件不尽相同,要在全国范围内制定一个通用的患者权利法是困难的。但是,根据我国的社会制度和已有的法律法规,至少必须保障患者享有以下的权利。

1. **基本医疗权** 最基本的人权是生存权，而解除疾病折磨、要求健康生存的权利，是生存权中最重要内容之一。医务人员必须明确：①任何患者有权享有必要的、合理的、最基本的诊疗与护理，保障生命和健康。②人类生存的权利是平等的，因而医疗保健享有权也是平等的，对待患者应该一视同仁。

2. **疾病认知权** 除了意识不清或昏迷状态外，在通常情况下，患者有权了解自己疾病的诊断、治疗及预后的情况。在不损害患者利益和不影响治疗效果的前提下，医务人员应提供有关疾病信息。但是，疾病认知权是有条件的、有限度的，如果患者了解自己的疾病会损害患者，应采取保护性医疗原则。

3. **知情同意权** 患者有权要求治疗，也有权拒绝一些治疗手段和各种类型的医学实验，不管是否有益于患者。当患者因知识不足或其他原因拒绝治疗措施，而这种拒绝将会造成不良后果时，医务人员要耐心劝说，陈述利害，以获得患者理解和同意。不可强迫实行，或不经患者同意而实行。

4. **保护隐私权** 医生的职业特点决定了可以了解患者的一些隐私和有关健康情况，这种知晓是医生的一种权利，也是患者求医行为隐含着的对医生的信任。因此，患者有权维护自己的隐私不受到侵害，有权对自己的包括家族和个人病史、生理缺陷和婚姻家庭在内的隐私，要求医务人员为之保密。医务人员要保守患者的秘密，建立与患者的信任关系。凡是利用职业优势随意泄漏患者隐私的，是不道德或违法侵权行为。

5. **免除一定社会责任权** 疾病都将或多或少地影响机体的正常生理功能，从而使患者承担社会责任和义务的某方面能力丧失或减弱。因此，获得医疗机构文书证明的患者，有权根据病情性质、残疾程度、预后情况，暂时或长期、主动或被动地免除如服兵役、高空或坑道作业等责任。同时，免除一定的社会责任和义务后，还有权得到休息和各种福利保障。

6. **要求赔偿权** 因医务人员违反规章制度、诊疗护理常规等失职行为或技术过失，直接造成患者死亡、残疾或损伤组织器官导致功能障碍等严重不良后果，确定为医疗事故的，患者及其家属不仅有权追究有关人员或部门的法律责任，也有权提出一次性经济补偿。医疗卫生机构应根据民法和《医疗事故处理办法》，给予医疗事故受害人合情合理的补偿。

患者权利的实现，首先要靠患者自身的自主意识；其次要靠医务人员对患者权利和人格的尊重；再次要靠医疗卫生事业的各项规章制度的建设，并加强行政管理和法律监督。

二、患者义务的范围

患者义务(obligation of patient)的根据与患者权利一样，具有深刻的社会含义。个人的健康不仅是个人的事情,而是社会的事情,它影响着社会群体的健康水平、社会福利的负担、卫生资源的分配、医学科学发展的方向,甚至影响着经济发展和社会稳定。因此,患者义务具有高度的普适性,每一个患者在享有一定权利的同时,必须履行患者义务,对自身健康负责,对他人和社会负责。

1. 保持和恢复健康的责任 现代医学研究表明,许多严重危害人类健康的疾病,与人们的生活方式和生活习惯有密切关系。或吸烟、酗酒、偏食、暴餐、熬夜,或经常心情烦躁、郁闷悲观、不快乐,或过度依赖保健品、医疗器具、药物等,忽视正确的自我保护,是影响身心健康的重要原因。对健康不负责任,势必会减弱承担社会责任和义务的能力,会增加家庭和社会的负担,对个人也是损失。

因此,患者应积极配合治疗,增强战胜疾病的信心,保持乐观主义态度,加强自身健康的责任感。应相信科学和医务人员,拒绝迷信或伪科学的伤害,摆脱对药品的过度依赖。更重要的是防患于未然,树立自我保护意识,讲究卫生,锻炼身体,养成良好的生活方式和生活习惯。

2. 积极配合治疗的义务 首先,在诊疗与护理过程中,患者必须遵守医疗卫生机构的各种规章制度,文明就医,以保证医院的正常工作秩序和工作效率,把自身需要与医疗工作统一起来。其次,患者有义务积极配合医务人员进行诊治与护理,遵守医嘱,不应无理拒绝治疗。尤其是精神病、烈性传染病患者及家属,必须服从医务人员强制性的隔离和治疗措施。再次,患者要尊重医务人员的劳动,尊重医务人员的人格,不能打骂医务人员。

3. 支持医学科学发展的义务 医学科学的发展离不开患者的支持和合作。医务人员常需对一些罕见病、疑难病、流行病进行研究,以探索预防、治疗的有效方法,这需要患者提供血液、尿液等物质;新疗法的验证、新药物的使用、新技术的推广,需要患者参与和配合;医学事业要后继有人,医学教育中医学生的临床实习,需要患者理解和支持;有的疑难症在患者身前未能明确诊断,需要患者捐献尸体或器官进一步研究。发展医学科学是造福子孙后代的公益事业,患者有义务予以支持,这也是必须履行的道德责任。

第三节 患者的知情同意权

在患者的权利中,最容易被侵犯的权利就是知情同意权。追究众多的医疗纠纷,其根源之一就在于医生忽视了患者的知情同意权,或未能很好地落实患者的知情同意权。

一、患者知情同意权的含义

患者知情同意（informed consent）包括知情和同意两层含义。

知情是指患者及其家属有权了解与患者疾病有关的医疗信息和资料，医生有义务向患者及其家属提供与患者疾病有关的医疗信息和资料，并针对患者的具体情况，作必要的解释，以帮助患者对信息和资料达到适当的理解，使他们作出自愿的同意和自由的选择。在这个阶段中，要解决的核心问题就是如何让患者真正知情。知情是同意的前提，没有知情，不能获得与患者疾病有关的信息或不能理解医生所提供的信息，就不可能是真正自愿的同意。

知情同意的第二层含义是同意。它是指在患者身上进行的医疗措施都必须得到患者的同意。当患者年龄不满 16 岁时，除本人意愿外，还必须征得父母的同意；当患者神志不清或无意识时必须经其最亲近的人同意，除非在一些急诊无法获得同意时。同意并不是仅指患者对医生诊疗措施的承诺或许诺，还包括患者对医生诊疗措施的选择和否定，因此，它既是一种肯定同意治疗的权利，也是一种选择治疗或拒绝治疗的权利。只有这样，才是完整意义上的同意，才能是完全的、自由的、真正的同意。因此，患者知情同意确切地说，应该是患者知情同意和知情选择。

患者知情同意的提出最重要的原因在于医疗行为的特殊性。这种行为的特殊性表现在两个方面：一是医疗行为具有一定的侵害性和损伤性。任何一种医疗行为或多或少都会给患者带来某些侵害和损伤。患者知情同意可以使患者及其家属了解采取医疗措施后可能产生的结果。二是医患关系在法律上的平等，而事实上的不平等。医患双方在医疗实践过程中的权益在法律上是平等的，但是，由于医学的特点，医患双方在医疗知识占有上的不平衡造成了医患双方在事实上的不平等。这种不平等是一种天然的不平等，而对具有专业知识的医生，患者始终是特殊的弱势人群。患者有自主权，但事实上却无能力去判断和选择。因此，引进患者知情同意，可以作为社会关系的调整器，化解这种不平等。

二、患者知情同意权的实质

（一）知情同意是一个过程

在医疗实践过程中，患者的知情同意权表现为一份文件，一份具有法律效力的、由当事人签字的书面同意书。但是，其实质是获得同意的过程。

1. 知情同意是一个了解的过程　疾病的发展是一个过程，医生对疾病的诊断和治疗是一个过程。同样，患者通过对病情的了解以及医患双方之间的了解也有一个过程。患者通过这个过程了解自己的疾病以及诊疗措施，自愿表达对诊疗措施的意愿。

2. 知情同意是医患双方相互尊重的过程　医患关系是医生与患者为了保持健康、治疗疾病而发生相互的关系。在这个关系中,尊重是一条基本的伦理原则。和谐的医患关系是建立在相互尊重的基础上的。医患双方相互尊重,患者必须尊重医生的人格和劳动,但同时患者也有获得尊重人的医疗服务的权利,尊重患者是医生的义务。医生必须把患者作为一个人,作为医生的人类"同胞"来尊重,尊重患者的人格和尊严,尊重患者的自主决定权。医疗纠纷产生的一个重要原因就是由于医患双方得不到尊重,尤其是医生对患者的不尊重所致的。

3. 知情同意是医患双方相互沟通的过程　医患双方在法律上的平等,并不能消除他们在医学知识上的差距。为了使诊疗措施得以顺利进行,并取得预期效果,医患之间的沟通是必不可少的。医生应该向患者提供充分的病情资料和准备实施的治疗方案,以及治疗方案的益处、危险性、可能发生的其他意外情况。患者可以提出各种有关病情的问题,可以根据医生提供的信息自主自由地作出取舍,接受或拒绝。知情同意的核心就在于医生与患者之间充分地讨论和交流。知情同意书应该是医患双方相互沟通的结果。

4. 知情同意是医患双方相互理解和信任的过程　医疗行为的救死扶伤性并不意味着无损伤性,医疗技术的进步也不意味着治疗水平的全球同步性,医学的飞速发展也不意味着疾病和死亡的消灭。损伤不可避免,水平总有高低,死亡不可能消灭。因此,知情同意也是体现医患双方相互理解和信任的过程。它包含了医生对可能出现的损伤和意外的预防和告知,以及患者对此的理解和心理准备,它包含了医生对患者生命的尊重和患者对医生人格和技术的信任。

(二) 知情同意是自主的选择和具体的同意

知情同意是在知情的基础上对诊疗措施的表态。但是,这种同意可以是在理解的基础上的一种肯定、同意治疗的决定,也可以是一种选择或拒绝治疗的决定。患者的知情同意是患者的知情同意和知情选择,是患者的自主的选择和主动的行为。

知情同意又是患者的多样且具体的主张。手术治疗、特殊检查和特殊治疗、临床实验性治疗需要知情同意,一般性医疗和用药需要知情同意,对医疗机构的基本状况以及患者自身的健康状况也需要知情同意。患者的知情同意权是患者对所有医疗措施的具体同意,其范围的广泛,不是用一个挂号就能概括。其重要性在于告知患者其所应该知道和决定的内容,而不是一个签字的形式。

(三) 知情同意是患者的权利和医生的义务

患者的知情同意权是患者的权利,其主体首先是患者本人。至于患者自愿将决定权转让,或医生为了避免不利于患者的后果而对患者隐瞒,那另当别论,但不能主次不分。

知情同意是医生的义务和责任。医生的"告知"义务,是患者知情同意权利实现的前提。患者只有在医生提供了合适、充分、真实的医学信息的基础上,才有可能了解和理解其病情、治疗方案、注意事项、可选项目等内容,才有可能作出自己的判断,决定同意治疗或拒绝治疗。患者的知情同意是具体的,医生的告知同样也是具体的。

第四节　医生的责任和特殊干涉权

一、医生的责任

医生责任(responsibility of physicians)是指医务人员不仅应该对患者救死扶伤,而且通过防病治病的工作,起到维护社会安定的责任。

(一) 医生对患者的责任

医生掌握医疗卫生知识和诊疗技能,是承担防病治病责任的专业人员。医生应该像《医德十二篇》说的那样:"医生活着不是为的自己,而是为了别人,这是职业性质所决定的。"医生要无条件地忠实于患者的利益,对患者健康负责,不能伤害患者。

1. 承担诊治的责任　医务人员必须以其掌握的全部医学知识和治疗技能,尽最大努力为患者诊治疾病。任何非医学理由,都不能推诿、限制或中断对患者的治疗。世界医学会 1949 年《日内瓦协议法》明确规定:"在我的职责和我的患者之间不允许把宗教、国籍、种族、政党和社会党派考虑掺杂进去。"医务人员一切行动都要有利于患者的利益和健康的恢复,这是医疗职业的特点所决定的。医务人员不能因政治观点不同、个人恩怨或其他种种理由,推卸和影响为患者诊治的责任。

2. 解除痛苦的责任　患者的痛苦,既是疾患引起的身体痛苦,也是与疾患相伴的精神痛苦。医务人员既要用药物、手术等治疗手段努力控制患者疾患痛苦,又要以同情心去理解和体贴患者,做好心理疏导,避免不良刺激,解脱患者内心痛苦。国内外学者认为,医生对患者的全面了解是基本职责。斯蒂瓦特·布克提出,医生应该"五知":一知患者主诉;二知患者不适;三知患者苦恼;四知患者日常生活的不便;五知患者的社会问题。只有了解患者致病的诸方面因素,才能对症下药,解除痛苦。

3. 解释、说明的责任　医生有责任向患者说明病情、诊断、治疗、预后等有关医疗情况。这种负责的、通俗的、简练的陈述,不仅是为了争取患者合作,使之接受治疗方案,更重要的是对患者自主权利的尊重。在解释、说明时,既要让患者了解有关情况,又要避免对患者造成精神上的伤害。不应该为使患者接受治疗方案,或推卸诊治手段带来伤害的责任,随心所欲地任意缩小或夸大有关情况。医生有权拒绝患者提出的不符合国家政策、制度和法律规定,以及损害社会公益的不正当要求,但也应该耐心解释、说明,以取得患者的理解和支持。

(二) 医生对社会的责任

在现代医学伦理学中,医生责任的概念是传统的责任概念的延伸和发展,强调医务人员要对患者和社会广大人群负责任。

1. 面向社会的预防保健责任　医务人员要热情宣传和普及科学卫生知识,支持和参加卫生防疫、健康教育、爱国卫生运动和全民健身运动,帮助人民群众提高自我保健、自我护理的能力。医务人员要将医学知识用于人道主义事业,揭露江湖骗子和庸医的诡计,揭露虚假的医疗广告和药物广告,参与影响国民健康的公共卫生决策,为司法作证,对整个社会的医疗卫生事业负责。

2. 提高人类生命质量的责任　医务人员要为社区提供医疗保健、医学咨询、家庭病床等服务;要积极参加社会的计划生育和优生优育工作;要重视研究老年人的保健和老年病的防治,帮助他们保持自顾能力;要尊重人的生命价值和对他人、对社会的价值,保障社会的安全、进步和繁荣。

3. 参加社会现场急救的责任　医务人员碰到突发性的自然灾害(如地震、水灾等),或碰到突发性的意外事故(如战争、火灾、车祸、工伤等),或碰到突发性公共卫生事件,都应闻风而动、赶赴现场、尽力抢救,以社会利益和民众安危为重。《医师信条》要求:"传染病流行之际,宜协助卫生行政机关,报告及指导民众以消毒隔离诸法;对于贫困患者,当尽力免费诊治,以补国家救济贫民之不足。"医务人员参加突发事件的急救工作,肩负着稳定社会秩序、维护生命安全的重要责任。

4. 发展医学科学的责任　健康长寿是人类共同的要求,而人们对生命质量的期望值日益提高。医务人员要研究新理论,开发新药物,开展新技术、新疗法,提高防病治病的能力。这是一项艰苦的事业,需要献身精神、务实态度和高度的责任感。

一般说,医生对患者与对社会的责任是统一的,为患者治病也是医生履行社会责任的一个方面。但是,由于利益的基点和指向不同,也存在着矛盾和冲突。现代医学伦理学的公益理论认为,当医生对患者的责任与对社会的责任不能协调时,道德选择应该倾向社会利益。如稀有医药资源的分配、优生中的个人生育权与生命质量论的冲突等,都必须首先考虑社会利益,其价值选择要符合公正原则,有利造福人类原则。

(三) 医生责任履行的坚持和调控

医生责任的履行,在于强化本身的素质,维护医德原则,调节医患矛盾。医疗实践过程,往往出现患者权利与医生责任的对抗,需要医务人员在行为选择和坚持中,不仅要把握善与恶的质,而且要把握善与恶的量,要把握善之所以为善的度。

1. 医生责任调控的原因 在患者权利与医生责任的对抗中,由于医务人员处于主导地位,其表现产生的影响更重要。

(1) 服务态度问题:从社会根源说,服务态度与社会风气和医疗服务体制有关;从医生角度说,有其认知和精神心理因素。生物医学观很容易使医生把患者看成一个自然形态的人,把疾病仅看成是生物、化学、物理因素作用于机体的一种结果。这样,医生把自己置于只对"病"负责而不对人负责的位置上,就会缺乏服务意识和热情。

(2) 信任冲突问题:限于现实的医疗体制,患者不可能直接择医就医。把"治疗疾病、挽救生命"托付给一个完全不了解的"陌生人",患者常常表现出不放心、不信任、不合作,故意不遵从医生的诊治计划,夸大或缩小自己的病情、病因和治疗效果。如果医生对此有反感情绪,缺乏理解和耐心,就会加剧医患矛盾。

(3) 满足要求问题:在诊疗护理过程中,患者提出种种要求总认为是合理权利,而医生的责任又是以是否符合治疗原则、公益原则为准绳,决定是否满足患者的要求。矛盾往往产生于:患者的合理要求应满足而未满足,患者的合理要求难以满足而未耐心解释,患者要求介于可满足与可不满足之间而未加考虑,患者要求既不合理又无法满足而未做教育。

2. 医生责任调控的方法 医患矛盾的解决,起决定性作用的是医生的态度和行为,是医生对患者的同情和理解,是医生正确的坚持和合理的调控。

(1) 加强思想交流,增进相互理解:医务人员要经常与患者进行交流,积极主动地感知、认识和理解患者的身心特点、行为目的和心理需求,帮助患者适应新情况、新生活。反之,医务人员要把科学结论和热情服务结合起来,把躯体治疗和心理安抚结合起来,通过辛勤劳动,让患者也能感知、认识和理解医务人员,更加积极地配合治疗。

（2）熟悉专业技能，提供优质服务：只有技术水平高、服务态度好，才能获得患者的信任和满意，而患者的信任和满意又直接影响治疗效果。因此，医务人员一定要重视在技术上精益求精。合理的知识结构，严谨的科学态度，负责的职业精神，是防范医患矛盾和建立新型医患关系的关键。

（3）严格科学管理，完善法规制度：维护患者健康权利，要做到医院管理制度化，岗位要求规范化，技术操作程序化，医疗质量标准化，使医务人员的一切工作都有相应的规章制度来评比、监督和约束。严格的科学管理，可以减少医疗行为的随机性、盲目性，使患者有安全感和信赖感，进而从根本上改善医患关系。

二、医生的特殊干涉权

（一）医生权利的特点

由于医学研究对象是与社会相联系的人，医生工作直接作用于人的生命活动。因此，医生权利的确定及其实施有其一定的特点。

1. **医患权利的整体性**　医生权利与患者权利的目标是一致的。医生行使权利的前提是为患者尽义务，如果超出维护和保证患者权利的实现，使患者健康利益受损害，就是不道德的。拒绝为某些患者诊治，是对医生权利的歪曲和滥用，实质是对患者的侵权行为，必须承担由此而造成的道德责任或法律责任。因此，医生权利与患者权利可以有不同的表述和归纳，但反映的是同一个整体。

2. **医生权利的独立性**　医生为患者诊疗保健服务，其权利是不受外界干扰的。即使来自社会集团的，如政治原因的干扰，医生都应该根据患者疾病作出判断，排除其他非医学理由的种种影响。任何组织、任何个人都不能强迫和威胁医生放弃正确行使救死扶伤的权利，去接受那些不合理的要求。

3. **医生权利的适用性**　医学道德对医生在医疗活动中权利的实施规定了具体又细致的范围和内容，该怎样行使或者不该怎样行使，使行为者一目了然，有章可循，具有实用性。如诊断治疗的自主权利，包括采用什么治疗方法、用什么药物、需要做什么检查、是否需要手术等，都属于医生权利范围内的事情，只能由医生自主决定。患者或其家属可以参与意见，提出要求，但不能代替医生作决定。同时，医生必须十分认真、审慎地决定诊治意见，时刻关注患者的安危，密切观察病情变化，以利于促进患者康复。这些要求体现了医德原则和规范，又对权利实施作了制约和限定。

（二）医生特殊干涉权

1. **特殊干涉权的概念**　这是一种医生的权利。医生在特定情况下，限制患者自主权利,以达到对患者应尽责任的目的。这种医生的权利称之为"医生特殊干涉权",国外大多数国家将其翻译为父权主义(paternalism)。

一般来说,医生权利应该服从于患者权利的基本要求,医生特殊干涉权对患者权利的限制是否与患者自主原则相违背呢? 关键在于使用特殊干涉权来否定患者自主权利是否是必要的、合理的。只有当患者自主原则与生命价值原则、与有利和无伤原则、与社会公益原则发生根本冲突的时候,医生使用特殊权利干涉患者自主原则才是正确的、道德的。

医生特殊干涉权是一种关于限制自由的伦理观点,通常应该遵循一不犯人、二不利己、三不害人的原则。在社会主义道德原则下,限制患者的自由,就是不得有害于自己,不得有害于行为所涉及的他人,不得有害于社会公益。如限制患者使用过量吗啡止痛,是为了防止患者药物成瘾;对某些患者实施严密隔离,是为了社会的群体利益。

2. 特殊干涉权在医疗活动中的应用范围

(1) 医生可以使用特殊干涉权,强迫某些拒绝治疗的患者继续治疗:有些患者,如晚期癌症患者、确诊无望治愈的患者可以拒绝治疗。这种拒绝必须合乎以下条件:是清醒情况下理智的决定,医生已全面陈述利害后果,法律许可范围内的,符合集体的长远利益。而对精神病患者、丧失意志或自杀未遂的患者拒绝治疗时,医生可以用特殊干涉权进行干预,强迫其治疗。

(2) 医生可以使用特殊干涉权,停止患者知情同意的实验性治疗:人体实验性治疗时,虽然患者出于某种目的已知情同意,但对一些高度危险的,如可能致死致残或后果严重的实验,医生必须以特殊干涉权主动停止这样的实验,以保护患者利益。

(3) 医生可以使用特殊干涉权,对某些患者隐瞒其病情:患者有疾病认知权利,医务人员应该及时向患者解释、说明其疾病的性质、严重程度、治疗方法和预后情况,以获得患者的积极配合。但患者了解诊治情况及预后,有可能影响心理情绪、治疗过程或效果,形成不良后果的,医生隐瞒真相是一种正当的、道德的行为。

(4) 医生可以使用特殊干涉权,强迫隔离危害社会的患者:传染病患者(包括疑似传染病患者)、发作期的精神病患者、因外界刺激导致反应性精神分裂症患者等,可能会传播疾病、危害他人。为保护人群、保护患者、保护社会稳定,避免更坏的后果发生,医务人员可以用特殊干涉权,采用合理的、有效的、暂时的措施来强迫控制患者的行为。

(瞿晓敏 邵晓莹)

案例

2003 年 5 月,上海市静安区人民法院审理并判决了一起医疗诉讼,由上海市儿童医院一次性赔偿上海市民陈某及其家庭经济损失费 8 万元和精神损失抚慰金 2 万元。

事情是这样的:从懂事开始,陈某就知道自己身上携带家族遗传的进行性肌营养不良症(DMD)基因。这种基因的女性携带者不会发病,男性携带者的发病率为 50%。1990 年初陈某怀孕。当得知上海市儿童医院能够鉴定胎儿是否携带 DMD 基因后,怀孕 5 个月的陈某便找到医院做检查。同年 9 月,医院派员陪她到徐州一家医院做穿刺抽取血样,带回上海检查。10 月 10 日医院出具了《杂项检验报告单》,认为胎儿的相关指标均属正常,不带有 DMD 基因。陈某在 1991 年 1 月生产一名男婴。2000 年 10 月,陈某发现儿子经常无故摔跤,即去上海市儿童医院就医。检查结果被确认患有 DMD。于是,2002 年 4 月陈某起诉上海市儿童医院,要求高额的经济赔偿。

法院认为,上海市儿童医院在诊疗过程上存在一定过错。首先,医院忽视了注意义务。医院知道陈某有 DMD 家族遗传史,也知道她已怀孕 5 个月,在产前诊断准确性不高的情况下,未给予足够注意。其次,医院未尽风险告知义务。该医院是 1990 年才成立遗传学产前咨询课题组的,当时 DMD 基因鉴定还处于研究阶段。这种诊断的不确定性应该对陈某进行充分的风险告知,特别应对化验报告结果予以解释、说明。

法院也认为,陈某应当对生下的儿子负直接和主要责任,生育的最终决定权在陈某本人。因为任何医疗行为都存在风险和不确定性,胎儿基因检验单结论仅是一种参考,陈某完全有能力结合自身情况做出最终决定。但陈某仅相信了检验单,结果生下的是病孩。

可见,医疗活动不是单方面的,而是医患之间共同的责任。

思考题

1. 医患关系的影响因素有哪些? 应该怎样进行调控?
2. 医务人员对社会、对患者应承担哪些道德责任?
3. 患者权利有哪些基本内容?
4. 怎样正确理解患者知情同意权的实质?
5. 在医疗活动中,医生可以在哪些范围使用特殊干涉权?

第五章

临床诊疗伦理

在医疗活动中,医务人员的伦理素养直接影响到医疗工作,关系到患者的健康。无疑,现代临床医学的专业化、医疗技术的现代化对维护人类健康起着重要作用。但是,医疗技术的大量使用也给人类带来一定的灾难。面对如此相悖的困境,医生应该以技术运用的合理性和道德的高尚性来维护患者的利益。

第一节　临床诊疗伦理的含义和最优化原则

一、临床诊疗伦理的含义

临床诊疗伦理是指在临床诊疗工作中医务人员必须遵循的一定伦理原则。依照这一原则合理地选择诊疗手段,尽可能避免诊疗手段带来的不良影响,以利于患者的康复。

在科学和技术快速发展的时代,人们越来越认识到,科学(包括医学科学)与社会之间,以及技术(包括医疗技术)与价值观之间,已不再能轻易地划出一条界线。当今,医学技术已经达到新的高度,可以用机械来置换心脏这样的器官,已经控制了许多过去严重危害人类健康的疾病,而由这个新的高度起步,还可以继续向那些仍然在危害人类健康的疾病作斗争。然而,医学进步也伴随着出现许多新的问题,诸如医患关系的物化、医源性疾病增多等。德国伦理学家伦克说过:"伦理学问题,现在比以往任何时候都更为紧迫,这不但是由于人的力量向非人的环境即向自然扩展的结果,也是因为人有了能够控制和干预人的生命本身的前所未有的新方法。"医学技术与伦理学关系密切,正是这种密切关系促使我们去考虑医学技术的伦理学意义。

二、最优化原则

最优化原则是指在诊疗方案中以最小的代价获得最大效果的决策,也叫最佳方案原则。在临床工作中,随时随地都需要医生作出决策。因此,最优化原则是最普遍,也是最基本的诊疗原则。

为了达到医疗目的,医务人员在诊治患者的过程中,不仅要有正确的目的,还必须选择最合适的手段,在选择诊疗手段时必须严格地遵循一定的伦理原则。最优化原则要求医生在进行临床思维和实施诊治方案时,要根据实际情况,因人、因病、因地、因时而异。既要考虑近期疗效,也要考虑远期疗效。这就是说,为了达到某种诊疗目的不能不顾及所采取的手段给患者带来的痛苦和后果,不能不考虑患者的经济利益。应该在保证医疗效果的前提下,在医疗技术所允许的范围内选择疗效最好、痛苦最小、花钱最少的诊疗手段。

众所周知,现代医疗技术的发展取得了惊人成就。但即使到今天,它仍包含着较成熟和不够成熟或尚有严重缺点的方面。有些诊疗技术如创伤性检查方法,直至目前还难以完全避免它对患者的损害作用。不言而喻,这些缺点和问题将给患者带来痛苦。因此,对于尚未尽善尽美和十分安全无害的现代医疗技术来说,应在使用前对其作出最优的诊治方案,尽可能避免不必要的损害,以达到治疗疾病的目的。

最优化原则的内容主要有以下几点。

1. 疗效最好　所谓疗效最好,是指诊疗效果从当时科学发展的水平来说是最佳的,或在当时当地是最好的。其中包括诊断检查方案最佳、治疗方案最佳、选用药物最佳、手术方案最佳等。

2. 安全无害　技术的二重性使医疗难免给患者造成一定的伤害。古希腊医生希波克拉底曾忠告医生,应"首先用无害的治疗"。医学伦理学提出的有利无伤原则,要求"有利"要建立在"无伤"基础之上,在效果相当的情况下选择最安全、最小伤害的诊疗方法,对必须使用但又有一定伤害或危险的治疗方法,应尽力使伤害减少到最低限度,并保证患者生命安全。

3. 痛苦最小　在保证治疗效果的前提下,采用的诊疗措施应尽可能注意减轻患者的痛苦,包括疼痛、血液损耗、体力消耗等。有些不宜普遍使用的特殊检查,只能是必需的、有针对性的,并有保护措施的情况下才能使用。

4. 耗费最少　在保证诊疗效果的前提下,医务人员在选择诊断手段和选用药物时,都应当考虑患者的经济负担和社会医药资源的消耗。特别是采用那些效果突出而代价昂贵的医学新技术,在作出选择时更需要从多方面权衡,尽量避免医疗上的过高开支。否则,对个人和社会都会带来不利。

上述4点是一个医疗行为的伦理问题。在医疗实践中,医疗行为包括诊断、治疗、护理、预后以及执行过程的态度、情感和意志。前者在实施过程中,主要依据医疗技术和患者病理、生理、心理的变化,是医疗行为技术性的表现。后者则表现了医务人员的价值观和伦理观,即医疗行为的伦理性。在医疗活动中,追求医疗行为的技术性与伦理性的统一是最优化原则的具体体现。

第二节　手术治疗的伦理问题

一、手术治疗的特点及伦理意义

临床上许多疾病是以手术为主要治疗手段的,手术治疗具有与其他治疗手段不同的特点。

1. **手术治疗具有一定的损伤性**　任何一种手术治疗都会给患者带来某些损伤和痛苦。因此,选择手术治疗必须遵循有关的伦理原则,对手术方案的设计应当是最优化的。在手术过程中既要考虑应尽可能减少损伤,又要考虑近期与远期效果。

2. **手术治疗具有特殊的技术性**　手术操作是技术性很强的工作。手术涉及众多医学基础知识和临床知识,手术又是一个精细的工艺过程,它的成败直接关系到患者机体功能的保全和丧失,乃至患者生命的安危。因此,对技术的精益求精,是外科医生必须遵循的医德准则。

3. **手术治疗具有很强的协作性**　任何一台手术的成功,都需要医生、麻醉师和护士台上台下的配合和协作,而这种协作性较其他一些医护关系显得更直接、更密切。协调合作是手术取得成功的重要保证,而一定的伦理要求又是建立这种协调合作关系的重要条件。因此,医务人员应当自觉加强伦理责任心。

二、选择手术治疗的伦理条件

早在 20 世纪 30 年代,我国震旦大学医学教授宋国宾,在他所著的《医业伦理学》一书中曾论及此问题。他指出选择手术的 3 个必要条件是:"①非必要时不施手术;②无希望时不施手术;③患者不承诺时不施手术。"这些伦理原则在今天仍然适用。手术治疗必须遵循下列伦理原则。

1. **手术选择**　确实需要施行手术,而手术在当时条件下是最理想、最现实、最有希望的治疗方法。凡是可做可不做的手术,凡是手术后有可能加速其病情恶化及死亡的手术,凡是虽需要手术但缺少手术条件的,都不宜选择手术治疗。

2. **术式选择**　患者病情不一,外科医生一旦确定必须手术时,必然会遇到手术方案的比较和选择。而选择手术方式(包括麻醉的选择)应从患者的利益出发,作多方面的考虑,权衡利弊,选择最佳的手术方式。

3. **知情同意**　手术前,主管医师应向患者或其家属讲清病情、手术方式和手术后可能出现的异常,取得患者或其家属同意,并履行签字手续方可进行。影响重要生理功能的破坏性手术如截肢等,必须征得科主任和有关院长的同意。

三、对手术医务人员的伦理要求

手术是整个外科治疗的中心环节,手术治疗的成功与否,不仅在于手术过程中医务人员的密切配合,相互协调,而且还有赖于术后的严密观察、治疗和护理。因此,术前准备、手术过程和术后治疗都要重视。

在手术治疗中,要反对单纯的手术观点。钻研医术的目的,是为了更好地为患者服务。那种单纯的为提高技术而片面追求手术次数,只爱"病"不爱人的医疗作风是不道德的。有些医生为了练刀随意进行超越自己技术水平和能力的手术,甚至发生不顾患者利益,争手术、抢做大手术的不道德行为,应受到谴责和制止。医生也决不能为提高个人的技术水平而对不该手术的患者施行手术。这种手术只能给患者带来精神上和躯体上的痛苦,是不道德的。另外,有经验的高年医生为了经济利益而包揽手术权,或过于苛求或过于放纵低年医生,也是不道德的。

在手术治疗中,医务人员要"知难而上",敢于承担风险。在危重患者抢救中,有的手术医生怕承担风险,把某些必要的但存在一定风险的手术推给他人,或采取回避的态度,或采取治标不治本的方法,这显然是与医德相违背的。

医生在手术中应严格、认真、细致,尽量避免差错,杜绝医疗事故的发生。一旦出现差错,应该忠诚老实,襟怀坦白,勇于承担责任,并采取恰当的补救措施,积极纠正错误,决不能隐瞒错误,推卸责任。

第三节 医源性疾病和用药伦理

一、医源性疾病的定义、特点和流行

新医学产品的进步是利弊同在的,其中新问题之一是医源性疾病(iatrogenic diseases)的增多,亦称"医学进步的疾病"(diseases of medical progress)。医源性疾病一词源于希腊语 iatrogenesis,近年国内外辞书对此词的解释是:"(疾病等)因医师诊断、态度或医师而引起的";"由医师语言、态度或治疗导致患者发生的想象性疾病"。

一般认为,医源性疾病的定义应是,患者在诊治或预防疾病过程中,由于医学的某种原因,包括药物、诊疗措施、医师的行为和言语以及由错误的医学理论或实验导致的疗法等所引起的除原患疾病外的另一种疾病。

从医源性疾病发展来看，20世纪前半叶，由于现代医学正处于发展初期，因误用而引起的药物中毒以及在错误理论指导下进行的多种错误疗法所引起的医源性损害较多。近几十年来，医源性疾病的发展与以前完全不同，其主要特点：一是以药物变态反应、药物不良反应及药物的"三致"作用（致畸、致癌、致突变）为主要特点的药源性疾病增加，新的药源性综合征不断出现；二是种类繁多的新创伤性诊疗技术和外科手术引起的医源性损害增多。

以青霉素为代表的抗生素类和合成化学药物引起的变态反应，它的发生频率和疾病表现的严重性、多型性和复杂性，使临床医学面临新的难题。药物反应则是另一类医源性疾病，其中尤以激素类、精神类药物更为突出。

第二次世界大战后，医疗技术有了很大发展，对曾经被认为禁区的心脏和胸部开展了手术，如以人工瓣膜替换病变瓣膜，对心脏进行心导管探查，在体内长期应用人工起搏器，开展血液透析疗法、静脉高营养疗法，对内脏进行各种纤维内镜检查，人工心肺机和人工呼吸机的运用等。但新的技术也带来许多新的并发症，如感染、创伤、机体内环境失衡、器官功能缺损以及种植性疾病等。此外，由于医务人员的言语、行为以及医院环境因素引起的精神创伤，并由此而形成的"医源性神经官能症"者，也是近10几年来引起人们注意的又一类医源性疾病。

在医源性疾病中药源性疾病占有重要比重。自20世纪40年代以来，药物不良反应的报告频率逐渐增多。目前我国每年仍有不少儿童因药物使用不当而致聋。药源性疾病的致病原因有：①药物过量，主要是老年、儿童、重病体弱的或有关脏器功能减弱的患者，药物使用过量；②错误用药和给药方法错误，前者包括禁忌用药、药物拮抗等，后者如只能做肌内注射用的药物却用于静脉注射，以致引起严重后果；③联合用药不当，引起药物间有害的相互作用，如一种药物增强了另一种药物的毒性，或一种药物降低了另一种药物的治疗效果，甚至使后者失去治疗作用；④因药物不良反应、药源性变态反应、药源性脏器功能损害以及疾病本身引起对药物敏感性的增高等因素引起的疾病。

二、不合理用药引起的反应

不合理用药能导致机体的不良反应。目前，在临床药物治疗中，联合用药越来越广泛。虽然临床上的联合用药有延长和强化疗效、降低单种药物的剂量、减少不良反应、延缓药物耐受性的出现等优点，是综合治疗的基本措施。但是，我们不能忽视联合用药的弊端，实际上它已成为临床上突出的问题。因为联合用药使数种药品同时进入体内，相互影响，其作用的性质、强度和不良反应等可能发生改变。若配合得当，则起相加或协同作用；若配合不当，则影响药物的稳定性，甚至增强不良反应，给患者造成痛苦。国内外提供的统计资料证实，联合用药的种数越多,不良反应发生率和死亡率也越高。如处方用药4种与8种,其不良反应率分别为4.2%与10%;用药16种以上,不良反应的发生率高达44%,死亡率也相应递增(图5-1、5-2)。引起严重药物不良反应的约有半数系药物相互作用所致,而违反用药禁忌和用药不谨慎则是产生药物不良反应的主要原因。

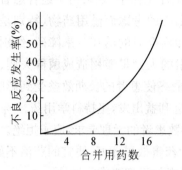

图5-1 合并用药数与不良反应
发生率的关系

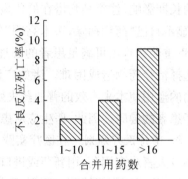

图5-2 合并用药数与不良反应
死亡率的关系

三、用药的伦理原则

滥用药物的盛行,虽有患者方面的原因,但医生负有主要责任。医生在用药问题上应以科学为依据,以医学伦理为基础,按最优化原则慎重选择。

1. **不能滥用药物** 临床上,凡违背医药学原理,或不符合患者的病情与生理状况的用药,称为不合理用药或滥用药物。这不仅是一个用药的技术原则,也是一个用药的伦理原则。自弗莱明发现了世界上第一种抗生素——青霉素以来,抗生素的家族已经变得极为庞大,服用抗生素的人越来越多。但是令人担忧的是,除了正确而必要的应用,很多时候,人们还会滥用抗生素,而这正成为全世界范围内越来越严重的医学问题。仅在美国,医生每年就开出了上千万个抗生素处方,对于病毒感染抗生素其实根本不起任何作用。抗生素滥用问题在我国更为严重。当然,滥用药物(除滥用抗生素外)还包括滥用其他药物。在医疗实践中,有些医生因为业务生疏、责任心不强,造成用药不合理,导致药源性疾病。因此,医生应加强道德责任心。

2. **用药时既要看到近期效果,也要注意远期不良影响** 早在几十年前,滥用药物就成了人们热切关注的问题。但那时关注的焦点主要停留在过多的药物可能增加引发药物反应的概率,以及滥用抗生素会导致抗药性问题日益严重的层面上。最近,医学界几项新的研究结果的公布,却让问题变得复杂起来。即使有一些药物从短期效果看来对患者的身体有益,但从长期作用来看,它们却可能正在悄无声息地损害着人体的健康,威胁着患者的生命。例如,曾经被誉为"更年期女性福音"的雌性激素替代疗法,虽然可以减轻某些更年期综合征的症状,但却会显著增加女性患上心脏病、乳腺癌、脑卒中(中风)和血管栓塞等疾病的概率。作为医生,在用药取得最佳近期效益的同时,还需考虑药物蓄积等对患者带来的长期影响,注意药物潜在的危险性。在医疗工作中,如果出于迎合患者的心理,显示自己"药到病除,医术高明"等个人私心的考虑而滥用药物(特别是抗生素、贵重药物),虽可满足患者的心理要求,却为今后的治疗带来障碍,给别的医生选择治疗药物造成困难。诸如广谱抗生素的大剂量滥用造成菌群失调、贵重药物的滥用使本来有效的普通药失效等等,最终使患者的长期效益受到影响,不利于患者的健康。因此,医生应从患者的长远利益出发,坚持科学用药。

3. 坚持医疗原则　在医疗实践中,对少数患者的无理要求,应予拒绝。患者中不少人喜欢多用药、用新药或进口药,认为药贵效果才好,便宜的药治不好病。对此情况,医生应坚持医疗原则,不能迎合患者的无理要求。

第四节　辅助检查的伦理要求

一、辅助检查的地位

辅助检查包括实验室检查和器械检查。辅助检查是为了诊断疾病的需要,借助于现代特殊的仪器、设备和技术(如超声波、放射性核素等)以及多学科(如临床病理学、检验学、放射诊断学等)的合作,使医生得以更准确、更精细、更深入地认识疾病,为疾病的诊断提供依据。随着现代科学技术的发展,现代化辅助检查手段日益增多。无疑,辅助检查的临床应用,大大延伸了医生的感官,扩大了医生的视野,使医生能够在更大范围和更深层次上获得该疾病发生与发展的精确资料。

虽然,辅助检查对正确、及时诊断疾病有重要作用。但是,辅助检查也可导致医源性疾病。如常用的X线透视、造影等放射诊断可能造成患者身体一定程度的损伤。

二、辅助检查的伦理要求

为尽可能避免辅助检查对患者机体带来不良影响,医务人员在使用时应遵守一定的伦理要求。

1. 决不能滥施各种检查　应该根据患者疾病的诊断指征,有计划、有目的地选择必要的检查项目。该做的检查一定要做,否则是失职行为,不该做的检查勿盲目进行。不根据需要滥施各种检查,那是不道德的。在此问题上,目前有少数医疗单位违背了这一要求,他们将经济效益放在不适当的位置上,出现了一些损害病家利益的现象,要求患者做不必要的高档仪器检查,如CT、磁共振等,增加了患者的经济负担和肉体痛苦,也给社会带来不利。

2. 辅助检查的程序原则　辅助检查的程序应该是简单检查先于复杂检查,无害性检查先于有害性检查,费用少的检查先于费用高的检查。这个程序原则不仅符合医学目的,也符合患者的利益。不能因为利小(指经济效益)而超越程序去做更高一级的检查。要持慎重态度,不到非用不可时决不轻易做检查。对于某些新的检查手段,在没有把握的情况下,不能随意乱用。

(邵晓莹)

案例

某患者,男,24岁。因胃溃疡急性穿孔并发腹膜炎收入某医院外科。主管医生甲是在该院进修的高年资住院医生。他检查完患者后,提出急诊手术。主治医生乙同意立即手术,并安排甲为术者,住院医生丙、实习医生丁分别为第一、二助手,乙担任手术指导。当日下午2时,在连续硬膜外麻醉下行胃大部切除加胃肠吻合术。最初手术进行顺利。4时,当手术进行到处理十二指肠残端,做浆肌层加强缝合时,乙因欢送调离同事,赶去某餐厅赴宴而离开手术室,并嘱咐值班高年资住院医生戊关照。5时,戊隔窗向手术室观望后亦离院赶去赴宴。手术继续由甲、丙、丁进行,直至下午6时结束。患者术后一直出现腹胀、腹泻,18天后出院。后因腹胀、腹泻等症状多次在外科门诊检查,于7个月后再次入院并进行剖腹探查术。术中发现,第一次手术时错把胃与回肠末端吻合,故又重新做结肠前胃空肠吻合术。但终因延误日久,患者全身衰竭,于术后第5天经抢救无效死亡。甲、乙、丙、丁、戊中谁是这次事故的主要责任者?甲、乙、丁违背了什么样的手术伦理要求?术后观察和护理是否有缺陷,存在什么样的伦理缺陷?甲、乙应该承担什么样的伦理责任和法律责任?

思考题

1. 临床诊疗中最优化原则的内容是什么?
2. 选择手术治疗的伦理条件是什么?
3. 用药的伦理原则有哪些?
4. 辅助检查应用的伦理要求是什么?

第六章

护 理 伦 理

全人类都需要护理工作。从本质上说,护理就是尊重人的生命,尊重人的尊严和尊重人的权利,对一切人提供人道主义的健康服务。护理工作是医疗卫生工作的重要组成部分,它既受整个医学规律的支配,又有其自身相对的独立性和特殊性。我国致力于发展护理事业,促进护理学科的发展,加强护理队伍的建设,重视和发挥护理人员在医疗、保健和康复工作中的作用。

第一节　护理伦理的特殊性

一、护理伦理的含义及其作用

(一) 护理伦理的含义

护理伦理(morality of nursing)是一种职业道德,一般是指护理人员在履行自己职责的过程中,调整个人与他人、个人与社会之间关系的行为准则和规范的总和。它包含着两方面的含义:一是护理伦理影响护理人员的心理和意识,促进护理人员形成独特的、与职业相关的内心信念、思想品德和道德观念。二是护理伦理作为对护理人员及其行为进行评价的一种标准,调整护理实践过程中的各种人际关系。

随着社会经济、文化、医疗卫生事业的发展,尤其是医学模式的转变,护理事业和护理科学由附属专业向独立学科发展。护理工作范围由单纯的对疾患防治扩大到卫生预防、医疗保健、临终关怀、心理护理等在内的系统护理,护理工作对象也由医院里的少数患者逐步扩大到全社会人群。与此相适应,护理伦理的内涵和外延正向着更深入、更广泛的范畴发展,研究内容已从调整护理人员个体的人际关系,扩展到护理事业与全社会的关系,并参与社区预防、保健和康复等各个方面关系的协调。广大人群的健康增进和维持、人类生命质量的提高、患者权利的保护等这些新领域中的护理伦理问题,在医学科学和医学伦理学的整体结构中占有越来越重要的地位。

（二）护理伦理的作用

护理伦理是社会意识形态，来源于人们社会生活和护理实践，并随着社会经济、医学科学、道德意识的发展而发展。同时，又反过来影响人们的社会生活和护理实践，推动整个社会道德进步和发展。

1. 有利于促进社会道德的建设和进步　医疗机构特别是医院是社会精神文明的窗口，护理伦理是整个社会道德的重要组成部分，对社会的道德风俗有着重要影响。因为每一个人都有生老病死，都有求于医院的帮助，护理工作与人民群众的身心健康息息相关。良好的护理伦理不仅有益于患者康复，并且患者及其家属可以从中受到感染和启迪，然后又会通过他们传递到家庭、单位和社会，从而促进社会各阶层的精神文明建设。因此，加强护理伦理，必然促进社会道德的进步。

2. 有利于改善服务态度，提高护理工作质量　护理是一门艺术，而不是单纯的技术。护理患者的技术条件对护理质量固然重要，但如何充分运用技术并尽职尽责地为患者服务，则取决于护理人员的道德水平。道德高尚的护理人员，善于把掌握的科学技术最有效地运用于护理实践中去，千方百计治病救人，力争取得最佳效果。同时，多数情况下护理人员都是单独进行护理操作，有些工作难以规定确切的量作为检查衡量的可测指标，这需要护理人员具有道德责任感。道德责任不是那种外力派给或加予的，而是以护理人员的内心信念为驱动力，并贯穿一切护理活动的始终，对患者自觉的负责任。有了这种道德责任，可以修正鄙薄护理工作的观念，避免玩忽职守事故的发生。有了这种道德责任的驱动，护理人员将会认真钻研和掌握技术，严格执行规章制度，科学地实施护理保障。

3. 有利于造就德才兼备的新型护理人才　医学护理职业，生命攸关，死生所寄，"非仁爱之士不可托"，"非廉洁淳良不可信"。护理工作处于错综复杂的人际关系之中，常常涉及利益冲突。护理伦理要求护理人员学习护理传统美德和近代中外护理界先驱的品德，树立奉献护理事业的义务观和责任观，树立刻苦钻研、奋发进取的事业观和理想观。护理伦理要求护理人员要在"德"与"才"上与时俱进，全心全意为社会主义医疗卫生事业服务，为改善人的生命质量和心身健康服务。

4. 有利于解决护理伦理难题，推进护理科学发展　随着生物医学的进步，现代护理技术迅速发展，过去未曾应用的新理论、新技术、新设备在护理过程中逐步应用。这给患者带来福音的同时，也出现了护理人员道德选择上的困难。如器官移植的护理、危重患者的监护和关怀、责任制护理、自我护理等，尤其是过去以疾病为中心的功能制护理向以患者为中心的责任制护理的转变，都是强调人的整体性、尊重人的生命、尊重人的权利为基本条件来实现的。只有具备了护理道德的人,才能真正圆满地完成责任制护理,实现护理科学向新阶段、新层次的发展。只有对人的生命健康、生命质量抱有强烈的道德责任感,才会忘我地去深入研究护理科学发展过程中的各种新问题,进而推动护理科学的不断前进。

二、护理伦理的实质

(一) 护理伦理的实质

护理伦理受社会的经济基础、伦理道德、医学科学和健康观念等条件的制约,其实质不仅具有一般职业道德,而且具有护理职业道德。首先,护理伦理是一种特殊的道德形态。护理伦理意识是护理领域中各种人际关系的反映,通过护理人员自觉遵守而促进护理工作能更好地为人类健康事业服务。其次,护理伦理是一种特殊的职业道德。护理伦理调节的是护理领域中人与人关系所涉及的人的生命、疾病和健康等人的最切身利益,这是职业的特殊性,其职业道德更加重要。

国际护理学会于 1973 年修订的《国际护理学会护士守则》中规定,护理人员的基本任务是"增进健康、预防疾病、恢复健康和减轻痛苦"。从具体任务来看,这 4 个方面的内容归结为一点,就是维护患者的尊严和保持人的完整性。护理工作面对的是社会的人,不论其肤色深浅、年龄大小、职位高低,尊重人是第一位的,要尊重患者的基本权利、民族风俗、生活习惯、宗教信仰等,为患者有关情况进行保密。护理人员提供的是健康服务,体现的是人道主义,其职业道德的实质就是"尊重人的生命,尊重人的尊严,尊重人的权利"。

(二) 护理伦理的特殊性

护理伦理属于医学伦理学体系中的一个方面,既有与临床医德相一致的地方,也有其自身特性。护理伦理的特殊性是由护理工作的特殊性质和护理人员的特殊地位决定的。

1. 影响广泛 护理工作具有广泛的社会性。《国际护理学会护士守则》中写到:"护理的需要是带全人类性的。护理从本质上说就是尊重人的生命,尊重人的尊严和尊重人的权利。不论国籍、种族、主义、肤色、年龄、政治或社会地位,一律不受限制。"从中可以得到,护理工作既要面向医院里的患者,又要面向全人类各种社会类型的人群和各种健康状况的人群。护理人员既要做好患者护理,也要参加防病治病、卫生宣传、妇幼保健、家庭病床等各方面的服务工作,要成为全人类的健康卫士。所以,护理伦理水平对整个社会的医疗卫生事业有着广泛的影响。

2. 关系多端 护理人员的人际关系是多方面的:①护士与患者及其家属之

间的关系是最大量的、最首要的关系。这种关系是否密切、和谐、协调一致,将直接关系到护理质量和患者利益。②护士与护士之间、护士与其他医务人员包括医生、医技人员、管理干部和后勤人员之间的关系。他们彼此之间是否相互尊重、支持、密切协作,将直接影响诊疗护理工作的顺利开展以及效果。③护士与社会之间的关系。护理工作不仅要维护患者权利和利益,更要顾及到对社会、对他人、对后代的责任,如严重缺陷新生儿的处理、卫生资源的分配、护理体制的改革等。④护士与护理科学发展、医学科学发展之间的关系。如果是病重垂危,不施行某医疗措施肯定不能保住生命,那么这个医疗措施就不涉及道德问题。然而,随着医学科学的迅速发展以及医学高科技在临床上的应用,护理伦理面临着诸如基因诊断和治疗、器官移植、死亡控制等,关乎尊重人的自由意志、维护人的尊严和权利、提高生活质量方面的难题。可见,护理关系的多维性决定了护理伦理内容的多样性。

3. 规范具体 护理伦理规范非常重要,不仅涉及护理的各个领域、科室和特殊患者,而且有明确的具体规章制度,具有可操作性。在患者治疗过程中,护理人员担负着喂药、注射、灌肠、导尿、插管、引流、包扎等治疗任务,还担负着病情观察、病房卫生、生活护理、心理疏导等护理任务。为保证庞杂琐碎的护理工作顺利进行,护理过程有严格的行为规范,如"三基三严"、"三查七对"等。护理伦理也提出了严肃的责任要求,从患者入院治疗到痊愈出院,在基础护理、责任制护理、特殊护理、心理护理、医学工程应用的护理等各种模式中都有具体的道德规范。护理人员就是在真诚和科学的服务中,在严格遵循道德要求下,展现自己的护德护风,赢得患者和健康人群由衷的尊重。

4. 自觉选择 护理对象是复杂的,患者的性格、年龄、阅历、病情、经济条件或家庭状况各异;护理对象又是被动的,患者在整个诊治中是医学的外行,处于接受者地位。而护理人员在提供服务的过程中,经常独自执行护理任务,以个体为单位进行治疗性操作,有很大的主动性。这就要求护理人员要有更高的自觉性,以高尚的道德情操自觉选择道德行为。不因工作忙乱而烦躁,不因患者地位高低分优劣,不因病情状态有亲疏,对患者一视同仁的负责任。对一些依赖性大、被动性强的患者,更要以"慎独"精神,自觉维护患者利益。

第二节 护理模式与伦理要求

护理模式是依据患者在治疗和康复过程中生理和心理的护理需要而提出的,不同的模式存在着不同的特点和不同的道德要求。

一、基础护理伦理

基础护理(basic nursing)是各专科护理的基础,是指不同科室的各种患者在诊治过程中,在护理上需要解决的共同问题。

基础护理的内容包括为患者创造和提供良好的治疗和康复环境,保持患者的个人卫生,保证患者有足够睡眠,维持患者的合理营养及正常排泄,解除患者的身心痛苦和避免伤害,采集患者的标本以供辅助检查,测定患者的生命体征(脉搏、血压、体温等)并做好护理记录,执行医生治疗和其他医嘱,观察患者的病情变化并随时配合医生抢救,物品的清洗、消毒、保养及敷料制备,传染病患者的消毒隔离等。基础护理是护理工作的重要组成部分。

(一)基础护理的特点

1. 常规性　基础护理是每天例行的常规性工作,并以制度形式固定下来,如晨间、晚间护理,体温、脉搏和呼吸的测量,药物的口服、注射和静脉输液,定期的病房消毒,血、尿、粪便的采集和送验等。这些常规性护理工作必须合理安排,严格按时、按顺序进行,如卫生员的病房清洁必须在晨间护理以前进行,医生查房与各种无菌操作必须在晨间护理以后进行。这不仅使病房工作有条不紊,而且是为了避免发生交叉感染,保证患者安全。

2. 连续性　基础护理工作昼夜 24 小时连续进行,通过口头交班、床边巡回交班及交班记录,护理人员换岗不离岗。由于基础护理是连续性的,就可以及时了解和观察患者,掌握患者的病情变化和心理波动,甚至可以获取某些被忽视的或直接询问得不到的体征信息。这些情况对制定下一步的诊疗护理措施、防止病情恶化或发现病情变化及时抢救,具有预见性和针对性。如一位内科护士巡查病房时,发现一名冠心病患者大汗淋漓、静卧于床,头部前倾 90°。这种不正常的姿势,预示可能是心源性休克的征兆。护士立即报告医生,经及时抢救而化险为夷。

3. 协调性　大量的基础护理工作为医生诊治工作提供了必须的物质条件和技术协助,能及时执行治疗计划和落实医嘱内容。一方面,护理人员处于医、护、患三者之间的中间位置,护士接触患者的机会比医生多,接触医生的机会比患者多。因此,护患之间要多进行情感交流,医护之间要多进行信息交流,从而协调好医患关系,增加患者的安全感和信赖感。另一方面,护理工作不仅是技术性护理,而且是生活性护理。护理人员要掌握自己工作的特殊性,协助医生提高诊疗效果,帮助患者早日康复。如彻夜辗转的失眠患者,可以经过晚间护理,如擦身洗浴、更换衣服、梳理头发等,就会感到全身舒服和轻松;再加以有理有据的交流、谈心,让患者释放和减轻精神负担,在宽慰中帮助其睡眠。

4. 科学性 基础护理是科学的,每一项操作,每一次处理,都有其医学根据,都必须严格按照科学原则办事,不然就不能获得预期效果。给药时应考虑药物过敏或中毒反应;几种药物配伍,要注意有无协同或拮抗作用;静脉推注去乙酰毛花苷注射液(西地兰)和钙剂时,应严格掌握速度,否则可能引起急性心律失常,甚至心搏骤停。护士的护理与医生的诊疗同等重要,同样具有两重性。违反科学原则,都会损害患者健康,甚至威胁患者生命。

(二)基础护理的伦理要求

1. 热爱事业,默默奉献 热爱护理事业,有为护理事业献身的理想,有强烈的职业自豪感,这是从事基础护理的基本道德要求。护理是一门独立的专业,是提高医疗质量的基础性和广泛性工作,虽然平凡,却是关系患者生命安全的有价值的科学劳动。每一个患者就医治病的过程,都包含着基础护理的成果、护理人员的辛劳及从事护理职业的价值和作用。一个护士,只有懂得为谁工作、为什么工作和怎样工作,才能忠心耿耿、兢兢业业地全身心投入到基础护理工作之中,对工作精益求精,在细微之处为患者的康复默默奉献。

2. 坚守岗位,精心工作 基础护理工作昼夜不停,要求护士遵守纪律,坚守岗位,日夜守护患者,不仅准时执行医嘱任务,还要满足患者身心的基本需要。如应该提前 10 分钟交接班,并巡视病房,尽量多了解患者情况;上班时间富裕时,应该与患者多交流,开展诸如健康教育、心理疏导、文化娱乐等工作;下班前,应该及时处理好本班发现的问题,为下一班创造便利条件。基础护理要求护理人员像对待自己亲人那样,了解患者最痛苦的症状和机体功能障碍,了解患者对治疗的反应及其效果,了解患者的思想牵挂和各种要求,尽力创造一个宜于治疗的环境和利于康复的和煦气氛。

3. 严密观察,严防事故 患者的最高利益一是保持生命,二是促进健康。基础护理是责任心很强的工作,必须把患者的安全放在第一位,严密观察患者症状和疗效的一切细微变化。患者神态反常都有症结所在,应以关切态度解开症结,消除不正常现象。如昏迷患者突然烦躁不安,做生活护理时应注意膀胱是否充盈,有尿潴留即需马上导尿,以帮助患者解除痛苦。又如腓骨骨折患者突然肝区疼痛,要考虑是否并发症,提请医生注意,以采取必要的医疗措施。基础护理都是平凡小事、"老一套",一旦掉以轻心、草率从事,甚至偷懒取巧而无视规章制度和操作规程,就很可能发生护理差错和事故。如发药时错床号、错时间、错剂量、错药名、错用法,都是责任心不强所致。

4. 认真操作,减轻痛苦 基础护理的内容中有很多具体的技术性操作,而这些操作应当尽量避免或尽可能减轻患者的痛苦。如肌内注射要做到"二快一慢",即进针拔针快,推药慢;静脉穿刺要争取一次穿刺成功,防止多次刺针疼痛;各种引流管要保持畅通,并认真做好引流物情况的记录,以免发生多次插管或延误病情。应用新理论、新技术、新设备的基础护理,要更加审慎、认真,并注意收集反馈信息,以便提高应用新诊疗手段的能力。

5. 团结合作,协同一致　基础护理的协调性特点,要求护士与其他医务人员为了治病救人的共同目的,必须团结合作,协同一致。首先,护士在基础护理中要与医生密切配合,既要主动、诚恳和友好地配合医生为患者诊治,又不要过分依赖医生而把自己置身于被动的从属地位。其二,与医务人员要平等交往交流,不要以患者为借口而盛气凌人。发生矛盾时,医护之间要共同商议,寻求解决办法。其三,要加强与患者及其家属的配合,获得他们对护理工作的理解和支持,促进患者早日康复。

二、责任制护理伦理

责任制护理(primary nursing)是运用系统论和行为科学的理论组织护理工作的方法,是道德化的护理,也是护理伦理化的一种形式。

(一) 责任制护理的特点

1. 以患者为中心实施整体护理　责任制护理的主要特点就是不以疾病为中心,而是以患者为中心,有目标、有计划、有分工系统地进行护理工作。也就是患者从住院到出院,由一名责任护士负责其身心健康的整体护理。这就要求责任护士摆脱过去护理工作靠医嘱加常规的被动工作方式,根据患者生理、心理、社会、文化、精神发展等需要解决的护理问题,制定计划、执行计划并及时评价护理效果。这是对患者个体针对性最强的护理制度,突出了人的地位和作用,可以扭转见病不见人的倾向。人是最宝贵的,人是一个包括生理、心理、社会、文化、精神发展各个层次的综合体,健康是人的各个层次的动态平衡。这是研究、探讨和实行责任制护理的道德基础。因此,责任护士应该具有独立工作能力,应该精通护理知识,还必须具有高尚的道德责任感,为负责的患者提供适合个体的最佳护理计划。

2. 综合性动态的计划护理　责任制护理的基本内容是护理程序,护理程序的核心是计划护理。针对不同的患者给予不同的个体护理,提供一个适应患者独特需要的护理结构。它不仅是护理方法和护理形式的改变,也是护理理论的新发展,是护理工作维护人的权利和高尚护理伦理的体现。

标准护理计划包括护理诊断、患者预期结果、护理措施、护理评价等,其内容至少要考虑到 3 个方面：一是能反映患者目前的健康状况；二是能预见今后可能发生的护理问题；三是与患者健康有关的各种因素均考虑在内。护理程序理论认为，对患者的计划护理是一个科学的完整的过程，是一个综合的、动态的、具有决定和反馈功能的过程。综合是指护理手段来自各有关学科的知识，融会贯通地处理不同患者的疾病和健康问题。动态是指患者整个病程是发展变化的，应根据具体情况采用不同的护理手段。决定是指根据护理问题，可以自主决定有针对性的护理措施。反馈是指针对患者个体采用的护理措施，经过结果评价来影响和决定下一步的护理工作。其目的是满足患者的正当、合理的需要，有计划、有系统地解决患者身心健康需要的护理问题，提高护理质量。实现这个目的的前提是尊重和关心每个患者，建立和巩固直接的、稳定的护患关系。

（二）责任制护理的伦理要求

1. 坚持护理内容的科学性　责任制护理的护理程序是护理人员的行为方式，使护理工作的多层面按照一定的关系，通过沟通、协调，为患者解决问题。这就需要护理人员既要把患者作为服务对象，又要把患者作为研究对象，丰富和发展护理学的科学内容。

在实际护理工作中，护理人员应该不断充实和扩大知识领域，使平面性的知识结构变为交叉型的知识结构，坚持以科学原则指导护理实践，实现护理工作过程的科学化。由于社会环境和遗传因素的影响，每个患者有着不同的生理限度和心理状态，即使是同样疾患的人，其生理和心理的表现也有差异。责任护士应以严谨的科学态度，首先经过调查研究，准确地作出护理诊断，订出护理计划和实施措施；然后经过具体实践，及时评价护理效果与预期目标完成情况；最后根据护理对象目前的健康状况，调整护理措施，引入护理程序的下一个循环。责任制护理需要每个责任护士，以崇高的职业精神、科学的严谨作风、熟练的护理技术，确保护理工作全过程的优质高效。

2. 调动护理对象的能动性　责任制护理是以整体论原则来纠正过去的片面护理方法。护理对象都是有生命、有思想感情和有意识的人，很多疾病症状往往是通过患者自我感觉与认识传递给医务人员，患者本身是认识疾病的主体。因此，要充分调动患者主观能动性，使患者主动与医生、护士合作，积极全面地提供自己症状、治疗和护理的体验，使医护工作达到最优化目的。责任制护理通过护理工作，必须达到：①患者对自己疾病有正确认识，能消除顾虑和恐惧，树立起战胜疾病的信心和勇气。②患者及其家属了解诊疗护理的意义和医院的规章制度，学会配合和参与的方法。③患者能挖掘自身潜力，调动积极性来克服病痛，了解和掌握自我护理和自我保健，减轻家庭的经济负担和精神负担，提高社会效益。调动护理对象的主观能动性,实质是对人的权利的一种尊重。

3. 保证护理质量的完整性　责任制护理改变了功能制护理流水作业的方式方法,突出了护理患者过程的系统化、全面化。护理程序是具有综合、动态、决定和反馈功能的整体,其过程的每一个步骤都是相互关联、相互影响的。没有前一步就得不出后一步,每一步都有赖于前一步的正确性。保证护理程序的质量标准,首先采集患者的资料要及时、全面,并能科学地评价患者的健康状况;护理诊断要准确、清晰,并能对患者的健康状况作出概括性描述;护理计划要完备、稳妥,并能积极主动地实施好;效果评价的反馈意见要客观、实事求是,并及时修正目标和措施。上述的护理工作过程,必须做到有和谐的气氛、关怀的态度、科学的分析、完善的资料、严谨的作风、熟练的操作、系统的考察、全面的评估,以保证护理质量的完整性。

三、心理护理伦理

心理护理是护理工作的一个重要组成部分。随着医学模式的转变,人们越来越深刻地认识到心理因素与疾病的关系。现代医学科学证明,心理因素既可以致病,也可以治病。因此,研究患者的心理需要和心理问题,是护理人员面临的一个重要课题。

(一)心理护理的含义和特点

1. 心理护理的含义　心理护理(psychological nursing)就是护理人员针对患者现存的或潜在的心理问题,运用心理学知识和技术给予患者以心理上的关心、安抚和帮助,提高其对疾病以及疾病治疗过程的认识,促进患者身心健康、早日康复。心理护理的对象是得"心病"的患者。患者因疾病而引起心理上的苦恼,小则情绪不好和行为不当,大则导致精神紧张而加重病情,甚至消极对待治疗或放弃治疗。因此,心理护理要把"心病"与"疾病"结合起来,即把心理护理运用于生理护理之中,帮助患者以健康心态面对疾病以及疾病治疗过程。

2. 心理护理的特点

(1)心理护理强调个体化:每个人不仅有躯体的生理活动,还有认知、感情和意志等心理活动,同时也是社会的人,存在各种利益思考和选择。所以,患者在躯体疾病过程中不可避免会出现情绪反应,而情绪的变化又由于每个人对同类事物的认知不同而表现不同。就住院患者而言,可能来自不同的民族,具有不同的思想、不同的道德观念和不同的生活习惯,即使来自同一个民族的患者,也有不同的性别、年龄和文化水平。患者有的来自城市,有的来自乡村;有干部、有知识分子、有工人、有农民;有经济条件好的,也有差的;他们病情不同,承担着不同的家庭角色;脾气、性格、兴趣、能力更不一样。所有这些都会造成患者的需要不同、动机不同、期望不同,对待疾病的心理及行为也不同。护理人员的责任就是帮助千差万别的人转变患者角色,达到治疗和健康所需要的最佳身心状态。心理护理是在观察疾病变化的基础上,了解患者对疾病以及疾病治疗的认知、情绪和行为反应的个体特征,以便制定有针对性的护理措施。

(2)心理护理强调协助性:心理护理的协助性表现在两个方面。第一,心理护理与躯体护理是截然不同的。以肌内注射为例,肌内注射时只要针头扎进肌肉,药物注入人体内,躯体便开始吸收并产生作用。心理护理的目标是让患者在认知、情感和意志上发生变化,并付诸于积极配合诊疗护理工作。因此,心理护理不能替代躯体护理,仅仅是在诊疗护理过程中起协助作用。患者的主观能动性始终在疾病治疗过程中起决定性作用,心理护理的目的是协助有"心病"的患者以积极心态面对疾病,而不是代替患者做决定。心理护理是一项复杂的工作,当患者没有愿望接受护理人员的帮助,或者情绪不允许他理智思考问题时,护理人员的努力可能达不到理想结果。反之,当护理人员不能站在患者角度思考问题,或者护患沟通不通畅,诊疗护理信息不能准确传递给患者,患者或患者家属就会不信任护理人员,甚至产生防御心理、排斥心理、逃避心理等。

(3)心理护理的最终目标是促进患者身心健康:患者的身心健康包括自我实现与自我接受、增强自信与个人完善、改善人际关系、适应环境变化的能力和获得现实的个人目标等多方面。为了身心健康,护理人员有责任提供帮助,患者也有责任积极参与。护患沟通是双向的,可以通过对话和讨论等形式,而不是护理人员单方面的行为。护理人员应该与患者一起探究患者生活的各个方面,鼓励患者表达想法和感受,并将这些所得与病例资料联系起来,发现患者内心冲突和焦虑的原因。护理人员在与患者沟通的过程中,要鼓励患者发挥自我优势,调整不良的人际关系模式,增强应对疾病以及疾病治疗过程的心理适应。护理人员应该处处以患者为中心,尊重患者的各种权利,任何情况下都不能因为自己是专业工作者,便认为可以替患者做决定,把患者置于不能自主的角色中。

(二)心理护理的伦理要求

1. 对护理人员的情感要求　护理人员的情感对于患者有直接的感染作用,特别是对心理上比较敏感和脆弱的患者。

(1)同情心:护理人员应该以真诚的同情心对待患者,在各项临床护理中都要想到患者的心理需求,既要解释清楚诊疗护理项目,又要做好心理疏导,把解除患者痛苦当作是不可推卸的责任。护理人员有同情心,才能真诚地爱护患者,无微不至地关怀患者,满腔热情地为患者服务。

（2）事业心：护理职业是一项平凡而又伟大的事业，选择了护理工作，就要忠于职守。护理人员不管处于怎样境遇中，只要与患者接触时，就要保持振奋、热情、愉快和乐观的积极情绪。这不仅可以保证工作质量，而且能够感染患者，增强他们战胜疾病的信心和勇气。反之，如果护理人员不热爱护理工作，在职业岗位上有抑郁、消沉、焦虑、烦闷的消极情绪，也会感染患者，增加他们的心理负担。

（3）宽容心：护理人员宽容患者的"心病"行为是很重要的，不能采取针锋相对的反击措施来对付患者及其家属，以避免医患矛盾激化。对某些解决不了的问题或患者的不合理要求，应给予及时的、耐心的解释；对患者或患者家属不礼貌的冲撞，应善待和谅解，用"以理服人"方法去磋商和化解；对患者的怪异心理和行为，可以告知患者家属，不要四处张扬和传播，应像保护隐私一样保护患者的心理活动。

2. 对护理人员的能力要求

（1）观察能力：观察能力是指及时发现患者的病情变化和心理活动情况。护理人员要善于从患者的表情、言语和行为等方面，了解他们的性格、嗜好和习惯，了解他们的需要、期望和动机，发现他们的内心变化和病情变化的预兆。在此基础上，结合护理专业知识，预测这些现象的发展动向，给予有针对性的、有效的措施。

（2）思维能力：良好的思维能力和正确的判断力，是护理人员不可缺少的心理品质。在护理工作中，护理人员是凭借某些现象来揣摩和推测患者心理活动的。因此，护理人员要善于全面考虑患者心理因素与疾病的关系、生活情况与周围环境的关系、疾病变化与忍耐力的关系，及时做好心理疏导。

（3）语言能力：中肯的话语、和蔼的语调、清晰的语言，伴有良好的体态语言（手势、表情等），对患者来说犹如一剂良药。所以，护理人员要善于"讲话"，要用合理的语言与患者进行交流，帮助患者稳定情绪，变悲观为乐观、变怀疑为信任、变消极为积极，主动配合诊疗护理工作。护理人员对猜疑心较重的患者，要尽量避免低声细语讲话，与其交流时语言要谨慎；对有恐惧心理的患者，要多用安慰性、激励性的语言，增强其自信心；对处于恼怒状态的患者，要耐心劝导，不要使用过激语言。

（4）技术能力：熟练的护理技术操作能力，可以提高工作效率，减轻患者的痛苦，增加患者对护理人员的信任感。护理工作既繁多又复杂，环环相扣，必须按时按点执行医嘱和完成基础护理。因此，护理人员要有能力根据患者具体情况合理制定护理计划，干净利索、有条不紊、保质保量地完成各项任务。

3. 对护理人员的责任要求　高度的责任感是做好心理护理的关键。患者患病中的心理需要与患病前的心理需要是不一样的，而这些心理需要满足与否，对于患者的诊治和康复又是至关重要的。因此,护理人员要有责任心,根据具体情况做好为患者服务的工作,帮助他们克服困难,战胜疾病。

(1)了解和满足患者的共性心理需要:候诊患者有尽快就诊、检验、取药等共性需要,护理人员要对他们进行门诊、急诊布局以及医院规章制度等的及时指导。住院患者有获得医疗安全的需要,护理人员要尽量防止医疗差错、医疗事故和医疗意外的发生,要预防交叉感染,观察并及时处理药物的副作用。患者都特别注重尊重需要,护理人员要一视同仁尊重他们,满腔热情对待他们,主动介绍医院环境和其他患者,使每个患者都能享受人道主义的温暖。

(2)了解和满足患者的个性心理需要:患者的个性心理特征受性别、年龄、收入、性格、病种、病情等影响,有很大差异性。护理人员应深入了解,并有的放矢地满足患者的合理需要。老年患者的自尊心比较强,护理人员要设法满足他们生活上的一些特殊要求,耐心诚恳地解释和回答问题。对儿童患者,护理人员应态度和蔼、表情亲切、说话温和,经常弯下身来抚摸和搂抱孩子,会增进护患之间的感情。低收入患者在治疗疾病与治疗费用间常常表现出心理冲突,护理人员不仅要注意节约诊疗护理费用,而且要保质保量地完成诊疗护理,缓解低收入患者的精神压力。

第三节　护理伦理修养

护理伦理修养是指护理人员在护理工作中,依据护理伦理的基本原则和规范所进行的自我教育、自我省悟、自我塑造,是经过长期勤奋学习和磨砺而达到的医德境界,并通过护理工作中的情操、举止、仪貌和品行等表现出来。护理伦理修养能提高护理人员的医德素养,这对提高护理质量和医院精神文明建设具有重要意义。

一、确立患者第一的观念

1. 尊重患者人格尊严　全心全意为患者服务,就要尊重患者,以患者为中心。这种观念是建立在人道主义基础上的。具体表现在3个方面:①尊重患者生命价值。不论患者是残疾或不是残疾、可以行走或不能行走、传染病或非传染病、预后良好或预后肯定不好、慢性疾病或急性疾病、康复期间或弥留之际等,护理人员都要从患者的生命价值和人格尊严出发,不应有任何忽视或歧视某些患者的生命现象。②尊重患者平等就医的权利。不论患者的地位高低、年龄大小、权利轻重、关系亲疏,都要一视同仁,实行救死扶伤的人道主义,按照规章制度开展护理工作。③尊重患者独立的意志和人格。在任何时候、任何情况下,护理人员都不可以把自己的意志强加于患者。不能欺骗或侮辱患者,不能损害患者的名誉,不能随便泄漏患者的隐私,更不可以乘人之危获取金钱等个人利益。

2. 维护患者安全利益　护士工作归结起来可以概括为,为患者提供疾病护理和保护健康。作为患者利益保护人的护理人员,对于诊疗护理中有损害患者利益的不道德行为、失职行为和不法行为,只要察觉和发现,不论当事人的职务和地位如何,与自己有无直接或间接的关系,都要主持正义和公道,制止损害行为。在诊疗护理中要严格防止患者自残自杀、患者财物被偷盗、病房失火等非医学性的意外事故和伤害事件的发生。护理工作的重要内容是确保患者的安全。

3. 保持患者心理平衡　一般情况下,患者或多或少在心理上对疾病有焦虑和恐惧,特别是晚期癌症、严重外伤、易形成致残的手术等患者,极易发生心理缺陷或一些消极心理反应。因此,护理人员在进行疾病护理过程中,应时刻注意患者的心境,了解患者的心理需要,给予患者精神上的安抚和支持,帮助其保持治疗康复中所需要的最佳心理状态。

二、尽心尽力服务于患者

护理科学既为患者服务,又以患者为研究对象,但护理的最终目的是使每个患者摆脱不良因素的干扰,使其身心全方位地接受诊治护理,从而恢复健康。

1. 充分理解　患者就诊或入院,不仅为自己的疾患而焦急,而且会对环境的变迁和生活方式的改变感到不适应、不习惯。这需要护士通过交谈、调查、观察,对其病情以及思想、个性、习惯、心境、行为产生的原因有一个详尽了解,根据获得的信息,进行表象和实际结合的处理方法,热情释疑,积极引导,取得患者的信赖。

2. 支持参与　从认识论说,患者不是消极的认识客体,而是具有主观能动性的认识主体,诊疗护理中的许多认识就是通过患者传导给医务人员的。患者不是机器和护理加工对象,争取患者参与协调是防止缺陷、达到诊疗护理最优化和高效化的重要途径。因此,要认真听取患者的意见,充分调动患者参与护理过程,使患者不仅仅局限在准确叙述病情、疗效和各种反应的被动地位,而是能对护理方案提出认可或修正意见,并积极参加护理计划的实施。

3. 竭诚以待　护士要以自己良好的品质、精湛的技术、广博的知识、端庄的仪表、文明的语言,使患者获得安全感、亲切感和愉悦感。以关心、爱护、准确、有效的态度和手段,使患者尽快适应角色,将期待欲望接近于现实效果。

4. 健康指导　护士对患者要承担最直接、最具体、最持久的健康指导。健康指导包括:①常规指导。介绍治疗环境和入院注意事项等,使患者在感知上形成具体的第一印象。②随机指导。各种检查或手术时一些随机情景使患者出现定向反射时,有意识地排除情绪障碍,消除焦虑。③情感指导。慢性病或可能丧失工作能力的患者,由于社会责任感和自我实现需要无法满足时出现抑郁情绪,甚至消极悲观情绪时,有针对性和有阶段的情感指导,使认识上升到一个新的高度。

5. 审慎操作　审慎是护理人员长期修养锻炼的结果,是提高护理质量的基础条件,是保证患者心身健康和生命安全的重要前提。除严格按护理操作常规执行外,尤其要在给药中正确掌握合理性,重视药物作用的两重性,着眼药物的整体和长期效应,严格控制在安全有效的范围内,慎重地试用新药,不滥用毒麻药品。同时,护理人员要有自主性和责任心,正确对待和执行医嘱。做到认真及时完成医嘱,仔细核对医嘱,不消极被动等待医嘱,果断地执行好口头医嘱。审慎才能及时发现和处置问题,防止意外。

6. 语言激励　语言作为神经系统的特殊刺激物,可以治病,也可以致病,其机制是通过情绪反应这个中介作用实现的。护士要避免使用冷淡、粗鲁、尖刻等伤害性语言,提倡使用礼貌性语言、安慰性语言、解释性语言、暗示性语言、保护性语言、治疗性语言等科学方法,激励患者战胜疾病。

三、品格和气质的陶冶

1. 心态端正,情绪饱满　护理工作是平凡而崇高的,是医疗工作不可缺少的重要组成部分,护理质量直接关系到患者的生命安危和诊治效果。护士应像南丁格尔抵制世俗偏见那样,以积极的心态和情绪,献身于护理事业。在繁忙而琐碎的护理工作中要情绪饱满、态度端正,始终对患者耐心、细心、尽心。即使遇到患者指责或不理解、不配合,也不冲动、不怠慢。即使个人生活中遇到不幸和不愉快的事情,也不会在工作上表露出来,更不会把情绪发泄给患者。护理人员应善于控制自己的主导心境,经常保持心态平衡,避免矛盾和差错,使服务不断臻于完善。

2. 机智敏锐,温和文雅　一般来讲,护士几乎都是年轻的女性,其外表往往比较干净、青春和亮丽。如果能注意仪态、风度和精神状态,就能给人端庄、稳重、纯洁、高雅之美,不辱"白衣天使"的名誉。这是一种生活美的追求,使患者获得安抚和鼓励,也可增强患者对护士的信任及战胜疾病的信心。当然,护理人员更应该在工作中机智敏锐,有比较好的应变能力,干练地运筹自己的工作,根据各种患者的具体情况,用最佳的处理方案解决问题。护理人员要专心致志、忙而不乱、井井有条。

3. "慎独"修养,严于律己　"慎独"出自《中庸》:"君子戒慎乎其所不睹,恐惧乎其所不闻"、"莫显乎隐,莫显乎微,故君子慎其独也"。"慎独"是指护理人员在个人独处或独立技术操作的时候,仍自觉地坚持护理伦理信念,恪守护理伦理规范。"慎独"既是护理伦理修养的途径和方法,又是护理伦理修养的境界。护理人员要努力达到"慎独"境界,即在道德意识和行为上做到"三性":一是把自己的护理行为建立在对自己责任的深刻了解和自尊自爱的自觉性上,持之以恒,坚持到底;二是不论困难或顺利、白天或晚上、有无人监督、患者的态度好或坏,都能保持工作上一丝不苟的一贯性;三是把护患关系严格限制在医疗护理方面,不被任何利益所诱惑,不被任何压力所屈服,始终保持一切以患者健康和社会利益为目的的坚定性。护理人员还应该自爱自重、自知之明,正确估量自己的长处与短处,不狂妄自大,不嫉贤妒能,不意气用事。做到在困难面前勇挑重担,在荣誉面前谦虚谨慎,宽宏大量,善于与同道合作共事。

(邵晓莹)

案例

2003 年 3 月初,非典病毒偷袭北京。120 急救车不停地呼啸而过,北京军区总医院急诊科的患者骤然增多。急诊科护士长李爱民忙前忙后,身影"锁定"在急诊室里,组织协调、统筹安排。哪里最紧急,她就冲到哪里。一名发热患者呼吸困难,抬进来已休克,生命危在旦夕。李爱民立即奔过去,协助男护士老孟气管插管。反射性刺激引起患者一阵咳嗽,气道飞沫溅到她的脸上、身上。短短十几分钟,患者呼吸道通畅了,心率平稳了。还没有喘过气来,又来了两名发热患者,紧张的抢救又开始了,李爱民像打仗一样,奋不顾身地冲了上去。

4 月 18 日清晨,李爱民出现了发热症状。3 天后胸闷气喘,肺部出现纹理增粗。李爱民躺在隔离间的病床上,头昏沉沉的,仿佛掉进了万丈深渊,胸口像被压上了一块千斤重石,憋得喘不过气来。她思前想后,吃力地给急诊科周主任打了个电话说:"我们都是医务人员,万一我不行了,把遗体捐出来,给医院做研究,算是我最后为抗非典出点力吧……"职业习惯,使李爱民躺在病床上也不忘自己是一名护士。有个年轻护士给她输液,由于戴着胶皮手套,操作不方便,两针都没有扎进去,急出一头汗。"别着急,慢慢来,我不怕扎针。"李爱民换了一只胳膊,并帮助挑选血管,像鼓励自己手下的护士一样,耐心地为她传授经验。

病情有了好转后的 5 月 12 日,李爱民给医院党委写信,表示:"我的身体逐渐好转,正在整理抗非典体会。出院后请允许我重返一线,这是一名共产党员的请战书。""我不能退缩,不能离开我朝夕相处的岗位。"充分表现了热爱护理事业的高尚精神。

思考题

1. 护理伦理的实质是什么? 有哪些特殊性?

2. 基础护理、责任制护理、自我护理对护理人员提出了哪些道德要求?

3. 责任制护理的基本内容是什么? 其核心是什么?

4. 如何加强护理伦理修养,达到"慎独"的境界?

第七章

预防医学伦理

预防医学从临床医学、基础医学的发展中分化而来,是临床医学和基础医学的延伸和拓展。随着社会生产力不断提高和社会科学不断进步,人类对自身和环境因素的认识得以深化,发现主动预防疾病比被动治疗疾病更有实际意义。预防医学顺应了社会心理生物医学模式转变,是现代医学不可缺少的组成部分,"21世纪是预防医学的时代"已成为共识。预防医学的特殊地位和价值,不但要求预防医学工作者应当具有扎实的专业知识和技能,还必须具有与预防医学特殊地位和价值相适应的职业伦理和思想境界。

第一节　预防医学和预防医学伦理

一、预防医学的概念及任务

(一)预防医学的概念

预防医学(preventive)是以人群为研究对象,应用生物医学、环境医学和社会医学等理论,宏观与微观相结合的方法,研究影响健康因素及其规律,阐明外界环境因素与人群健康的相互关系,制定公共卫生策略与措施,以达到预防疾病、增进健康、延长寿命和提高生命质量为目标的一门医学科学。

预防医学思想古代早已有之。中国春秋时代的《易经》就提出:"君子以思患而预防之";《黄帝内经》提出:"圣人不治已病治未病";《千金要方》进而指出:"上医医未病之病,中医医欲病之病,下医医已病之病"。在西方,希波克拉底也明确提出,医生不仅要注意治疗疾病,还要注意研究气候、空气、土壤、水质及居住条件等环境因素对健康的影响。18世纪初,英国医生爱丁伯格将那些用于加强传染病患者的检疫、防止公众得病的措施称为"政策医学",标志着疾病预防的思想已逐渐形成一门相对独立的学科。20世纪初叶,人类在战胜天花、霍乱、鼠疫等烈性传染病的基础上,已逐步认识到对人群预防的重要性,即强调个人、家庭、社会等各方面对于疾病均应采取积极主动的预防措施。20世纪50年代,以研究疾病预防的性质、任务、方法和规律的预防医学学科诞生。

预防医学的发展大致经历了 4 个阶段:19 世纪下半叶从欧洲开始的环境卫生阶段,主要解决生活环境问题。20 世纪上半叶进入了个体、群体预防阶段,是针对严重危害人类健康的传染性疾病和寄生虫病展开的,通过控制传染源、预防接种、改善环境等措施,控制传染病的流行。这两个阶段也统称为第一次卫生革命。20 世纪 50 年代起始于美国的社会预防阶段或称为人类预防阶段,提出了健康生活方式的理念。美国保健福利部推荐不吸烟、少饮酒、合理膳食、适量运动、定期健康检查和遵守交通规则等 6 项生活习惯。我国拟定了《促进健康的生活习惯》,倡导不吸烟、少饮酒、合理膳食、规律生活、锻炼身体、应激控制、自尊自重、善于利用保健设施和注意安全等 12 条。1992 年世界卫生组织提出健康生活方式"四大基石",即合理膳食、适量运动、戒烟限酒、心理平衡。这个阶段被称为第二次卫生革命。20 世纪末以来进行的是第三次卫生革命,称为社区预防阶段。以医院为中心,开展社区范围的健康宣传和教育,将医院工作扩大到社会,让更多人获得健康知识,提高自我保健能力,并促进医院与社会人群的互知互谅,为医院工作创造良好环境。

(二) 预防医学的任务

预防医学以人群的健康状况及其影响因素、预防疾病和增进健康的集体效果、防治疾病的组织和管理方式等为主要研究对象。所以,预防医学的基本任务必须高瞻远瞩,面向医学的未来,从战略高度考虑人类健康问题。

(1) 研究人类生活、劳动所处的自然环境和社会环境对健康的影响,找出疾病发生、发展、蔓延和终止的规律。

(2) 采用人群健康研究的卫生统计学和流行病学方法,分析人群的疾病谱、死亡谱,了解人群的健康水平和变化情况。

(3) 提出增进健康、预防疾病的对策和措施,为制定卫生政策和策略、资源分配原则、设置卫生组织机构等,提供决策的咨询意见和科学依据。

(4) 提出控制致病因素的具体卫生要求,采取有效的预防控制措施,防止环境因素对机体的"异常刺激"和疾病的蔓延恶化。

二、预防医学伦理

预防医学伦理(morality of preventive)是在预防医学职业活动中,调整预防医学工作者与人群、环境、社会之间以及预防医学工作者之间关系的行为准则和规范的总和,它是医学伦理学的重要内容之一。预防医学的演变过程、研究对象及其任务,决定了预防医学伦理具有以下特点。

（一）前瞻性和全程性

预防医学强调医学的着眼点应在疾病发生之前,防患于未然,并贯穿于疾病发生与发展的全过程。预防医学伦理理所当然地随之覆盖于个体和群体在疾病发生前后的各个阶段,即三级预防的每一阶段。第一级预防又称病因预防,是针对疾病易感期而采取的预防措施,即无病防病。第二级预防是为发病前期和发病早期实施的预防措施,通过定期体检等医疗手段,使疾病得到早期发现、早期诊断、早期治疗。第三级预防是对已病患者进行适时、有效的处置,加速生理、心理和社会康复,减少并发症和后遗症的发生,避免因病致残。在这三级预防中,第一级预防是预防医学的基础和主干。

预防医学伦理的前瞻性和全程性还体现在"预防为主"的卫生工作方针上。建国初期,国家就将预防为主列为卫生工作方针之一;1997年《中共中央、国务院关于卫生改革与发展的决定》也将预防为主的方针列为新时期卫生工作方针之一。预防为主方针还写进了相关《传染病防治法》、《职业病防治法》、《突发公共卫生事件应急条例》等卫生法律法规。实践证明,预防为主方针是投入少、效益高、获益面广,降低发病率、死亡率和提高健康水平及生命质量的最有效措施,而且体现了政府对人民群众的关怀。如从1970~2007年间,我国18种法定传染病年发病率呈现快速下降趋势,由1970年的4 000/10万~4 340/10万,下降到2007年的120/10万~250/10万,传染病总发病率下降了95%左右。1990~2007年间的发病率波动很小。

强调预防为主的方针,并非轻视医疗。预防与医疗不是一对矛盾,也不是分散和互不通联的两个彼此独立的系统,而是一个相辅相成的有机体;预防和医疗都是保护人体健康的手段和方法。无病防病,有病治病,防治结合,是预防为主的总体要求。显然,预防医学伦理的前瞻性和全程性符合这一要求。

（二）群体性和社会性

预防医学是以人群为基础,探索和研究可能流行疾病的发生及发展规律,并采取相应措施,切断这些疾病可能流行的各种因素。虽然疾病预防包括个体预防和群体预防,但预防医学则更多地着眼于群体预防。对群体负责,体现了预防医学工作对全社会负责的伦理责任。

首先,经济高度发展,人口流动性增大,交通工具更加便捷,可以使一种病原体在几小时之内从疫源地蔓延至其他地区。这就需要社会性合作,建立畅通的卫生信息通道,有序展开疾病预防,以提高群体的防病抗病能力。其次,预防工作中所采取的治疗、抢救和隔离患者的措施,其目的是切断传播途径,保护更多的人群主要是正常人群不被传染。如果说临床医学注重的是患者个体,那么预防医学则更加侧重于包括健康人群、亚健康人群和患患者群在内的群体健康利益。最后,预防医学工作涉及广大群众的工作环境、社区卫生、食品卫生和职业病防治等诸多方面,与政府、社会组织、群众团体的工作也紧密相连,预防医学价值的体现需要政府领导、部门配合、社会支持、群众参与。因此,为了有效保护群体健康,预防医学事业需要国家人力、财力、物力的投入,需要全社会的支持,更需要预防医学工作者树立对人民健康负责、对社会负责的伦理责任。这种伦理责任的社会效益和经济效益,又是多方面的、潜在的、长期的。

(三) 宏观性和多样性

预防医学不仅仅是研究人体系统自身的,而是要将人类放到自然环境、社会环境、心理行为等大背景中加以考察,将人群、自然、社会、生物界等宏观领域对健康的影响作为自己的研究领地。预防医学应着眼于"帮助全体社会成员建立和维护有益于身心健康的自然环境和社会环境"。

一方面,随着经济社会发展,医学模式的转变和疾病谱的变化,影响人类健康的因素也在发生变化。传染病和寄生虫病依然严重地威胁着人们的健康,非传染性疾病——环境污染、自然灾害、职业危害、人口老龄化、人畜共患病、不良生活方式等的危害正在增加,使预防医学面临着严峻的挑战。另一方面,预防医学涉及公共卫生、疾病控制、健康相关产品等领域,呈现多样性。这就要求预防医学必须结合医学以外的各种学科的知识和技能,如环境科学、社会学、心理学、工程学、管理学、教育学、经济学、法学等,使预防医学措施落到实处。同时,相对应的预防医学伦理不但要有总的伦理准则,而且针对不同的对象要有不同的具体的伦理要求,才能更好地发挥预防医学的作用。

(四) 共同性和协调性

预防医学在卫生服务普及、卫生资源提供、卫生政策制定和全球性流行疾病的控制等方面,需要社会各个部门和群众的参与与协调。健康问题也是全球性的国际问题,需要国际社会的合作和联合行动。国际社会和政府机构都有责任从可持续发展的角度,遵循公平有效的原则,提供充分完善的医疗卫生服务,从而提高全人类预防疾病、维护健康的水平。在国际社会制定的有关医学文件中,如《阿拉木图宣言》、《儿童生存、保护和发展世界宣言》等,既体现了预防医学的观念,也对预防医学伦理提出了要求。这说明预防医学伦理具有共同性,同时预防医学伦理也是协调各方面关系的思想基础和道德力量。

第二节 预防医学伦理准则

医学是认识生命活动规律,保持和增进健康,预防和治疗疾病,促进人类实现身体、心理和社会适应性上全面健康的科学知识体系与实践活动。预防医学作为现代医学的组成部分,预防医学工作者不但要遵守医学工作者共同的伦理准则,更要遵守预防医学本身工作性质所要求的特殊伦理准则。

一、爱岗敬业,不图名利

预防医学是一个特殊的工作岗位。首先,预防医学工作不像临床医学那样,只要医务人员有精湛的技术和伦理责任,就可能在诊疗工作中使患者转危为安,其效果显而易见。预防医学投资大、耗时多、见效慢,是一项繁杂的社会系统工程,也是一项艰巨的战略性任务。预防医学的社会效益不会在短时间内显示出来,许多工作往往要经过几个月、几年,甚至几十年才能取得。例如,环境卫生中为了取得某种有害物质对人体健康影响的数据,需要长年累月进行监测,对成百上千人进行调查取样,而这种物质对人体健康的危害,可能要在子孙后代才显露出来。

其次,预防医学工作者不像医务人员那样直接面对患者,而是密切接触社会人群,如检查食品卫生、预防接种、社区健康教育等。尤其是发生传染病流行等突发公共卫生事件时,预防医学工作者还要深入疫区调查了解情况,与患者直接接触,甚至参与对传染环境、传染物等的处理,具有极大的风险性。

第三,社会上对预防医学存在一种偏见,认为预防虽然关系到千家万户,可做得好与不好,谁也看不见,是软指标,"重治轻防"的问题一直没有得到有效解决。预防医学工作者不如医务人员有比较高的社会地位和经济收入。特别是我国幅员辽阔,区域间发展不平衡,有些落后地区群众的文化水平较低,缺乏医学常识,对某些疾病的严重性、危害性认识不足,对预防医学所进行的工作不理解,更谈不上积极配合。加之预防医学接触的大多是健康人或健康带菌者,这些人往往没有临床症状,对疾病缺少切肤之痛,对医务人员的要求和信赖不像患者那样迫切,因而对预防医学工作者往往是采取"敬而远之"的态度。尤其是为了控制疾病流行,有时要采取一些强制性的检疫和治疗措施,可能使患者和疫源接触者的行为受到某些限制,给生活带来不便。在这种情况下,工作对象可能采取敷衍态度,甚至拒绝合作,妨碍预防工作顺利进行。因此,预防医学是较临床医学难度更大的工作,对预防医学工作者来说,热爱自己所从事的事业,淡泊名利,默默奉献,既体现了高尚的职业伦理,也表现出一种崇高的精神境界。

爱岗敬业、不图名利的预防医学伦理准则还对预防医学工作者提出了以下要求。

1. 宣传社会大卫生观和预防为主方针　卫生工作不单纯是卫生部门的专业技术工作,而要与经济社会同步发展,动员和依靠全社会力量来推进卫生工作,做到政府领导、部门配合、社会支持、群众参与,这就是大卫生观。其特点是:①由于卫生知识的普及,卫生观念的深化,卫生需求的提高,医疗卫生保障将成为全社会各系统广泛参与的自觉行动,卫生部门与环境、教育、商业、金融等部门共同形成卫生服务网络。②人是自然属性与社会属性的统一体,是心理活动与社会活动的统一体,保护人体健康是一个综合性的系统工程,需要与生物学、医学、社会学、心理学、工程技术学等各学科相融合。③卫生事业必须满足整个社会人群不断增长的物质和文化需求,包括医疗、预防、保健和康复,同时卫生事业本身还是一种"第三产业",应当服从总体经济发展的目标和基本经济规律。在大卫生观指导下的预防为主方针,其本质是积极、主动地与疾病作斗争,其目的是建立和改善合乎生理要求的生产和生活环境,防止疾病的发生和流行,保护人体健康。作为预防医学工作者,宣传、普及社会大卫生观念,是贯彻预防为主方针的实际行动,也是一项伦理责任。

2. 开展健康促进和健康教育活动　健康是社会进步的标志,也是社会发展的潜在动力。预防医学以提高社会人群健康水平为目标,而健康教育无疑是促进健康水平提高最有效、最经济的途径。1986年,第一届国际健康促进大会发表的《渥太华宪章》指出:"健康促进是指促进人们提高(控制)和改善他们自身健康的过程。"1995年,世界卫生组织西太平洋办事处发表的《健康新地平线》指出:"健康促进是指个人与家庭、社区和国家一起采取措施,鼓励健康的行为,为增强人们改进和处理自身健康问题的能力。"可见,健康促进的基本内涵包含了个人行为改变和政府行为(社会环境)改变两个方面。

为了改变不良行为和生活方式,加强健康教育,即通过信息传播和行为干预,帮助个人和群体掌握卫生保健知识,树立健康观念,自愿采纳有利于健康的行为和生活方式,是健康促进的基础。健康教育的任务:①建立或促进个人和社会对预防疾病和促进健康的自我责任感;②促进个体和社会明智决策,选择有利于健康的行为;③有效地促进全社会都来关心健康以及疾病预防问题。

世界卫生组织在一份报告中指出,目前,全球大约50%以上的死亡与不良生活方式和行为有关。现代社会,无论西方国家还是我国,主要死因已不再是传染病和营养不良,而是被冠心病、气管炎、糖尿病、肿瘤、脑卒中等疾病以及意外伤害所取代。这些疾病与饮食不当、吸烟饮酒过多、缺乏运动等不良生活方式密切相关。大量事实证明,通过健康教育可以改变人类生活方式而预防上述健康问题。

我国在 20 世纪 80 年代后期提出,将健康教育作为预防医学的重要思想和内容。1986 年成立了中国健康教育协会。全国爱国卫生运动委员会、卫生部根据《中共中央、国务院关于卫生改革与发展的决定》精神,制定了《中国健康教育 2000 年工作目标及 2010 年远景规划》,推动了我国健康教育事业的深入发展。作为预防医学工作者,积极开展健康促进和健康教育活动,是义不容辞的伦理责任。

二、严谨求实,公开透明

无论从事哪个方面的科学研究和工作都必须尊重科学,实事求是是预防医学工作的根本原则和方法。预防医学的工作范围广,涉及面宽,它的服务对象不仅是单个患者,而且直接面向社会群体。工作的好坏,不只是关系单个人的健康和生命安危,而是关系到一群人的健康和生命安危。预防医学工作者不仅要对患者个体的健康负责,也要对社会群体负责;不仅要对人类的身体健康负责,也要对人类的精神、心理健康负责;不仅要对当代人类健康负责,也要对未来人类健康负责。因此,必须用严谨求实的科学态度认真对待预防医学工作,来不得半点粗枝大叶、欺上瞒下和弄虚作假,否则其后果将不堪设想。

这就要求预防医学工作者做到:①讲究实效。根据预防医学的规律,从实际出发,采取切实可行的措施做好预防工作,杜绝任何形式主义。②协调攻关。发扬团队精神,资源共享,协同作战,攻克研究课题,推动预防医学科学的发展。③公开透明。不隐瞒、缓报、谎报疫情,比如为了政绩荣誉,少报传染病发患者数;为了得到财政补贴,虚报预防接种人数等。要保持预防卫生队伍的纯洁性,绝不做有悖于预防医学伦理的事。

三、清正廉洁,秉公执法

预防医学的许多目的和要求,是通过执行各种卫生法律法规来实现的。卫生法律是国家制定或认可并以强制力保证实施的保护人体健康活动中形成的社会关系的行为规范。预防医学伦理与卫生法律相互渗透,互为补充,相辅相成。预防医学伦理体现了卫生法律的要求,是维护、加强和实施卫生法的重要力量;卫生法体现了预防医学伦理的要求,是培养、传播和实现预防医学伦理的有力武器。因此,预防医学工作者在卫生执法过程中,要正确解决坚持医德与部门经济利益之间的矛盾,做到合情、合理、合法。

清正廉洁、秉公执法的具体要求:①遵纪守法,廉洁奉公,作风正派,实事求是;②忠于职守,有法必依,执法必严,违法必究;③风纪严谨,证件齐全,着装整齐,文明执法,恪守职业伦理;④遵守监督执法程序、标准、规范和制度;⑤取证及时、完善,方法科学,手段合法;⑥执法文书书写规范,手续完备;⑦履行相关法律法规规定的保密义务;⑧不与被监督者建立经济关系,不担任被监督者的顾问或在被监督单位兼职;⑨遇有与被监督者有直接利害关系或者有碍公正执法情况时,应当回避。

第三节　预防医学工作中的伦理要求

一、预防接种

预防接种,又称人工免疫,是指将抗原或抗体输入机体,使机体获得对疾病的特异性免疫,以预防疾病的一种方法。预防接种具有以下特点:①公益性。根据传染病疫情监测和人群免疫水平分析,有计划地进行预防接种,可以提高人群免疫力,达到控制和消灭某些传染病的目的,保护和提高人体健康水平,促进经济和社会的发展。②特殊性。一是行为主体特殊,国家实行有计划的预防接种制度,预防接种机构承担疾病预防等国家政策性、福利性的义务;二是行为特殊,预防接种机构的接种行为不是自愿的行为,是完成政府指令的具体计划免疫事物,同时具体接种活动又必须是被接种者的自愿行为。③风险性。预防接种使用的生物制品对机体而言毕竟是一种异物,再加上个体差异、使用方法、疫苗质量等因素的影响,极少数人在获得免疫的同时,难免会发生预防接种不良反应,并可能带来严重后果。所以,预防接种人员在实施接种过程中,应当遵循以下伦理要求。

1. 遵守技术操作规程　预防接种人员要加强工作责任心,严格遵守技术操作规程,防止出现下列情况:①超量接种。如果在核对注射疫苗名称或剂量单位上出现差错,给健康儿童注射超过正常接种剂量的疫苗,就会引起健康儿童的过敏反应,或者导致接种疫苗的疾病发生。②误种。将疫苗种类弄错,并给健康儿童进行预防接种注射,其危害性是形成超量接种的结果。③接种途径错误。将疫苗注射部位弄错,注射到预防医学严禁的部位,因而产生毒副作用。④未严格执行消毒规定。预防接种最基本的要求,就是实行一人一针、一管一消毒制度。由于未实行严格的消毒制度,从而导致医源性感染。⑤接种疫苗失败。由于疫苗是经过人为处理达到灭毒或减毒的病菌,因此具有一定的生物活性要求,例如保存温度、环境和有效期等。如果因超出病菌的生存期限或者因保存环境条件不良致使病菌提前死亡,均会导致接种疫苗失败,接种儿童仍然会出现应预防的疾病,从而失去预防接种的目的。

2. 掌握接种禁忌证　接种前对儿童进行认真的体检,要仔细向家长询问有关禁忌证,千万不能存在麻痹思想和侥幸心理,以免发生异常反应,危及接种对象的安全。

3. 规范接种对象　进行大规模的预防接种,作为预防和控制某种疾病流行而采取的策略,是无可非议的。但是,我们要注意的是,不能为了追求经济利益,就不按免疫程序接种,盲目扩大接种对象和增加非计划免疫用生物制品的接种频率,从而造成接种后"群体癔症"发生率增加,给预防接种工作带来严重的后果。

4. 使用正常渠道供应的疫苗　为了保证预防接种的质量,预防接种人员决不能使用由非正常渠道提供的疫苗,以免造成不良后果。

二、食品卫生

食品是维持人体生命健康活动不可缺少的物质,它供给人体所需的各种营养素,满足人体的能量需求,保障人体的健康。但有时食物中有可能含有或者被污染一些有毒、有害的因素,引发食源性疾病,危害人体健康与生命。随着经济的发展、社会的进步和人民生活水平的提高,食品的种类与数量日益丰富,如何提高食品的卫生质量与安全性问题也日益突出,食品卫生与安全已成为重要的社会问题。正如1992年罗马国际营养大会文件中所指出的,"获得有足够营养和安全的食品,是每一个人的权利"。我国《食品卫生法》规定:"保证食品卫生,防止食品污染和有害因素对人体的危害,保障人民身体健康,增强人民体质。"

1. 食品生产经营单位的伦理要求　食品生产经营单位应当严格执行《食品卫生法》的规定,做到:①制定并落实各项食品卫生管理制度,依法加强自身卫生管理工作。②必须持《食品卫生许可证》生产经营并在许可范围内生产经营各类食品。③从业人员必须持健康证上岗,发现患有食品卫生疾病的要立即调离相关工作岗位。④不得生产经营腐败变质、有毒有害、超过保质期限、违禁生食水产品等不符合卫生标准和要求的食品。⑤严格落实各项食品采购及索证制度。⑥食品生产加工、储存场所必须符合卫生要求,保持内外环境整洁;生产工艺流程合理,防止交叉污染,食品不得接触有毒有害物品。⑦餐饮具和直接盛放直接入口食品的容器,使用前后必须清洗消毒,保持清洁。

2. 食品卫生监督人员的伦理要求　食品卫生监督人员应当严格执行《食品卫生法》,依法行政。

(1) 认真履行职责:①进行食品卫生监测、检验和技术指导;②协助培训食品生产经营人员,监督食品生产经营人员的健康检查;③宣传食品卫生、营养知识,进行食品卫生评价,定期公布食品卫生状况;④做好食品生产经营企业新建、改建、扩建工程选址和设计的卫生审查,并参加工程验收;⑤对食物中毒和食品污染事件进行调查,并采取有效控制措施;⑥做好巡回监督检查工作,及时发现和处理问题。

(2)遵守法定程序:①对食品生产经营企业进行巡回监督检查时,应出示监督证件,根据法律、法规、规章以及卫生规范的规定进行监督检查;采集食品、食品添加剂、食品容器及包装材料、食品用洗涤剂、消毒剂、食品用工具等样品时,应出示证件,并出具采样凭证。②实施行政处罚时,应遵守《行政处罚法》和卫生部《食品卫生行政处罚办法》及有关卫生行政处罚程序的规定。

(3)保守技术秘密:食品卫生监督员对食品生产经营者提供的技术资料应当保密。

3. 消费者的伦理要求　消费者应当增强自我保护意识,做到:①不购买无证厂商生产的食品;②不到无证餐饮单位就餐;③集体订餐的单位要查验供应商的《食品卫生许可证》;④遇到食品卫生问题要及时向卫生监督部门举报投诉。

三、突发公共卫生事件

突发公共卫生事件,是指突然发生的、造成或者可能造成社会公众健康严重损害的重大传染病疫情、群体性不明原因疾病、重大食物和职业中毒以及其他严重影响公众健康的事件。如2003年年初,先后发生在我国内地24个省区市,共波及266个县和市(区)的非典疫情。截止2003年8月16日10时,我国内地累计报告非典临床诊断病例5 327例,治愈出院4 959例,死亡349例(另有19例死于其他疾病,未列入非典病例死亡人数中)。

突发公共卫生事件具有以下特征:①突发性。它是突如其来的,一般是不易预测的。②公共卫生的属性。它针对的不是特定的人,而是不特定的社会群体。③对公众健康的损害和影响要达到一定程度。凡是具备以上3个特征的重大传染病疫情、群体性不明原因疾病、重大食物和职业中毒以及其他严重影响公众健康的事件都在条例的适用范围之内。重大传染病疫情,是指传染病在集中的时间、地点发生,导致大量的传染病患者出现,其发病率远远超过平常的发病水平。群体性不明原因的疾病,是指在一定时间内,某个相对集中的区域内同时或者相继出现多个临床表现基本相似患者,又暂时不能明确诊断的疾病。这种疾病可能是传染病,可能是群体性癔症,也可能是某种中毒。中毒,是指由于吞服有毒物质,或吸入有害气体,或人体与有毒物质接触等原因,造成对人体健康的损害。重大食物中毒和职业中毒事件,是指由于食物或职业的原因而发生的人数众多的、伤亡较重的中毒事件。

为了及时有效处置突发公共卫生事件,必须建立起"信息畅通、反应快捷、指挥有力、责任明确"的应急体制。

　　1. 政府及其有关部门的责任　突发事件发生后,国务院和省、自治区、直辖市人民政府设立突发事件应急处理指挥部,负责对突发事件应急处理的统一领导、统一指挥。卫生行政主管部门和其他部门在各自职责范围内,做好突发事件应急处理的有关工作。政府及其有关部门的职责有:①按照分类指导、快速反应的要求,制定突发公共卫生事件应急预案,并按照被批准的应急预案要求,对本职责内的执行情况进行督察和指导。②尽力组织好应对突发公共卫生事件的卫生资源和社会力量,如宣传预防保健知识、培训医务人员、供应隔离防护用品和药物等,以维护社会稳定。③保持信息畅通,既要及时、准确地向上一级报告本地区的疫情信息,又要将国家及其上级部门公布的疫情信息向当地群众公开和传达。

　　2. 医疗机构的责任　医疗机构应当及时有效地救治传染病患者,防止相互推诿和交叉感染,切断传染源,做到:①对因突发事件致病的人员提供医疗救护和现场救援,对就诊患者必须接诊治疗,并书写详细、完整的病历记录;对需要转送的患者,按照规定将患者及其病历记录的复印件转送至接诊的或者指定的医疗机构。②医疗机构内应当采取卫生防护措施,防止交叉感染和污染。③对传染病患者密切接触者采取医学观察措施,传染病患者密切接触者应当予以配合。④医疗机构收治传染病患者、疑似传染病患者,应当依法报告所在地的疾病预防控制机构;接到报告的疾病预防控制机构应当立即对可能受到危害的人员进行调查,根据需要采取必要的控制措施。

　　3. 疾病预防控制机构的责任　各级疾病预防控制机构履行下列职责:①对传染病疫情进行监测与预警;②对疫情报告进行汇总、分析、评估;③对患者或者疑似患者及其密切接触者进行流行病学调查;④对患者或者疑似患者的密切接触者采取必要的医学观察措施;⑤对医疗机构的消毒、隔离工作进行技术指导;⑥对疫点进行隔离控制和消毒;⑦对医疗机构外死亡的患者或者疑似患者的尸体进行消毒处理;⑧对疾病预防控制人员进行专门的业务培训;⑨对公众开展健康教育和医学咨询服务;⑩依据有关规定实施其他疾病预防控制措施。

　　4. 公民的责任　任何人发现传染病患者或者疑似传染病患者时,都应当及时向附近的医疗保健机构或者疾病预防控制机构报告。在突发事件中需要接受隔离治疗、医学观察措施的患者、疑似患者和传染病患者密切接触者,在卫生行政主管部门或者有关机构采取医学措施时应当予以配合;拒绝配合的,由公安机关依法协助强制执行。

（邵晓莹）

案例

2010年8月8日凌晨,我国甘肃省甘南藏族自治州舟曲县发生特大山洪泥石流地质灾害。当天晚上中国疾病预防控制中心(以下简称"中心")派出专家参加卫生部专家组赶赴灾区。根据专家组现场反馈,舟曲县的5家县级以上医疗机构的网络直报计算机和网络设备均受到损害;21家乡镇卫生院的网络直报计算机虽然未受损害,但ADSL宽带网络中断,无法正常开展传染病与突发公共卫生事件网络直报工作,灾区疫情报告工作基本处于瘫痪状态。

为尽快恢复舟曲灾区的卫生信息畅通,中心救灾防病领导小组经与现场专家沟通讨论后,迅速提出快速恢复网络直报工作方案,即利用无线上网笔记本电脑方式来进行网络直报工作。中心在第一时间联系捐赠企业——中国科学院软件科技股份有限公司,落实了笔记本电脑和3G无线上网卡。捐赠企业迅速完成了5台笔记本电脑和26个含半年资费3G无线上网卡的采购和调试工作。于8月10日下午移交给赴舟曲县工作队手中,8月11日送到舟曲灾区,保障了传染病与突发公共卫生事件网络直报工作正常开展。

中心的传染病监测人员在灾区网络直报恢复的情况下,增加了灾区传染病与突发公共卫生事件概况栏目并安民告示,加强了灾区的疫情监测与分析。这不仅为中心后续派出的救灾防病队伍,在物资准备、物资补充、派遣人员等方面提供信息,保证了食品卫生、饮用水卫生、环境消毒、改水改厕、肠道传染病和黑热病控制等救灾防病工作的科学性,而且通过网络直报,灾区的传染病疫情监测情况迅速传递给政府、社会和群众,既能帮助政府及时调整救灾计划,又能获得全社会的理解和支持。

思考题

1. 预防伦理准则的具体内容有哪些?
2. 预防工作人员在实施预防接种时应当遵循哪些伦理要求?
3. 突发公共卫生事件处理有哪些伦理要求?

第八章

医技工作与医学科研伦理

第一节 医技工作伦理

一、医技工作的地位

医技工作是指运用诊疗技术或仪器设备,配合参与临床各科诊疗活动的技术性工作。医技工作是伴随着社会和医学科学技术的发展而产生和发展的,科学技术发展的同时,也促进了医学诊疗技术和医疗仪器设备的大发展。从1543年维萨里发表《人体之构造》,开创了解剖学的历史,医学专业分科加速,尤以病理学、药理学最为突出,医学技术开始试行。19世纪分析化学和合成化学的发展,20世纪抗生素的发现和使用,听诊器、水银血压计、检眼镜、喉镜、膀胱镜、气管镜等的发明,X线的发现并随之应用于临床,引发了医学诊断技术的革命。20世纪70年代开始的以计算机技术、生物技术、新材料技术、新能源技术为主导的新技术革命,带动了医学技术更迅猛的发展,为疾病的诊断提供了新的方法,为疾病的治疗开辟了新的途径,为疾病的预防开拓了新的思路,提高了医学诊疗质量,增进了人类健康。目前,医技工作主要有3类:一是以诊断为主的医技工作,如检验、放射、病理、超声、心电图、内镜、功能检查等;二是以供应为主的医技工作,如营养、消毒、器械供应、血库、医学情报资料等;三是以治疗为主的医技工作,如理疗康复、高压氧舱、核医学中的放射治疗等。由此,各级医院里的医技人员越来越多,医技工作的地位受到了社会和医学界的高度重视。

1. 医技工作为疾病的诊断提供了更加可靠的方法 现代医学技术已经可以帮助医务人员直接观察到病变位置,帮助临床诊断实现定位、定量、定性的分析,为人体疾病的诊断提供形象、精确的依据,这无疑开阔了医务人员临床诊断的视野和思路,提高了疑难杂症的诊断水平。同时,医技科室为临床提供的大量数据作为诊断依据,对疾病诊治预后也起到了重要作用。如血液病诊断需做血液和骨髓的检查、内分泌疾病要借助生化的定量和定性分析、肿瘤性质的确诊要依靠病理切片检查等。

2. 医技工作为疾病的治疗提供了更加多样、有效的手段 现代医学技术已经是疾病治疗不可缺少的"助手",如药剂人员为治疗疾病提供药品,检验人员为诊断和治疗过程提供大量数据,供应人员为治疗疾病提供各种医疗器械、医疗设备,营养师为配合治疗、促进康复提供不同的饮食等,疾病治疗已经整体化、综合化,还有理疗、放射性同位素、高压氧舱、核医学技术等已经是治疗某些疾病的主要手段,麻醉、激光也是外科手术不可缺少的。因此,医技工作对疾病治疗的作用是独特的,是传统治疗手段无法实现的。

3. 医学技术为预防疾病、提高生命质量发挥着积极作用 应用医学技术的目的是为了维护和促进人类的健康。医学技术是诊断技术,鉴定疾病及患病程度;医学技术是治疗和康复技术,减缓或根治疾病,帮助患者恢复身体功能;医学技术还是预防保健技术,保健个人或群体的身心,预防疾病的侵入。例如一些疾病的筛选和健康普查、防止劣质人口的出生、发明和使用减毒疫苗预防疾病、消灭"禽流感"的病媒动物等,医技工作正在卫生防疫、母婴保健、老年医学、职业病防治等方面发挥着必不可少的作用。

二、医技工作的伦理特点

医技工作能帮助医务人员更快捷、准确地诊疗疾病。医技科室是现代化医院的重要组成部分,其伦理特点可归纳为以下几个方面。

1. 医技科室的专业性及相对的独立性 随着医学技术的发展,医技科室的分工越来越细,医技工作者的专业知识越来越丰富,专业化程度越来越高。由于专业分工,表现出医技科室的相对独立性。但是,医技科室的地位无论怎样变化,医技工作都应该坚持为临床诊疗科室的患者服务,为医学科研和教学服务,为人类的健康事业服务。医技工作者要积极研究自己的专业,熟练操作医学技术,为临床科室提供更多更新更及时的诊疗手段和依据,促进医疗服务质量的提高。

2. 医技科室仪器设备的使用和管理的一致性 医技科室一般不直接面向患者,而是运用各种仪器设备来发挥自己的特长,从而为临床提供大量的数据,作为疾病诊断的依据。医技科室是医院里医疗器械、仪器、设备较集中的科室,如何管理、维修和保养这些物品,使之达到规定的完好程度,保持良好的运行状态,这体现了仪器设备的使用和管理的一致性。医技工作者既需要医学基础知识,又需要精湛的专业技术;不仅要知道仪器设备的性能,正确地使用它们,又要熟悉工作原理和临床需要,并能掌握其工作规律和管理方法,才能卓有成效地开展工作。此外,医技工作者还要考虑患者、医院和社会的利益。首先,要考虑医学技术的有效性和经济性,即患者对诊疗成本的承受力与获得效益之间的利益。

对必要检查的项目一定认真细致,不怕麻烦,甚至对某些患者进行扩大项目检查;对不必要的检查,则应主动与医疗科室协商,更换更加实惠又有效的检查方法。其次,要考虑医学技术的社会性和特殊性,即医学技术可能对社会人口结构、生态环境、个人信仰等方面的副作用。如性别鉴定、基因鉴定、患者的技术数据的知情范围、医疗仪器报废处理等,都要有利于社会稳定。

三、医技工作的伦理要求

医技工作的伦理要求是医技科室在诊疗中的地位和自身的特点决定的。

1. **医技工作者要有服务意识**　医技科室是医院的重要组成部分,是实现医院现代化的重要条件。医技科室能为临床工作提供大量的诊断数据和一些治疗手段,是提高诊疗质量的重要保证,也是促进医学发展的重要保证。如提供的诊断数据是否准确、可靠,发放的药品是否保质保量,放射剂量是否掌握在标准范围内,营养室是否做到科学、合理的配制各种饮食等,均直接关系到患者的治疗和康复,影响着医疗、教学和科研工作的顺利进行。尤其在抢救危重患者时,医技工作者及时、果断、准确地提供临床诊断所需要的信息资料,往往能成功地挽救患者的生命。

可见,现代医学是非常重视和依赖医学技术的,医技工作已成为临床为患者服务的重要组成部分。所以,医技工作者理应遵循共同的医德准则,要有为全心全意患者服务、为临床服务的意识,注意调整好与患者、临床科室人员以及医技工作者之间的关系,共同担负起救死扶伤的责任。

2. **医技工作者要注意知识更新**　医技工作在医学教学、医学科研中发挥着越来越重要的作用,一些传统操作方法已经不能适应临床科室比较复杂的科研项目的需要,必须通过现代化检测手段的协作才能进行。医技科室的仪器设备更新换代的速度越来越快,使用和操作仪器设备的医技工作者必须熟练掌握技术,才能保质保量的为临床诊疗工作提供服务。因此,医技工作者必须不断地学习,不断地掌握新技术,不断地提高医德修养,才能尽到为患者、医院和社会服务的伦理责任。另外,医技工作者还应该热爱本职工作,努力钻研业务,比如充分了解仪器设备的性能,发挥其潜在作用;努力研究操作方法、适用范围、检测数据等技术问题,使得检测结果更可靠等。

3. **医技工作者要为患者着想**　医学技术所要解决的是医学问题,而医学问题针对的患者是有个体差异的,应该使用不同的医学技术来诊疗疾病。因此,医技工作者在工作的时候,应处处为患者着想,考虑应用医学技术的目的性和有效性。首先是技术效益,选择哪种医技方法,是看这种方法能否达到最优化的诊疗作用,能用便捷的技术不应该用复杂的技术,能用无创伤性的检查不应该用创伤性的,能一次检查解决的不应该多次重复,尽量不要使用新技术效益不明确的或治疗效果有争议的医技方法。其次是经济效益,医学技术不是越昂贵的就越好,医技工作者使用技术要考虑到患者的经济负担。医技科室应与临床科室密切配合,决不能为了自己的经济利益而盲目滥用医技检测手段和治疗手段,决不能把医院购买仪器设备的经济负担转嫁给患者和社会,以免增加患者不必要的负担和对健康不利。

4. 医技工作者要管好、用好仪器设备　现代科学技术成就在医学上的应用,供医院使用的诊断、治疗及辅助设备的数量越来越多,质量越来越好,价格越来越贵。医院里大量的医疗仪器设备是配备给医技科室的,占据着医院里相当大比重的固定资产和流动资金。如何正确地购买药品器材,管好、用好仪器设备,发挥它们的社会和经济双重效益,更好地为患者服务,是医技科室的基本伦理要求。医技工作者讲究伦理责任,就应该积极、合理地使用好现有的仪器设备,充分发挥医技工作对临床诊治工作的促进作用;就应该精心管理、保养和维修各种仪器设备,保证使用的安全性、可靠性、有效性;就应该设法延长医疗器械、仪器和设备的使用寿命,避免药品器材的积压浪费,提高医院的经济效益。

5. 医技工作者要防止医学技术的副作用　医技科室是医院里有毒、有害和放射性物质排放的"大户",如检验、放射、同位素、供应消毒等排出的有害物质和气体,不仅会影响医院环境和患者康复,而且防范措施不符合要求,还会污染周围社区环境,损害更多人的健康,甚至会发生不应有的事故。因此,医技科室的污染物质要严格管理。首先,医院管理部门要重视,制定严格的处理程序,定期检查,建设合乎标准的排污设备等。其次,医技工作者要自觉增强道德责任感,努力创建医院的优良环境,努力维护患者和社会的利益。其具体的伦理表现:一是医技工作者要严格遵守规章制度,注意自身健康的防护保护;二是对那些有害于人体的废弃物必须严格收集,如液体污物、固体污物、污水等,并在排放前按照程序进行无害化处理;三是注意防止非医技工作者和患者接触有害物质,避免在医技科室里发生机会性感染、二重性感染等。

四、医技工作者的特殊伦理要求

(一) 检验科工作者的伦理要求

1. 严谨求实的科学作风　医院的检验科是工作量大、技术性强的医技科室,无论仪器性能、试剂质量、实验方法或操作熟练程度等哪方面发生问题,都可能影响检验结果的准确性。尽管检验科工作者不像临床科室人员那样直接接触患者,但同样肩负着救死扶伤的人道主义义务。检验科工作者一定要提供科学、准确、可靠的化验报告,以提高临床的医疗质量。

2. 认真负责的工作态度　检验科工作是从患者身上取得血、尿、粪便和各种体液等化验标本,经过处理和检验而取得各项数据,而这些数据是临床医生对患者进行诊治的重要依据。所以,检验科工作者要有高度的负责精神和熟练的操作技术,按照规定的要求认真做好检验工作的每一步骤。如采集标本时要无菌操作、防止凝血溶血等;接受标本时,要认真查对检验单,避免错号、错标本等;检验操作时仪器、试剂和标本要谨慎使用,不能有差错,以保证检验结果的准确性。尤其在抢救危重患者时,检验科工作者应该随叫随到,并要沉着冷静、迅速果断、准确及时地提供临床急需的检验数据。

3. 尊重标本,爱惜仪器设备　标本都是来自于患者身体,有的标本是通过特别的穿刺方法取得的,如脑脊液、骨髓液、胸腔积液、腹水等,其数量少,采集难,患者比较痛苦。因此,检验科工作者应尊重标本、爱惜标本,就如尊重患者、爱惜患者一样。在操作过程中,应严肃认真、谨慎从事,既要按照规定储存和使用各种标本,又要按照规定处理各种标本。

检验科的各种仪器设备是完成工作必不可少的条件,检验科工作者要了解其性能和基本操作原理,准确的使用。检验科要制订出管理仪器设备的规章制度,定期保养、维修,使之保持完好的程度,以保证随时正常启动和工作。那种只管使用,不管保养和维修的做法是不道德的,应予纠正。

(二) 医学影像科室工作者的伦理要求

1. 一丝不苟,科学地使用医学影像技术　医学影像技术发展得非常快,临床诊断更加快捷、准确。但是,任何诊断技术都不可能达到百分百的精确度,也不可能适用于诊断或治疗一切疾病。因此,医学影像科室工作者在诊疗时,一定要一丝不苟地对待工作,科学合理地使用技术。第一,对患者高度负责,不放过任何作为诊断依据的蛛丝马迹,一旦发现异常情况,应结合病史、经验,与临床科室协商,以期做出准确的诊断,防止不负责任的漏诊、误诊。第二,检测以前仔细核查临床科室的要求,拍摄结果应与临床提示的病变位置相一致,防止出现搞错检测部位的医疗差错。第三,医学影像技术必须通过仪器设备来实现其目的,价格比较昂贵,不仅临床科室要谨慎选择适应证患者,而且医学影像科室工作者也应监督和控制,防止技术滥用和浪费。

2. 加强防护,避免放射线损伤人体　医学影像科室中的放射科是有放射线的,既对患者有诊疗作用,也有损害作用。因此,控制放射性照射给人体带来的危害,必须看成是影响人类健康的伦理问题。医学影像科室工作者必须从医德的角度来认识,防止不必要的反复检测,防止过多过勤的复查,防止未检测的患者在暗房中等候;对孕妇使用放射线诊疗时要注意保护胚胎;在摄片时,特别是

100

进行放射治疗时,要做好非照射部位尤其是对性腺部位的防护。

3. 举止文明,正确对待异性患者　医学影像科室工作者检测患者时,一定要文明严肃,稳重认真,不得谈笑戏谑。男性医技工作者在封闭的房间里检查女性患者时,一定要有第三者在场,并带好手套,按一定程序进行检查;医学影像科室工作者无权检查妇女会阴部,如骨盆、耻骨联合部位照射时,不得让患者裸露照射部位;医学影像科室工作者决不能利用特殊的工作条件,玩弄异性或同性,否则,不仅要受到道德的谴责,而且要受到法律的制裁。

(三) 核医学工作者的伦理要求

1. 正确选择检查方法和放射性药物　临床核医学的实验检查都要借助特殊的放射性药物和专门的探测仪器设备。核医学检查方法很多,各项检查的临床价值不同,其检查原理、仪器性能等因素也不同。因此,为了达到诊疗的最优化,核医学工作者必须掌握各种核医学检查方法的确切临床意义及放射性药物的性能,在选用时力求准确、简单、有效。降低患者的医疗费用,避免使人体受到不必要的辐射影响。

核医学检查或治疗都需要放射性药物,合理、科学地使用放射性药物是非常重要的。为此,核医学工作者一个重要的医德方面,是努力探索和研究有效的放射性药物。除了对药物的品种进行研究,还要结合临床探索各种检查所需要的药物剂量,在保证诊疗效果的前提下,尽量降低放射性药物的使用量,以减少核射线对人体的损伤。

2. 科学完成技术操作和结果评价　严格按照科学规律进行技术操作,结合临床反映的患者情况正确地评价检查结果,并向临床提供可靠的资料,是核医学工作者的基本职能。检查结果是否科学,直接影响着核医学的临床效益。核医学工作者应对每一次的实验结论负责,对每一份的检查报告负责,尤其是检查结果评价与临床诊断不一致时,应综合分析,找出原因,决不能简单行事。因而,核医学工作者特别需要不断提升自身的专业素质,加强医学伦理修养,使核医学发挥更大的医学技术的作用。

3. 加强放射性药物管理和保护环境　任何科学工作都有严格的技术管理,而核医学工作的技术管理更有其特殊意义。放射性药物的管理是各项管理的重点,放射性药物的登记、保存、使用等工作必须严格履行规章制度,防止丢失,防止计算使用量错误而给患者服用过量药物造成人体健康的损害。同时,必须按照规章制度,及时处理放射性废气、废水和其他污物,尽可能地将放射性废物转化为非放射性废物后再排放和处理。放射性物质若不加以控制随意排放,会造成环境污染,尤其是半衰期较长的放射性物质,更要严格处理。不能只顾临床使用技术而不顾保护环境,只顾工作操作方便而不顾他人健康。所以,加强核医学技术使用的管理,保护环境和人群的健康,是衡量核医学工作者伦理素质的重要标志,也是应该履行的社会责任。

(四) 药剂科工作者的伦理要求

1. **遵守药典,严格规程**　药品只有正确发放、合理使用,才能发挥其预防和治疗疾病的作用,否则,将危害患者和社会。因此,药剂科工作者必须做到切实保证药品质量符合药典规定。尤其在发放毒性、麻醉和限制药品时,要严格执行多部药品管理的配套规章。一般情况下,药剂科工作者不能自行配制麻醉药品和生物品制剂,自配其他药剂必须符合《中华人民共和国药品管理法》、《医院制剂管理办法》等有关规定。在调剂、制剂工作中要有严格的科学态度,遵守操作规程,做到称量准确,药剂符合质量标准。制备失效变质药品、购销伪劣药品、在药品中掺杂使假等行为都是不道德的,而且还要追究法律责任。

2. **主动热情,认真负责**　药剂科是医院对外服务的一个重要窗口,其工作主要集中在门诊、急诊第一线,每天接触大量患者。药剂科工作者的工作态度,直接关系到医院的声誉和患者用药的心理效应。主动、热情地接待好每一个患者,有利于患者疾病的早日康复。因此,药剂科工作者要做到:第一,执业药师应该参加临床科室的查房,与医生配合,向患者提供科学合理的用药。第二,发放药品时应认真进行"三查七对",仔细审查处方,做到快捷、准确、及时,并耐心地告诉患者用药方法和注意事项,耐心地回答患者的询问。不随意更改处方,对不正规或错误处方要把住关口,及时与临床医生联系,以保证用药安全。第三,若发现误配、错配药物,或发现患者(患者家属)把他人的药品取走等情况,药剂科工作者应想尽一切办法包括动员社会力量立即追回,绝不能掺杂私念、文过饰非,给患者带来损失,并要严肃检查和处理事故,杜绝类似现象再次发生。第四,定期检查核对药品,保证药品不变质、不短缺,否则,必然贻误医疗诊治工作的正常进行,影响医疗质量。这是不负责任的表现,情节严重的还要追究法律责任。

3. **廉洁奉公,平等待患**　药剂科掌握着医院药品的采购、保管、分配等权利,而医院用于药品采购金额约占医院经费的 40%～70%,影响着医院的经济效益。药品采购应按照急救药、常用药保证供应,新药、紧缺药重点供应,毒性、麻醉、精神药品控制供应的原则,做到不合格药品不进医院,不合格药品不出医院,切实保证患者的用药安全。为此,药剂科不能从销售商中受贿和接受"回扣",不能搞走后门、拉关系等不正之风的药品交易,不能怂恿临床医生用昂贵药品、进口药品、辅助性药品去小病大治。药剂科工作者要按照医嘱执行,不能对患者有亲疏厚薄之分,甚至故意应付、糊弄或刁难患者。

（五）血库工作者的伦理要求

1. 严格执行血库规章制度和掌握操作规程　血库工作者所负的责任比一般医技科室更重，任何一个环节稍一疏忽，都可能发生差错事故，直接危及患者的健康和性命，而这种危险常常是不可逆的。因此，发挥临床输血作用，起到治疗疾病和康复的作用，血库工作者必须时时严格执行血库规章制度和掌握操作规程，不允许存在输血过程中的任何隐患。保证输血安全，要有严格的血库技术和现代血型血清学技术的检测，杜绝血型配伍差错引起的溶血性输血反应，避免输血后的迟缓性不良反应、副作用、输血传染病的发生。保证输血安全，还要保证发出的血液质量、品种、规格、数量无差错，认真核查和登记血液包装袋上标明的献血者姓名、血型、采集日期和时间、有效期和时间、血袋编号、储存条件等。

2. 树立高度的责任感和同情心　输血治疗非同一般治疗，往往在临床上直接起到救死扶伤的作用，尤其对危重患者或手术中急需输血的患者，及时、合理的输血可迅速使患者转危为安，取得医疗救治的成功。因此，血库应根据医院用血的需要，储备一定周转量的血液及其代用品，保证随时满足临床科室需要，特别是满足手术患者、急救患者的输血需要。血库工作者对输血患者既要负责一阵子，又要负责一辈子；既要考虑暂时效益，又要考虑长远效益；既要对工作负责任，又要有对患者的同情心。如人群中 Rh 阴性血只占 0.1%，Rh 阴性血患者输入 Rh 阳性血，当时不会发生输血反应，但以后会给患者再输血或妊娠造成麻烦。所以，除了万不得已情况，应该给 Rh 阴性患者输入 Rh 阴性血，以期提高临床输血效果。

（六）营养科工作者的伦理要求

1. 科学调制膳食，积极配合治疗　住院患者的饮食是治疗性饮食，是治疗疾病的基本措施之一。饮食不当如同治疗不当一样，也会干扰或加重患者的病情，不同程度地影响疾病的转归。因此，营养科的工作直接关系到患者的治疗和康复，与药物治疗、理疗治疗、手术治疗等一样重要。营养科不仅要科学调配普通患者的饮食，如为南方人提供米饭，为北方人提供面食，为口味重的人多提供荤菜，为口味轻的人多提供蔬菜等；而且要为垂危患者配制各种营养处方和完成各种特殊饮食的制作，如肾炎患者用低盐或无盐饮食。因此，营养科工作者应该定期下病房，主动了解患者的饮食习惯、饮食意见和临床医生对特殊饮食的要求，耐心介绍营养膳食的内容及其注意事项、治疗目的，积极宣传营养知识与疾病康复的关系。使患者认识到疾病治疗与科学饮食关系的重要性，遵守饮食要求的必要性，能配合治疗，早日康复。

2. 保持高尚医德，满足患者需要　医院营养科不仅仅是为患者要吃饭而烹饪，而是要让患者住院的饮食比家庭的饮食更加科学合理、更有营养价值。营养科要按照膳食常规的规定设计各类食谱、计算膳食的营养素比值、检查食品卫生等,既要保证饮食的营养和卫生,又要保证患者有食欲,还要保证饮食起治疗和保健作用。因此,营养科工作者要不辞辛苦,不计较时间,认真执行随时开出的营养处方,为这些特殊患者及时配制和供应饮食;营养科工作者要科学地对待自己的专业,如烹饪少油、少盐等食物要严格计量,盛入特殊标记的食具里,以免搞错;营养科工作者还要有同情心,如主动关心晚期肿瘤患者和重症慢性病患者,为他们供应的饮食要可口和易于消化,并尽量满足他们的合理要求。

3. 厉行勤俭节约,遵守规章制度 营养科的物品与人们的普通生活紧密联系,应严格管理、合理使用、定期检查,以确保患者的利益和维护医院的声誉。营养科工作者要厉行勤俭节约,爱护公共财物,防止食物虫蛀、鼠咬和腐烂变质等浪费现象,为患者精打细算。营养科工作者不能借助职业便利捞取不正之物,或大手大脚、多吃多占。损害患者和国家的利益是不道德行为,情节严重的要追究法律责任。

第二节 医学科研伦理

医学科学研究(medical research)是科学研究的重要组成部分,其目的在于认识和揭示医学领域内客观对象的本质和运动规律,用实验研究、临床观察、现场调查等方法,揭示疾病的发生、发展的客观过程,探索战胜疾病、增进人们身心健康的途径和方法。在实现这一目标的过程中,不仅需要医学科研人员的聪明才智和现代化手段,更需要高尚的科研伦理和献身医学事业的理想和情操。

一、医学科研的基本特点

医学科研和其他科研一样,要遵循科学的一般要求和规则。但医学科研和其他自然科学相比,又有其自身的特点。

1. 研究结果的两重性 医学科研的结果往往存在着两重性,或有益于人类的生存和发展,或给人类带来危害和灾难,这些利弊相伴而生,可出现在研究的过程中,也可出现在成果的应用上,可产生局部的或广泛的、近期的或远期的对人们的直接而深刻的影响。例如,20世纪50年代末,西德医药科学家研制的为抑制"早孕反应"的新药沙利度胺(反应停),使用后导致胎儿畸形;利用核医学的放射治疗,在杀死癌细胞的同时也伤害健康细胞;吗啡可以镇痛,但也会使患者成瘾。因此,要求医学科学研究者从选题、设计到成果论证、应用,必须具有很高的预见性。在成果推广运用到临床前不仅要考虑近期效果,还要关注远期作用,

104

不仅考虑患者治疗效果,还要注意到副作用,必须以维护患者的最大利益为伦理标准。一旦有充分事实说明弊大于利时,应立即停止使用。

2. 研究对象的复杂性　人类的生命活动是一个极其复杂的过程,人体的结构与功能、遗传与变异、局部与整体、兴奋与抑制、平衡与紊乱、宏观与微观、免疫与感染、损伤与修复等,均反映了生命活动的复杂性和对立统一性。复杂性还表现在影响人类健康的因素千变万化,这些因素包括物理因素、化学因素、生物因素、遗传因素等。人的个体差异性和人体本身的复杂性,使同一病变在不同的人体上呈现不同的临床表现;同一药物的使用,在不同患者体内会有不同的效果和作用;有些药物近期效果明显,而远期效果则不佳;有些药物在动物实验中作用明显,而对人体则无效。同时人还具有社会属性,每个人都是社会中的一个特定的角色。因此,还需考虑到社会因素、心理因素、文化因素等的影响,综合分析,才能获得科学的认识。

3. 研究活动的严肃性　任何一项医学科研成果,不管其在研究过程中考虑如何细致周密,在局部范围内使用多么可靠有效,其可行性和有效性仍需在大面积人群中得到验证。在确定一项医学科研成果的推广使用时,必须注意到整体效应和远期影响。所以,为实现促进和维护人类健康利益这个神圣目的,医学科研活动必须持严肃态度。20世纪初,英国外科学家莱恩(1856~1943)鼓吹内脏下垂和自身中毒的理论,使数以千计的患者接受结肠或半结肠切除术,盲肠、结肠固定术,胃固定术,肾固定术和子宫固定术,以治疗十二指肠溃疡、风湿性关节炎、精神分裂症、动脉硬化、高血压等,结果给许多患者造成了严重后果。其直接原因,就是没有经过动物实验,没有在医学科研中坚持应有的伦理原则。

4. 研究内容的广泛性　医学科研的内容广泛而细微,不仅立足于医学本身,而且立足于医学与其他学科交叉渗透,不仅涉及自然科学,也涉及社会科学、人文科学。此外,医学研究的全球化趋势,地域之间的合作逐渐增多,也要求医学科研者在重视专业的同时,还应关注相关学科的动态,树立全面、综合、客观的研究态度和观念。正是因为研究内容的广泛,使得研究的方法呈现出多样性。既有传统的经验医学方法和生物医学的方法,还有心理学、社会学、医学工程技术学等学科的研究方法。

二、医学科研伦理确立的原则

医学科研伦理(morality of medical research)是人们在科学研究活动中有益于人类、有益于科学、有益于社会发展进步的道德意识和道德行为。1949年9月,国际学者联合会第5次大会通过的《科学家宪章》,规定了科学家在从事科学研究时应遵循的伦理规范:要保持诚实、高尚、协作的精神;要了解自己所从事工作的意义和目的,弄清有关的道义问题;要使科学的发展有益于全人类的利益;要促进国际科学合作,维护世界和平。1984 年 1 月,在瑞典通过了关于科学家科学研究社会责任问题的《乌普斯拉宣言》。1999 年 6 月,世界科学大会通过的主要文件《关于科学与科学知识应用的宣言》和《科学纲领——行动框架》又提出:科学家要做出承诺,通过自身行动,体现高标准的伦理;国际科技界要制定科学家职业伦理规范,特别是要促进制定与环境有关的科学伦理准则;科学家要承担对社会应尽的责任,保证高标准的科学公正性及科学产物的质量;与社会分享知识,与公众交流,并教育年青一代。

以上不难看出,科研伦理是一个发展的体系,它主要体现了要保证知识造福于人类和将科学用于人类可持续发展两个主题。因此,确立医学科研伦理应该坚持以下原则。

1. 普遍性原则　这是指尚未被经验证实的科研成果或学说不管其来源如何,都必须服从客观的标准。正如美国的巴伯在《科学与社会秩序》一书中指出的:“科学真理不依赖于个别科学家的社会或个人属性。无论其种族、信仰、肤色如何,每一位对科学理论体系作出贡献的人都成为‘科学家和学者共同体’中的一员,分享与其成就相当的特权和荣誉。”坚持普遍性原则是对科学研究成果进行客观评价和无偏见评价的保证。

2. 公有性原则　这是指任何科学研究成果都是社会协作的产物,应当及时地将其公之于社会全体成员,从而成为整个社会的公共财富。默顿在《科学的规范结构》中指出,科学研究成果“构成了一种共同的遗产,其中单个生产者法律上的权力受到严格的限制。用人名命名的定律或理论并不意味着它们被发现者或其继承人所独占,惯例也没有给他们以特殊使用和处置的权力。科学中的所有权被科学伦理的基本准则削弱到最低限度。”

3. 无私利原则　这是指科研工作者要把追求真理和创造知识作为己任,以求知的热情、强烈的好奇心、对人类利益的无私关怀等作为从事科学研究活动的出发点和归宿,而不应该把从事科学研究视为追求权力、名誉、地位和金钱的手段。“科学绝不是自私自利的享受,有幸能够致力于科学研究的人,首先应该拿自己的学识为人类服务。”

4. 有条理的怀疑原则　这是指科研工作者对所有知识,无论其来源如何,在其成为确认无误的知识之前,必须借助于经验和逻辑的标准予以仔细地考察,决不应盲目接受任何未经分析批判的东西。科研工作者有责任评价其他科研工作者的研究成果,也要允许别人对自己的成果提出质疑。不崇拜偶像、不盲从权威、尊重事实、抛弃谬误、有组织地质疑和批判正是科学研究创新和发展的动力。正如古人所云:“学贵知疑,小疑则小进,大疑则大进。”

三、医学科研伦理的意义

实现医学科研的艰巨任务,不仅需要科研人员的聪明才智,还需要有忠诚于这一伟大事业的献身精神,尊重事实、不怕困难的刚毅品质,谦虚谨慎、团结协作的思想作风。因此,树立崇高的医学科研伦理,对于一个医学科研工作者来说,是至关重要的。

1. 促进医学科学发展的重要精神力量 崇高的道德理想,纯正的科研动机能激励人们为了人类健康、幸福和发展医学事业而坚韧不拔,勇于献身,这是推进科研进程的根本动力。回顾医学发展历史,任何重大医学科研成果的取得,都是医学工作者的智慧和道德相结合的产物。美国医生里德(Reed)等为研究黄热病的传染源,让蚊子叮咬自身做试验,最后献身在古巴。我国明代杰出的药学家李时珍,拒绝去朝廷当太医,宁愿风餐露宿,不畏艰险,到处奔波,采药历时 27 年,收集药本 1 892 种,参阅历史医书药著 800 余种,终于编成了 190 万字的医学巨著《本草纲目》,为世界医学的发展作出了巨大贡献。因此,崇高的医学道德一旦在医学科研人员身上形成自律和他律的统一,就可以成为确立纯正的科研目的与动机的重要保证和巨大的精神动力,激励他们在医学科研中排除困难,忘我工作,执着追求,百折不回,不畏艰辛,勇于创新,为造福于人类作出贡献。

2. 获取医学科研成果的重要基础 具有高尚科研道德情操的医学科研工作者,才能在科研过程中勇于创新,勤于实践,尊重科学,实事求是,这是科学事业取得成果的基础。当今,自然科学和技术的突飞猛进,高分子化学、电子学、分子生物学、分子遗传学等学科的迅速发展,计算机技术的广泛应用,推动了生命科学研究的进展。现代医学研究领域正在不断拓新,研究的内容日益丰富,器官移植、试管婴儿、重组 DNA、潜生命的控制等新的成果和技术相继问世。只有抱着对人类健康极端负责的态度,才能在新药物、新技术的研制和临床使用中积极进取,脚踏实地,勇于探索,忠于事实。任何方面的诱惑和各种原因的干扰,抛弃求实的原则,与错误的理论一样,会给人类带来灾难。

3. 调节医学科研过程中各种关系的重要前提 科研活动不可能孤立、封闭地进行,需要处理个人与个人,个人与集体、社会、国家,集体与集体等多端、多层次的复杂关系。只有加强科研伦理修养,才能在科研活动中做到谦虚谨慎,坚持真理,团结协作,尊重他人劳动,密切与社会的联系,这是科学研究顺利进行的重要前提和保障要素。当代科学的整体化和学科间的互相渗透联接,尤其医学与其他学科的互相交叉、互相影响,科研工作越来越需要在本系统或跨学科、本单位或跨单位之间,协同配合,共同作战。这样,伦理的作用和要求就显得尤为突出和重要,科研人员间没有切实具体的伦理调节系统,没有个体的伦理修养,就会出现不顾大局、各自为政、相互设难、嫉贤忌能、缺乏民主、垄断霸道等种种不道德的行为,从而影响科研的进程和目的的实现。

4. 评价科研成就的重要标准　医学研究不仅受物质条件的影响,而且还取决于科研人员自身素质的高低。科研人员的科研伦理水平素质决定了其才能发展的方向,同时还关系到医学科研成果是否有益于人类。居里夫妇提炼出在医学和物理学具有很高价值的镭,并发明了生产镭的专门技术。其价格昂贵,在贫穷和富裕的选择中,他们毅然无偿地将其成果公布于众。这种无私精神和高尚情操是我们学习的楷模。因此,医学科研伦理是评价科研成就的重要标准之一,对医学科研成就的评价,伦理评价比价值评价更重要。

四、医学科研的伦理准则

1. 树立远大理想,纯正目的动机　医学科学研究的根本目标和基本任务,是维护和增进人们的身心健康,防治疾病,提高人口素质,为人类造福。医学科学研究伦理最基本、最重要的是科研的动机和目的。动机支配行为,目的把握方向,纯正的目的和动机是医学科研伦理的灵魂。树立起为人类健康服务的理想,激发科研人员的强烈的社会责任和为医学献身的高尚精神,决定科研课题的选择,支配科研人员的言行,保证医学科学向正确方向发展。例如,1973 年,重组DNA 技术刚取得进展,美国的伯格教授便反对把动物肿瘤病毒植入大肠埃希菌。1974 年,美国科学院设立的一个特别委员会建议暂停重组 DNA 研究,直到国际会议制定出适当的安全措施为止。这是因为人类并非全知全能,自然界还有许多规律未被人类发现,如果轻率而盲目地伸出科学技术的"触角",就可能给人类带来无法预料和控制的后果。20 世纪 40 年代,魏斯曼-摩尔根的基因学说,在几十年中风风雨雨,遭到前苏联等国一些科学家的全面讨伐,要把它"从科学中消灭掉",但遗传学说并不因此而失去其客观真理性,如今已发展成一门崭新的遗传工程学。

2. 坚守科学精神,褒扬脚踏实地　忠实于事实是古今中外科学研究伦理的最起码的规范。医学科学工作者对人类的健康承担着道义责任,其重要前提是尊重科学,忠于事实,实事求是,严格地按科学规律办事。巴甫洛夫说得好:"无论鸟翼是多么完美,但如果不凭借着空气,它是永远不会飞翔高空的。事实就是科学家的空气。"科学要正确反映客观并进而指导实践,必须严格建立在观察和实验的基础上,经得起实践的反复检验。科学结论只能是无私无畏地根据科学事实作出,任何政治斗争需要和领导人的意愿,都不应影响试验的客观性和结论的科学性。医学科研人员要怀着对生命的高度负责的责任心,认真、科学地对待科研中的每一个环节,一旦发现错误,应勇于修正,尊重客观事实,树立严肃、严格、严密的"三严"作风。在事实面前做一名谦虚的学生,决不能弄虚作假、编造事实和篡改数据。

3. 勇于探索创新,敢于挑战权威 科学研究是探索未知、创造新知的过程,探索性和创造性是科研劳动的特征,是科学研究的灵魂。医学科学的对象是"人",从而决定了医学科研是一种特殊的研究过程,存在着人类特有的伦理关系,以及种种伦理问题。医学科研工作者必须以高度的创新意识和责任心来正视现实。要有富于想象、善于学习、破除迷信、敢于怀疑的精神,因为对既成理论的怀疑往往是对真理的追求,对权威和传统习惯的否定,需要更大的勇气和坚强的意志。当然,创新不是凭空的臆想,应该是在科学基础上的预见和行动,应保证研究成果利大于弊,能增进人们的身心健康。例如,新中国成立之初,"双侧肾结核"被视为"不治之症"。临床上流行的做法是:一旦出现双侧病变,就被诊断为双侧肾结核,放弃治疗。1953年,36岁的吴阶平改变了这一模式,提出双肾病变不等于双肾结核,大多是"一肾结核,对侧肾积水"。由此,变不治为有治,挽救了成千上万此种患者的性命。

4. 维护公平原则,营造良好环境 公平即公正,公平的前提是无私,公平无私既是科研团队相互合作、协作的基础,也是维持其相互平等竞争及促进医学科学发展的保证。因此在科研工作中,医学科技工作者除了自身对医学科学的忠诚和奉献精神外,还要量才用人以及在获得科研成果时顾及到他人的贡献,尊重他人的劳动和权益,并根据贡献大小分享物质利益和精神荣誉。维护公平原则还表现在课题评审、项目招标、成果鉴定、科技奖励、人才遴选等评审选拔工作中,应当坚持公平、公正、规范、透明、择优原则,坚决抵制不良风气的侵扰,努力营造良好的学术环境。

5. 坚持诚实守信,杜绝弄虚作假 诚信就是坚持实事求是,守信就是忠于职守,恪守信誉。忠于客观事实,反对弄虚作假是医学科研者必须始终坚持的职业操守。它要求医学科研者自尊自爱,严于律己,力戒浮躁,杜绝虚假,不得以任何形式剽窃(plagiarism)、杜撰(fabrication)和造假(falsificaion)。不幸的是,这类弄虚作假的行为时有发生,有些还触目惊心。例如,臭名昭著的"达西事件"。1987年出版的英国《自然》杂志上发表的美国国立卫生研究所的一篇研究报告中指出:年轻的心脏病研究者约翰·达西博士,截至1981年的12年里,总共编造了假论文100篇以上。世界上著名的"着色老鼠事件"又是一典型伪造成果的例子。1969年美国某肿瘤研究所的研究人员宣布,他们在延长移植皮肤的存活时间方面有了新的突破,已经完全克服了皮肤移植中的排斥反应。可是到了1974年,人们拆穿了这一骗局。原来老鼠身上的有色皮肤不是新移植上去的,而是涂了颜色的皮肤。因此,科研人员必须认识到,科研中的不正行为会把自己置于一个极为危险的处境。不正行为一旦暴露，会使自己的人格和名誉"破产"，甚至身败名裂。

6. 发扬学术民主，倡导团结协作　医学科研工作者在探索科学真理的过程中，必须正确处理人与人、个人与集体、单位和单位的关系，这也是医学科学研究工作获得成功的重要因素之一。发扬学术民主是培育学术生态的重要内容，谦虚谨慎、团结协作是医学科研工作中重要的伦理原则。在科学研究中就是要鼓励学术争鸣，提倡学术平等，反对学霸作风，倡导广纳众贤。追求真理，批评谬误，互相尊重，公平竞争，公共提高。不排斥、压制、打击不同学术观点，欢迎他人学术上超越，尊重他人创造性劳动。

医学科学发展的高度分化和高度综合的新趋势，使科学研究更要注重多方面连续性的协作攻关，正确对待学科和单位间的团结协作越来越显得重要。应该遵循平等、互助、成果共享的原则，任何封锁保密和故意设难的做法都是不道德的。

（袁岳沙）

案例

韩国首尔大学教授黄禹锡领导的研究小组，分别于 2004 年 2 月和 2005 年 5 月在《科学》杂志上发表论文，称在世界上率先用卵子成功培育出人类胚胎干细胞和用患者体细胞克隆出胚胎干细胞。这一研究成果使黄禹锡声名大振，韩国政府于 2005 年 6 月 24 日授予他"最高科学家"称号，黄禹锡成为令韩国人骄傲的民族英雄。但 2005 年 11 月 13 日，与黄禹锡的合作伙伴、美国匹兹堡大学干细胞专家杰拉尔德·夏腾发表声明，宣布停止与黄禹锡的合作。原因是他得知黄禹锡的研究小组涉嫌用"不道德"手段获取人类卵子，如用钱买卵子，胁迫两名下属女研究员捐卵，没有像捐卵者说明取卵后的副作用和过度取卵的危害等。正是基于黄禹锡在干细胞研究过程中对卵子采集上涉及的伦理问题，导致人们对他研究数据的有效性产生怀疑，并由此展开调查。2006 年 1 月 10 日，首尔大学调查委员会发表最终调查报告，认定黄禹锡科研组 2004 年和 2005 年发表的论文，都是采用编造的数据。真相大白后，黄禹锡从韩国民族英雄变成了耻辱的造假者，不得不宣布辞去首尔大学教授的职务。

思考题

1. 医技工作的伦理要求有哪些？
2. 怎样做好医技科室的各种仪器设备的管理？
3. 医学科研伦理的意义是什么？
4. 医学科研工作者应遵循哪些伦理要求？

第九章

健 康 伦 理

健康是人类幸福的载体,是人类最根本的利益。随着社会的进步和科学技术的发展,健康越来越受到人们的普遍关注。健康不仅涉及自然科学,还涉及社会科学和思维科学等领域。因此,为了人类的生存和发展的需要,对健康和健康道德问题进行全面的、系统的、多学科的综合研究已成为医学伦理学研究的一项重要课题。

第一节 健康和健康伦理

一、健康的概念

健康是一个发展的概念,人们从如何抵抗疾病开始,从对每一个个体的生理状态开始,逐渐地认识健康、理解健康的内涵所在。但是,在学术领域,健康始终是一个有争议的概念,主要有以下几种具有代表性的观点。

(一) 生物学意义上的健康概念

健康(heath)一词在古代英语中有强壮、结实和完善的意思。生物学意义上的健康概念,是用疾病来定义的:"健康就是没有疾病,疾病就是不健康"。历史上定义疾病的方法很多,但其疾病观基本上是"A+B"和"A"两种。前者是将疾病视为一种实体 B,附着在个体 A 上;后者是将疾病视为个体生理功能的改变。例如 Bobinson 把健康写成方程式为:疾病 A+治疗=健康。中国 1989 年版《辞海》将健康定义为:"人体各器官系统发育良好、功能正常、体质健壮、精力充沛并具有良好劳动效能的状态",也属于生物学意义上的健康概念。

生物学意义上的健康,主要是指一个人的生理组织没有偏离作为人这一物种的典型成员所具有的自然功能组织的标准。但是,这一健康概念并没有界定健康的特征与实质,因而具有明显的缺陷。其主要表现在:①对疾病的认识仅局限于各种病源性生物因素影响的结果,没有揭示出人类健康的全部事实;②在

"没有疾病"就是健康观念指导下的医学实践,必然是重治疗轻预防,更不可能对积极的预防保健予以足够的重视。

(二) 精神意义上的健康概念

精神意义上的健康概念是用健康本身所具有的特征来定义的。它认为健康不仅是生理意义上的健康,还包括人的精神和心理方面的健康。如《大不列颠百科全书》从环境论出发,将健康定义为"是个体能长时期地适应环境的身体、情绪、精神及社交方面的能力"。这一观点认为,从任何角度说,健康应当是社会性的,而不是生物性的。人是一种社会生物,在说明疾病时,我们不应仅仅考虑对于物种典型成员所具有的功能组织的偏离,还应当考虑到人的社会性。同时,疾病的概念也不是描述性的,而是规范性的,它实际上是对社会标准的偏离。一些历史上被相信是疾病的身体状况,在今天看来却是正常的。此外,健康与患病是一个相对的概念,对一个人来说健康,对另一个人来说可能意味着患病。因此,在各种行为、症状或确定有病的正常线索中,会产生出相当大的交叉与重叠。由于文化传统和群体的影响不同,这种交叉或者重叠也会增加或者减少。因而,健康必须被看成一种社会规范①。

(三) 社会意义上的健康概念

社会意义上的健康概念是从社会学和生物学结合的意义上来界定健康。在众多的健康概念中,最有影响、最受重视的乃是世界卫生组织(WHO)提出的健康定义:"健康不仅是没有疾病和病症,而且是个体在身体上、精神上、社会上完美的状态"。这一概念在更高层次上把人作为一个社会成员,作为一个结构与功能、躯体与精神、人体健康与生物、心理,以及社会的关系更紧密地联系在一起的自然人和社会人的统一。

社会意义上健康概念的意义在于:①纠正了健康就是人体生理功能正常,没有缺陷的偏颇;②拓展了健康概念的外延,不再把健康仅限于身体这种生物性上,而且扩展到精神和社会适应上,从而克服了把身体、心理和社会诸方面机械分割的传统观念;③对健康提出了更高的要求,健康不仅是没有疾病或虚弱,而应该是一种"完美的状态"。这种"完美的状态"是一种更高层次的健康状态,要达到这种状态,就必须把健康放在人类社会生活的广阔背景之中,健康不仅是医务人员的工作目标,而且也是个人、国家及社会的责任。

---

① [美]FD沃林斯基.孙牧虹译.健康社会学[M].北京:社会科学文献出版社,1999:131-132

（四）公众意义上的健康概念

公众意义上的健康概念指的是公共健康。公共健康是指公众的健康，亦可以称之为人口的健康。凡是与公众健康相关的问题都可以理解为公共健康问题，如社会医疗体系与制度、社会卫生体制与应急系统、医院与医生、卫生医疗和保健资源的分配、劳动保护、卫生状况、环境保护、流行病、健康教育、交通以及一些个人行为，如性行为和吸烟等。

与前面我们提到的生物学意义上、精神意义上以及社会意义上的健康概念相比，公共健康具有 5 个主要特点：一是重视"公众"和人口的健康，强调群体，而不仅是个人的健康。二是公共健康以预防为主。公共健康针对"社会"，而不是"个人"，强调预防疾病和促进健康。三是涵盖范围大，包括所有与公众健康相关的问题。四是公共健康是一种社会产品，它的促进是一种群体性行为，必须通过社会的力量和政府的行为来实现。五是公共健康突出了政府的职责与宏观调控，政府的权利和义务便是通过命令和其他强制手段消除对于公共健康的威胁，以政策和制度的形式实施宏观调控①。

尽管公共健康也是以追求健康为宗旨，但它的注意力不仅仅是个人的疾病和不健康，而是以预防疾病为己任，从更宽泛和更完整的意义上来理解健康。

二、健康伦理

健康伦理（health ethics）作为一种特殊的社会文化现象和观念形态，是人们在保护与增进健康的实践中形成的，是对社会发展状况的反映，是人们为促进健康所从事的一切活动和行为的道德规范的总和。健康伦理可以分为以下几个历史阶段。

（一）原始健康道德

这一阶段健康道德的形态特征为一般社会道德。在原始社会，生产力极其低下，人类健康面临的主要危险是饥饿与猛兽的侵袭，只是用祷告向神灵乞求健康。这既反映出当时的社会和科学不发达，也反映了自古以来健康就是人类的美好道德愿望和追求。所以原始阶段的健康道德形态，只能是人类在求生存斗争实践中形成的一般社会道德观念。

（二）医学健康伦理

这一阶段健康伦理的形态特征为医学伦理。随着社会生产力的发展，人类

---

① 肖巍. 公共健康伦理：概念、使命与目标[J]. 湘潭大学学报（哲学社会科学版），2006（5）：109

饮食和居住等基本生活条件得到改善,疾病日益成为危害健康的大敌。同时,社会分工的出现和医业的形成,以及没有疾病或治好疾病就是健康的传统医学模式的建立,使健康伦理完成了从原始形态向医学发展形态的过渡。医学在几千年的发展历程中,形成了一系列社会公认的医学伦理准则。文艺复兴后,在"人定胜天"的信念鼓舞下,人们企图以发展科学技术来改造自然,维护和增进自身的健康。因此,这时的医学伦理或称健康伦理观念,着重强调在与危害人类健康的疾病斗争中,医生对患者的健康负有责任。

(三) 社会健康伦理

这一阶段健康伦理的形态特征为社会意义上的健康伦理,是以个人健康和权利为主的健康伦理。进入 20 世纪 60 年代以来,社会发展与科技进步日新月异,医学模式开始由传统的生物医学模式向生物-心理-社会医学模式转变。医学模式的转变也使人们开始注意生物医学技术广泛应用于生命所带来的伦理问题,开始将注意力转移到个体患者的权利和自主性问题上,强调尊重患者的个人权利、隐私权和自由权。同时,对于健康的认识和理解,对于健康概念的内涵与外延均有了较大的扩展。人们日益清醒地认识到:没有疾病并不等于健康;人类健康状况的改善,不仅决定于医学的发展,而且在更大程度上决定于社会的经济、政治、文化和生态环境等因素;保护与增进人类健康,不仅需要先进的科学技术,而且需要与社会发展相适应的健康伦理观念。

社会健康伦理的形成,首先是人们对健康价值和健康权利的认同,同时也是社会进步和医学发展的结果,社会健康伦理涉及人类生活方式、生活习惯、生存环境、劳动条件、资源配置、人口的数量和质量以及医疗保健制度等,具体包括健康伦理意识和健康伦理行为两个方面。作为健康伦理意识,要求人们重视健康价值,尊重健康的权利,树立正确的健康观念,对自己和他人的健康负责。作为健康行为规范,则主要是指个人和社会的行为有利于促进人类健康的生活方式和生活习惯,有利于保护健康的生存环境,有利于人体健康的劳动和工作条件的创立,有利于适应客观变化和善于调节平衡的心理素质。

对于社会健康伦理的研究有两个方面的特点:一是内容多样性。涉及健康道德的概念、目标和原则,健康伦理与社会经济发展的关系,健康伦理研究中的冲突与难题等。二是成果具有实践性。由 WHO 专家委员会起草的大量健康道德原则、指南和实践准则,已经发表并付诸实施。健康道德研究的大量成果在近20 年来的国际卫生法中得到充分反映。

我国的健康伦理研究与实践自 20 世纪 70 年代末以来,出现了较快发展的趋势。一方面,作为当代健康伦理重要组成部分的医学伦理的理论与实践得到了应有的重视,为健康伦理的全面发展奠定了基础;另一方面,作为现代医学伦理的升华与发展的健康伦理,不仅成为我国学术界研究的重要课题和人们实践的准则,而且成为我国立法特别是卫生立法的重要依据。

(四) 公共健康伦理

公共健康伦理是关于公共健康的伦理学研究,旨在研究与公共健康相关的所有伦理问题以及解决这些问题所应奉行的伦理原则和道德规范。它有5个方面的内容:①要论证一个社会本身所具有的公共健康制度是否合乎伦理,也就是公共健康制度伦理问题。②建立一个公共健康伦理的学科体系,有一套特有的概念系统以及原则和基础理论,亦可称为公共健康理论伦理。③探讨在公共健康政策、条例和法规法律方面的伦理问题,亦可称为公共健康政策和法制伦理。④对于所有关系到公共健康问题的伦理分析,亦可称为公共健康问题的伦理分析,如对流行病的伦理分析等。⑤研究全社会和每个人所奉行的一整套公共健康伦理原则和规范,也可称为公共健康原则和规范伦理。这5个方面相互联系,互为补充,从实践、理论以及体制和政策3个层面一并构成公共健康伦理或者公共健康伦理学研究。"公共健康属于伦理领域是因为它不仅关系到社会中疾病出现的解释,也关系到这一状况的改善①。

与以往健康伦理过多地关注个人或者医患关系,强调个体权利的实现,只重治疗轻预防、重技术不重人、重经济效益而不重人文关怀相比,公众健康伦理则从群体角度出发认为,作为社会的成员,每一个公民也有责任和义务捍卫和保护社会与群体的健康和安全,并强调人文关怀,提倡通过预防来保护公众健康。

公众健康伦理的目标是公众的健康,具体来说包括增进人口健康的利益,避免、预防和消除伤害;在伤害和其他代价之间取得最佳的利益平衡,公正地分配利益和负担(分配公正),保证公众参与及有关各方的参与(程序公正);尊重自主选择和行为,包括行为自由,保护个人的隐私权,履行承诺和责任②。

三、健康伦理的意义

健康日益成为社会关心的突出问题,影响健康的决不只是一些自然因素或生物因素,而是涉及全社会领域及人类一切行为活动。健康伦理作为一种意识形态,对于调节全社会行为、维护人类健康利益,有着十分重要的意义。

---

① 肖巍.公共健康伦理:概念、使命与目标[J].湘潭大学学报(哲学社会科学版),2006(5):107
② 肖巍.公共健康伦理:概念、使命与目标[J].湘潭大学学报(哲学社会科学版),2006(5):111

（一）健康伦理是实现人人健康的思想基础

伦理道德的力量是人的一种自觉、内在、深厚、持久的力量。人的观念和行为只有升华到理想的道德境界，才能有效地实现正确的价值目标。健康是人类最宝贵的财富，维护健康是人的第一需要。健康伦理的要求，不是对人生产活动、生活方式外加的苛刻要求，而正是关系到每个人以及子孙后代健康利益的必要条件。只有把健康伦理道德的要求转化为人类理性的成果，才能使之渗入到人们的思想认识中去。一切维护健康的行为，都是在为人类造福，应受到肯定和赞扬；一切不利于健康的行为，都是在损害人类健康，应受到谴责和批评。唯有如此规范自己的行为，才能使健康得以有效的维护。因此，健康道德也是衡量和评价社会及其成员行为是否符合人类健康利益的标准。

（二）健康伦理为卫生政策和医疗保障制度提供伦理依据

卫生政策和医疗保障制度是为了充分利用有限的卫生资源，使用最有效的卫生措施，最大限度地满足人群对健康的需求而制定的。然而，人们对健康的需求和如何满足常处于一种复杂的状态之中，卫生政策的决策者常面临着多种的选择和冲突。因此，需要依据一定的伦理理念和思想为指导，伦理学是卫生政策和医疗保障制度制定的基础。可以说，有什么样的伦理理论，便有什么样的制度和政策的选择。在社会主义市场经济条件下，伦理思想的指导可以使以公众健康为目标的卫生政策和医疗保障制度尽可能地不背离公众的健康利益，使保健服务在复杂的多种利益关系中得到合理的调节和平衡。这既体现出中国共产党代表中国最广大人民根本利益的宗旨，也体现了社会主义制度的优越性。

进步的现代社会，既需要物质文明建设，也需要精神文明建设。健康道德不仅是实现人人健康和促进社会经济发展的重要思想基础和前提条件，而且是社会主义精神文明建设的重要内容。健康道德渗透到社会的各个领域，对社会政治、法律、文化等意识形态领域产生不可忽视的影响。可以预料，随着健康道德研究的深入和观念的普及，其在增强健康意识、规范健康行为和培养健康生活方式、促进社会主义精神文明建设方面，将起到越来越重要的作用。

（三）健康伦理是现代社会发展的协调力量

第42届世界卫生大会报告中曾指出："实质上，世界卫生组织卫生道德标准意味着，除非我们满足最低限度的卫生条件，否则不会有自由权，不会有经济发展，因而也就没有人类进步。我们每个人应为自己的健康负些责任，并且了解所有人是相互依存的这一事实。"可见，实现公众健康，需要健康伦理来正确处理一种复杂的相互依存的社会关系,即健康道德调整、限制不利于健康的行为和关系,使一切不利于健康的因素受到限制和改善,从而发挥协调的功能。通过健康道德的协调做到:全社会各部门齐心协力,共同维护人类的健康利益,一切社会行为、个人行为都符合健康道德的标准和原则;社会经济向有利于人类健康的方向发展,为实现健康目标奠定坚实的物质基础;全社会共同监督卫生资源的利用分配,保证有限的资源充分地为人类健康服务;提高全民族文化素质,为普及医学科学知识创造条件,宣传健康知识,加强健康教育,使每个社会成员养成良好的生活习惯及方式,形成卫生、健康的社会风尚;提供优质的卫生服务,扩大预防和保健工作,充分发挥医疗卫生部门在实现人类健康目标中的作用;创造良好的社会环境、心理环境;对于危害人体的化学、物理、生物等因素进行科学研究和管理,保护和改善人类赖以生存的自然环境,保护生态平衡。总之,对影响人类健康的一切因素,都要按照健康伦理的标准和原则,合理地限制和改善,才会有自由权,才会有社会发展。

第二节　健康伦理准则

一、健康伦理准则确立的依据

(一)健康是人的权利

1. 健康是人的基本权利　马克思曾说过,健康是人的第一权利。WHO 在《2000 年人人健康全球策略》中指出:"健康是一项基本人权,是全世界的一项目标",并把"使全世界人民获得可能的最高水平的健康"作为自己的宗旨。这是因为:①人类在与自然和社会的斗争中,为了求得自身的生存和发展,必须进行物质资料的生产,这就需要强壮的体魄,健康也就成为人类生活的基本需要。②人的健康权利是其他权利的前提和基础。③人民群众是物质财富和精神财富的创造者,是推动社会前进的根本力量,是创造历史的主人,人民的健康维系着社会的进步、人类的兴旺。

2. 健康是人的平等权利　健康是人类每个个体都必须具有的,而不是某些人的占有物和少数人的特权。健康权利对每个人来说,不分国籍、肤色、宗教、信仰、贵贱、性别、年龄,都普同一等。

3. 健康是人的普遍权利　只要有人的地方,只要有涉及人的健康的活动,就有人的健康权利。它不受地区、自然条件、生产力水平高低、人口密度等因素的影响,存在于一切与健康有关的农业、工业、交通运输、文化教育等社会与经济活动中。

(二) 健康是每个人的义务

健康是每个人的权利,社会有责任为增进每个人的健康提供客观条件。但是,作为社会的一员,每个人在增进自身健康的同时,也有义务为维护和增进他人的健康作出贡献。这是因为,健康不仅仅是个体的健康,也是社会的健康。首先,作为社会的一员,必须维护个人健康。建立符合健康要求的生活方式,积极地防止与消除不健康因素,要戒除和纠正不良的生活习惯和心理,养成文明卫生的生活方式和健康心理,要加强体育锻炼,增强抵抗疾病的能力。其次,作为社会的一员,不能损害他人健康。必须自觉遵守社会公德,克服和戒除给健康带来损害的不良行为,充分认识到不良行为导致后果的严重性,提高自觉性。再次,作为社会的一员,必须为增进他人的健康作出贡献。积极参加与人群健康有关的一切公益活动,合理使用卫生资源,并主动奉献,为他人健康造福,为发展医学科学、拯救他人生命尽责。

(三) 健康是宏大的社会工程

健康不仅仅是每个个体的权利与义务,也是一项社会工程。人类的生存及健康是多种因素共同作用的结果。20 世纪 70 年代,世界卫生组织总结了各国在发展卫生事业方面的经验与教训,提出了"到 2000 年人人享有卫生保健"的战略目标。1978 年 9 月,世界卫生组织与联合国儿童基金会在前苏联的阿拉木图召开了国际初级卫生保健会议,把初级卫生保健作为实现人人享有卫生保健全球目标的重要途径。"2000 年人人享有卫生保健"的含义并不是指到 2000 年时不再有人生病,也不是 2000 年时医护人员将治好全部患者。它是指到 2000 年时人们将从家庭、学校及工厂等基层,使用切实可行的卫生措施去预防疾病,减轻病菌及伤残者的痛苦,并通过更好的途径,使人在儿童、青年、成年到老年各阶段顺利地度过一生;它是指到 2000 年时能在不同国家、地区及人群间均匀分配卫生资源,使每家每户每个人都能积极参与,并得到初级保健,即人人享有卫生保健。

因此,人类的健康理应受到全社会的重视。健康不仅仅是卫生部门的责任,而且是全社会的共同责任。一方面,各国政府要对自己人民的健康负起责任。要使全体人民都健康,必须在卫生事业中贯彻自力更生精神,发挥本国的积极性。健康不仅仅是卫生部门的责任,还涉及国家及基层发展的各有关部门,特别是农业、食品、工业、教育、住宅、群众工作、交通以及其他部门,因此,各部门必须协调一致。另一方面,维护和增进人类健康,还需要动员整个国际社会的力量,需要国际合作,共同创造一个有利于人类健康的公共生存环境①。

① 徐宗良,刘学礼,瞿晓敏. 生命伦理学——理论与实践探索[M]. 上海:上海人民出版社,2002:147

118

二、健康伦理准则

健康伦理准则是健康伦理的本质和核心,它是人们处理健康领域中人与人,个人与集体、社会乃至生态环境之间利益关系的根本指导原则,贯穿于健康伦理体系,制约健康伦理的性质、内容和发展方向,是衡量和评价人们健康伦理行为的最高标准。

(一)维护人类健康

健康是每个人的基本权利,是全球的一项目标。尽管各国社会制度不同,但都从法律上保护公民的健康。例如,日本1946年宪法第25条规定,一切国民都享有维持最低限度的健康和有文化生活的权利。我国是社会主义国家,人民的健康受到国家和社会的高度重视。我国宪法明确规定要保护全体人民的健康权利。

人类社会的发展,离不开健全体魄和优良智能的人,人是生产力中最活跃、最能动的因素,劳动者的健康状况直接制约着生产力的提高。从宏观上看,国民经济生产总值增长的一部分是由于医疗卫生保健的投入保护了劳动者的健康所取得的。从这种意义上说,健康本身即是资源,保护人民的健康,也就是保护生产力。所以,人民健康是社会经济发展的基本条件之一,没有一定数量和质量(包括身体素质、文化素质及道德素质)的人民,社会经济发展是不可能的。

但是,当前世界亿万人民的健康状况及有关情况,特别是发展中国家,存在较严重的问题。据统计,全球有一半以上的居民得不到适当的卫生保健服务,有8亿人生活贫困。人类的健康状况也存在严重问题,各国内部也存在差异。因此,保护人民健康,实现人人健康的目标,是健康伦理的一项重要准则。

人类健康不仅仅是追求个人的健康,而且更为重要的是追求公共健康,因为如果没有公共健康作保证,就谈不上有个人的健康。公共健康是整体的目标,是社会全体成员的一种伦理价值追求,表达了全人类精诚团结面对死亡和疾病的承诺。美国公共健康学会提出了12条《公共健康伦理实践原则》[①]:①公共健康应当从原则上强调疾病的根本原因和健康要求,目的是避免对于健康有害的后果。②公共健康应以一种尊重社会中个人权利的方式达到公众的健康。③公共健康政策、方案和优先权应当通过确保为社会成员提供机会的方针来发展和评价。④公共健康应当提倡和为了赋权于每一个社会成员而工作,其目的在于使

---

① 任艺.走进公共健康伦理:对话清华大学哲学系教授肖巍[J].首都医药,2009,(4):38

所有人都可以得到基本的健康资源和必要的健康条件。⑤公共健康应当寻求信息，以便有效地实施保护和促进健康的政策和方案。⑥公共健康体系应当为社会提供自己拥有的为决策和方案所需的信息，这些决策和方案的实施也应当征得社会的同意。⑦公共健康机构应当根据信息，在它们拥有的资源和公众授权的范围内以及时的方式行动起来。⑧公共健康方案和政策应当把各种取向整合起来，预先考虑到和尊重社会中不同的价值观、信仰和文化。⑨公共健康的方案和政策应当以最能增强物质和社会环境的方式来完成。⑩公共健康体系应当保护那种如果公开便会给个人或者社会带来伤害信息的秘密性，除非是在最有可能给个人或社会带来重大伤害的基础上才能证明公开是正确的。⑪公共健康体系应当保证自己的从业人员是胜任本职工作的。⑫公共健康体制和从业人员应当联合起来，为建立公众信任和体制的有效运转而努力。

（二）优化生存环境

人类的生存环境直接影响和威胁着人类的健康。主要表现在：①来自国际社会方面的不利环境条件。如恐怖活动、战争，不但危及人类的命运，也对人类个体的心理造成重大伤害。②人类文明进步造成的文化反作用严重威胁着人类的健康。如技术进步与工农业生产发展造成的生态环境的破坏。③自然的开发和利用使人与自然的关系恶化。如资源日益贫乏、粮食危机、人口爆炸等。④人的生物适应性问题的技术乃至社会副作用涉及人类的根本健康利益。上述可见，人类健康受到了来自生存环境的政治、经济、文化、技术、自然诸因素的全方位威胁。而人的健康状况，正是上述社会因素和自然因素综合作用的反映。社会因素对人体健康的影响，在一些情况下通过自然因素起作用。自然因素对人体健康的影响，通常也受社会因素的制约。正因为如此，健康道德必定为人们所关注，消除或限制威胁人类健康的自然因素和社会因素，优化人的生存环境，也就成为健康道德的基本准则之一。

（三）全社会支持

人类的生存及健康是由多种因素共同作用的结果，我们应当把道德视野从医疗卫生部门拓展到全社会，健康应当受到全社会的重视。正如《阿拉木图宣言》指出："除卫生部门外，还涉及国家及基层发展的各有关部门，特别是农业、食品、工业、教育、住宅、群众工作、交通以及其他部门，并要求所有这些部门的协作。"1990年3月，在上海召开的全国首届健康道德学术讨论会也指出，健康不仅是卫生部门的责任，而是全社会的共同责任。所有部门和个人都要把自己的工作和人民健康联系起来，担负起维护和增进人民健康的责任。

1. 国际社会的健康责任　当今世界,要维护和增进人类的健康,单靠一个集体、一个民族,甚至一个国家都难以担当此任,因为损害健康的某些因素是由许多国家、民族共同造成的。因此,需要动员整个国际社会的力量,共同担负起维护和增进人类健康的责任。

(1) 创造有利于人类健康的共同生存环境:①国际组织应该制定各国必须共同遵守的保护共同生存环境的道德规范和准则,并加强国际监督,使之真正付诸实施。②各国都应该把保护人类共同生存环境看作是自己应尽的义务,自觉地遵守有关国际准则。③各国联合起来,共同研制有关预防解决人类共同生存环境的具体规划和措施,并且在人员、资金、设备上给予大力的支持。

(2) 不损害他国人民的健康利益:人的健康权利是平等的,任何国家、任何组织都无权损害他国人民的健康利益。①不奴役他国人民,不掠夺他国资源,因为在存在民族压迫和民族剥削的不平等社会里,缺乏实现健康权利的物质保障,人类平等的健康权利也就难以实现。②不把损害健康的污染源转移到其他国家,特别是发展中国家。

2. 国家和集体的健康责任　人类的健康需要世界各国共同维持,而具体的社会人群及个人的健康则主要取决于所在国是否重视及提供保障健康的条件。就社会主义国家来说,公民健康权利的实现,除了依靠卫生部门的力量外,还必须动员全社会的力量。在现代社会,保护人群健康,需要政府、机关、企事业单位、社会组织等各部门的共同努力。

(1) 把健康作为社会经济发展的最终价值取向之一:衡量任何部门、任何企业的工作效益,应在最终意义上看它是否有利于公众的健康。因此,健康作为衡量社会经济发展的最终价值尺度之一,应该成为包括各级领导干部在内的全体公众的工作指导思想的组成部分。

(2) 提供有利于公众健康的生存环境:①加强健康投资,各级政府应该把健康投资提高到与经济投资同等重要的地位,保证资金的落实,社会各部门应该积极资助。②提供清洁卫生的自然环境,治理水污染、大气污染,注意保持生态平衡。③创造有利于健康的社会环境。

(3) 公正、合理地分配卫生资源:处理好城市人群与乡村人群的关系、发达地区与贫困地区的关系、普通常规技术与高技术的关系、治疗与预防的关系等。

(4) 开展健康促进活动,加强对公众的健康教育:公众的健康状况除了与经济发展水平、卫生保健水平等因素有关外,与公众本身是否懂得自我保健、掌握卫生知识密切相关。因此,社会有责任加强对公众的健康教育,包括与健康有关的一切法规教育、卫生常识的教育等。

第三节 社会发展中的健康伦理要求

一、经济发展与健康伦理

（一）经济发展与健康的关系

关于经济与健康之间的关系，世界卫生组织曾在 1984 年就作了精辟的论述："过去 10 年中被认识的第一个真理是：正如发展本身推动了卫生工作一样，卫生也同样推动着社会经济的发展，两者需齐头并进。"这就是说，经济与卫生工作或人群健康的关系是辩证统一的关系。一方面，社会经济的发展是人群健康水平提高的根本保证，社会经济的发展促进人群健康的提高；另一方面，社会经济的发展也必须以人群健康为条件，人群健康水平的提高对推动社会经济的发展起着至关重要的作用。

20 世纪，针对许多国家以污染环境、职业危害为代价片面追求经济增长的情况，1948 年联合国在《全球人权宣言》中宣布，所有的人享有公正和良好工作的条件。1994 年世界卫生组织（WHO）向全球提出"人人享有职业卫生保健的宣言"；此外，国际劳工组织（ILO）也制定了一系列关于职业卫生的公约和建议书。2006 年通过了《促进职业安全与卫生框架公约》，通过制定国家政策、国家体系和国家计划的方式，促进职业安全与卫生的持续改善，以预防职业伤害、疾病和死亡。1999 年国际劳工组织首次提出"体面劳动"的概念，强调体面劳动与职业安全卫生的关系，敦促各国采用其倡导的《体面工作议程》。这些都标志着当今人类社会即将告别为发展经济而破坏环境、导致公害病和职业病的工业革命时代，迈向保护环境、保障安全、改善生命质量、促进社会经济可持续发展的新时代。

我国在经济发展中也同样面临着如何处理经济发展与保护人体健康的问题。据卫生部公布的《2009 年全国职业病报告情况》显示，30 个省、自治区、直辖市（不包括西藏自治区）和新疆生产建设兵团职业病报告，2009 年新发各类职业病 18 128 例，职业病病例数列前 3 位的行业依次为煤炭、有色金属和冶金，分别占总病例数的 41.38%、9.33% 和 6.99%。其中肺尘埃沉着病（尘肺）是我国最严重的职业病，超过半数的肺尘埃沉着病分布在中小企业，66.74% 的慢性职业中毒病例分布在小型企业。职业病这个隐性杀手，仍在不断地吞噬和侵蚀着劳动者的生命，各种急性慢性职业病居高不下，职业病危害已经成为一个涉及国计民生的重大公共卫生问题。因此，为了保护人体健康，需要人们从健康道德责任的高度来正确处理经济发展和社会人群健康效益的关系。

（二）经济发展中的健康伦理要求

1. **经济发展和人类健康相统一**　劳动者健康素质的高低直接关系到生产力的发展水平和质量。经济的发展如果以人的健康和生命为代价，那么这种"发展"只能是暂时的，而不是可持续性的发展。正如美国著名生态学家康蒙纳指出的："发展生产不是为了个人的利润，而是为了人民的福利；不是为了一些人剥削另一些人，而是为了人人平等；不是为了制造毁灭地球和人类并使世界遭受灾难的威胁的武器，而是为了每个人的愿望——同大自然一起和谐地生存，并同地球上所有的人一起和平地生活"。因此，在制定社会经济发展战略和审视经济建设项目时，必须将保护劳动者的健康放在首位，正确处理经济发展与保护劳动者健康的关系，才能使劳动力资源走上可持续发展的良性循环，到达促进经济发展的目标。

2. **局部利益与全局利益相统一**　我们判断任何一项事业的效益都应纳入人类社会这个大系统中去评价。衡量一个企业的经济效益，不能只看创造了多大经济价值，还必须看它对社会人群健康的利与害。如果企业的经济效益比之对人体健康、环境污染所造成的危害是得不偿失，那就应该治理、搬迁或停止生产。

3. **保护健康与关心劳动成果相统一**　企业管理者在发展生产过程中，在注重个人劳动成果的同时，必须为劳动者创造符合国家卫生标准和卫生要求的工作环境和条件。一是要防止危害社会人群的健康，二是要保护企业内部职工的健康。决不能只顾眼前的、暂时的利益，忽视对劳动环境的治理和职工健康的保护。

4. **民族利益与全人类利益相统一**　在发展社会经济的过程中，一些发达国家把危害环境和人体健康的生产行业转向发展中国家，包括明令禁止的有毒有害作业，已淘汰的高危害技术并隐瞒产生危害的技术环节等，这是违背人类健康道德准则的。WTO《技术性贸易壁垒协议》（TBT）规定，国家之间进行产品贸易、技术转让和企业合资（合作）或跨国独资经营时，在提供安全的产品，对人体健康无害和环境保护的技术及企业时，必须附有"安全、健康、环保"等技术文件。所以，我们反对为了本国、本民族的利益，而牺牲别国人民和人类健康利益的行为，坚持民族利益和人类利益的统一。

二、卫生发展与健康伦理

（一）卫生发展与健康的关系

卫生发展活动是指人们为改善个人和社会现有卫生状况而实施的有利于社会卫生事业发展的建设性活动。WHO倡导的卫生发展观，即健康是人的基本权利，各国政府对其人民的健康负有责任。保护和增进人民健康不仅是卫生部门的基本任务,也是国家和世界发展的重要社会目标。

20世纪50年代以来,世界上大多数国家随着社会经济和科学技术的进步,卫生事业得到了发展。人类健康水平有了提高,但是,最不发达的国家中尚有80%的人群得不到医疗救护和基本的卫生服务。因此,保护和提高人类健康水平,是一项严峻任务。20世纪70年代中期,WHO总结了各国在发展卫生事业方面的经验与教训,提出了到"2000年人人享有卫生保健"的战略目标。1978年9月国际初级卫生保健会议认为,初级卫生保健是实现2000年人人享有卫生保健这一目标的关键。所谓初级卫生保健,是指人群最先接触到的最基本的、人人都能得到的、体现社会平等权利的、人民群众和政府都能负担得起的第一线的卫生保健服务。它的基本要求是社会化,即在政府的领导和各有关部门协同与支持下,充分动员社区和群众参与,贯彻预防为主、防治结合的方针,使有限的卫生资源,发挥最大的社会效益。

上述可见,卫生发展战略是人人健康,而人人获得健康的途径是实施初级卫生保健。积极推进初级卫生保健事业,是政府、社区和公民一项重要的健康道德责任。正如《中共中央、国务院关于卫生改革与发展的决定》所指出的,"人人享有卫生保健,全民族健康素质的不断提高,是社会主义现代化建设的重要目标,是人民生活质量改善的重要标志,是社会主义精神文明建设的重要内容,是经济和社会可持续发展的重要保障。全党、全社会都要高度重视卫生事业,保护和增进人民健康。"

(二) 卫生发展中的健康伦理要求

1. 政府加强领导和协调　《中共中央、国务院关于卫生改革与发展的决定》指出,"政府对发展卫生事业负有重要责任。"首先,政府各级领导要充分认识卫生发展在国民经济、社会发展和两个文明建设中的重要地位和作用,加强对卫生发展的领导,把卫生事业纳入当地社会经济发展总体规划,随着国民经济的发展和财政收入的增长,不断增加卫生发展的投入。其次,组织协调政府各部门和各群众团体的统一行动,认真履行职责,密切配合,采用综合治理的方法,落实卫生保健、提高人民健康水平的各项措施,以增进和保护人体健康。

2. 社区完善卫生服务体系　社区应在政府领导下,建立和完善社区卫生服务体系,这也是社区建设和管理的重要组成部分。社区卫生服务是以社区卫生服务中心为主体,以全科医师为骨干,为满足社区居民的基本卫生服务需求,促进居民健康,提供融预防、保健、医疗、康复、健康教育、计划生育技术服务等为一体的基层卫生服务。为了做好社会卫生服务工作,社区的健康责任要求在政府领导下,卫生、计划、财政、物价、劳动和社会保障、医疗保险、民政、人事、教育、体育、文化、建设、计划生育等有关部门根据各自职责,负责辖区内社区卫生服务和健康促进工作的领导、组织、协调及考核评估,并做到优势互补、资源共享。

3. 公民增强健康意识 卫生发展与公民的健康意识和自我保健能力关系十分密切。公民通过健康促进活动,一是普及医药科学知识,破除迷信,摒弃陋习,积极参加全民健身活动,促进合理营养,养成良好的卫生习惯和文明的生活方式,培养健康的心理素质;二是逐步增加对自身医疗保健的投入;三是积极参与维护自己的健康权益。

三、环境保护与健康伦理

(一) 环境保护与健康的关系

1. 环境 环境是相对于某一中心事物而言的。与某一中心事物有关的周围事物,就是这一中心事物大环境。对于人类环境,指的是以人类为中心、为主体的外部世界,即人类赖以生存和发展的天然和人工改造的各种自然因素的综合体。"人类环境"这个概念是1972年联合国人类环境会议时提出的,包括自然环境和人工环境。自然环境一般是指环绕着人类社会的自然界。组成自然环境的自然因素很多,主要有大气、水、土地、矿产、森林、草原、野生动植物和水生生物等。这些自然因素是人类赖以生存和发展的物质基础。尽管人类活动不断发生变化,但它们始终是按照自然规律而发展的。人工环境是指人类为了提高物质和文化生活,在自然环境的基础上,经过人类劳动的改造或加工而创造出来的,如城市、居民点、名胜古迹、风景游览区等。人工环境是随着社会生产力水平的提高而不断丰富和发展的。

2. 环境问题 由于人类活动所引起的环境质量变化,以及这种变化对人类生产、生活、健康和生命的影响而产生了环境问题。环境问题一般可分为两大类:一类是指不合理的开发利用自然资源所造成的环境破坏。由于盲目开垦荒地、滥伐森林、过度放牧、掠夺性捕捞、乱采滥挖、不适当地兴修水利和不合理灌溉而引起的水土流失,草场退化,土壤沙漠化、盐碱化、沼泽化,森林面积急剧减少,矿产资源遭破坏,野生动植物和水生生物资源日益枯竭,旱涝灾害频繁,导致流行性疾病蔓延等问题。如地球每年都有600万公顷的土地变成沙漠,2 100万公顷的土地丧失生产力;森林面积已从76亿公顷缩小到26亿公顷等。另一类是指城市化和工农业高速发展而引起的"三废"(废气、废水、废渣)污染、噪声污染、农药污染等环境污染。所谓环境污染,是指由于人为的因素,使环境的构成或状态发生了变化,影响了生态系统的良性循环,以致危害人体健康和生产活动,损害生物生存和发展的现象。如1984年发生的印度博帕尔事件,美国联合碳化物公司农药厂的储罐爆裂,大量剧毒物甲基异氰酸酯外泄,受害面积4万平方米,造成 3 000 人死亡,10 多万人受伤的空前惨案。再如 1986 年前苏联的切尔诺贝利核电站事故,直接死亡 13 人,上万人受到辐射伤害,核污染范围波及邻国,核尘埃遍布欧洲。

我国的环境问题也是影响我国经济和社会发展的一个突出问题。有学者对我国环境问题的评价是:总体在恶化,局部在改善,治理能力远远赶不上破坏速度,生态赤字逐渐扩大。环境的日趋恶化,还日益影响着人民的身体健康和日常生活。据有关资料介绍,如果人类的平均寿命是 70 岁,环境污染可使人类的平均寿命缩短 5 年。同时环境因素对人类下一代的健康成长也造成了影响。有关专家指出,目前已有 600 种以上的化学物质可经胎盘进入胎体而影响胎儿发育。如有机磷及苯、铅中毒,均可致胎儿多种畸形;在严重化学污染区内,无脑儿、畸形儿、痴呆儿等的发生率有逐步升高的趋势。所以,环境问题已成为制约经济发展和影响人民健康的重要因素。

3. 环境保护　　环境保护是指保护和改善生活环境和生态环境,防治污染和其他公害,使之更适合于人类的生存和发展。搞好了环境保护,人民有了清洁适宜的环境,有了舒畅的心情和健康的身体,就能在现代化建设中发挥积极性和创造性,从而促进社会经济的发展。

(二) 环境保护中的健康伦理要求

1. 建立可持续发展的伦理观　　1980 年,国际自然与自然资源保护联盟起草的《世界自然保护大纲》第一次使用了"可持续发展"的概念。1987 年,联合国环境与发展委员会在《我们共同的未来》报告中明确界定了可持续发展的概念:可持续发展既满足当代的需要,又不损害后代满足他们需要的能力。1991 年,《保护地球——可持续生存战略》一书较为系统地阐述了可持续发展伦理观:"我们需要完善并促进一种可以继续生存的道德","保护地球的目的就是帮助人类的生存条件"。因此,一是要使一种新的道德标准,即进行持续生存的道德标准得到广泛的传播和深刻的支持,并将其原则转化为行动;二是要将保护与发展结合起来,进行自然环境保护,将我们的行动限制在地球的承受能力以内,同时也要进行发展,使人类享受到长期、健康和完美的生活。

"关心地球是每个人的事情。"保护环境,坚持发展,促进健康,就要采取理智的行为,不使人类的活动危及其他物种的生存或破坏整个生态系统的平衡。所以,在环境保护工作中,国际社会、国家、个人应该坚持以下原则并做到:改善人类生活质量,保持地球的生命力及多样性;对非再生资源的消耗降到最低程度;发展要维持在地球的承受能力以内;改变个人的态度和行为,使社区和公民关心自己的环境;提供协调发展与保护环境的国家网络,创建全球联盟。

2. 树立预防为主的理念 在环境管理中,要通过计划、规划及各种管理手段,采取防范性措施,防止环境损害的发生。当然,对于已经发生的环境污染与破坏,要采取积极的治理措施,做到防治结合。预防为主作为环境保护中的健康道德要求是因为:①环境污染和破坏一旦发生,往往难以消除和恢复,甚至具有不可逆转性,对人类健康和社会经济发展造成严重危害。②环境造成污染和破坏以后再进行治理,从经济上来说往往要耗费巨额资金,是一个沉重的负担。③环境问题的产生和发展有缓发性和潜在性,再加上科学技术发展的局限,人类对损害环境的活动造成的长远影响和最终后果,往往难以及时发现和认识,一旦后果出现,为时已晚而无法救治。所以,预防为主,可以使环境管理由消极的应付转为积极的防治,保持一个良好的生活环境和生态环境。

3. 确立谁污染谁治理的原则 凡是造成环境污染危害的单位,由于排放污染物而污染了环境,对社会和人体健康造成了危害,理所当然应负起治理污染的责任。谁污染谁治理的积极意义在于:①促使造成污染的单位坚持自力更生的方针,筹集环境保护资金,依靠自己的力量解决环境污染问题。②推动污染单位把治理污染和发展生产有机地结合起来,通过技术改造,开展综合利用,提高资源、能源利用率,减少污染物的排放量,消除或减轻对环境的污染。③促进企业切实把环境管理纳入企业的经营管理和生产管理之中,在生产过程中解决污染问题。

(瞿晓敏)

案例

根据预防医学专家的调查,中国因食管癌而死亡的占全部癌症死亡率的23.5%,订正死亡率为23.4/10万,日本的食管癌死亡率订正后是4/10万,中国是日本的6倍。其中最著名的地区是河南省的林县,该地区约20%的人口死于食管癌。

世界癌症专家对林县如此高发食管癌的奇异现象非常重视,于1972年就对此进行了广泛深入的调查研究,内容包括饮食习惯、饮用水、饮酒、吸烟、居住条件、家禽疾病等方面。林县人都喜欢吃腌菜,每逢秋季,家家户户都准备白菜、黄豆、土豆、芝麻等原料放到大缸中进行腌制。于是,医学专家把这一地区的特产腌菜运送到美国、法国和日本等国家,进行国际规模的研究分析。他们用这种腌菜提取物做动物的致癌实验,结果发现给予腌菜提取物的大鼠、小鼠都患了胃癌或肝癌。虽然没有引发食管癌,但食管黏膜发生了异常改变,与食管具有相同黏膜的胃前部发现了乳头状瘤,属于癌前病变的一种。这说明,林县当地的腌菜是食管癌高发的主要原因。

癌症不是来自贫困,不是来自落后,而是来自环境,来自不良的生活习惯,来自人类自身。

思考题

1. 什么是健康和健康伦理?
2. 健康伦理基本准则有哪些?
3. 卫生发展中的健康伦理有哪些要求?
4. 环境保护中的健康伦理有哪些要求?

第十章

卫生政策伦理

所谓卫生政策,按照世界卫生组织在制定《卫生发展管理程序》中的定义:"改善卫生状况的目标、目标的重点以及实现这些重点目标的主要途径"。卫生政策是公共政策体系中重要的组成部分,它是为维护和促进人群健康而制定的行动方针和方法。充分利用有限的卫生资源,使用最有效的卫生措施,最大限度地满足人群对健康的需求,是制定卫生政策的目的。

美国学者 Pellegrino 认为卫生政策一般为 3 种基本目的所推动:一是使已有的卫生资源尽可能地合理分配;二是控制先进的医疗技术在治疗个人时对社会和经济的影响;三是利用医学知识来推进有利于这一代或下一代的集体利益或社会理想或目标。因此,要实现卫生政策的目标,必须尽可能地使有限资源最大限度地造福于人类的健康,必须符合公众的健康利益,公平、公正、合理地利用卫生资源,既满足人们眼前健康需求,又有利于人类长远利益目标的实现。

第一节　伦理学对于卫生政策的意义

卫生政策的目的是为维护和促进人群健康。健康权是公民的一项基本权利,这已经成为普适价值,并在绝大多数国家的卫生政策中得到了不同程度的体现。

一、卫生政策的特点和功能

(一) 卫生政策的特点

卫生政策作为公共政策体系中的一个部分,既具有公共政策的一般特点,同时又具有自身独特的特点。

1. 公共性　卫生政策的公共性是指卫生政策的制定具有广泛的适用性。卫生政策是政府为维护和促进人群健康制定的,是针对多数人和普遍性问题制定的,因此,必须立足于整个社会发展,从全社会绝大多数人的公共利益出发。

2. 整体性　卫生政策的整体性一方面体现在卫生政策与其他公共政策的关

系上。社会是一个复杂的大系统,尽管卫生政策是针对卫生事业中的问题制定和实施的,但是卫生政策是在同其他要素的相互影响中形成的。因此,卫生政策及政策问题只有在整个社会系统的运动中,特别是在与相关要素的联系中,才能找到解决问题的办法和手段。如果希望仅仅通过卫生政策的制定和执行来解决卫生事业中的问题是很难取得成功,即使暂时解决了,也会带来其他方面的问题。另一方面,卫生政策的整体性体现在政策内部各要素、各环节之间的关系上。卫生政策是一个整体,是由各具体政策组合而成,且卫生政策也是一个过程。一个理想的卫生政策过程,包括政策的制定、执行、评价和调整等多个环节,不同的环节之间相互联系,共同对政策的质量发生作用。因此,卫生政策的有效性也取决于卫生政策各要素、各环节之间的有机结合和整体功能。

3. **价值选择性** 卫生政策制定者在政策制定过程中,都要涉及应当做什么、禁止做什么、要达到什么目标以及怎样做等问题,不论其是否自觉地意识到,对于这些问题的回答都与卫生政策制定者信奉的价值观密切相关。当然,卫生政策并不是单方向被动地受价值观的影响,它也会对其实施范围内的价值信仰产生作用。因此,追求价值中立的理性卫生政策,是不现实的,也是难以实现的。在卫生政策的制定和执行过程中,必须充分考虑价值观的影响和作用,过于背离现行的价值观,会遭到社会的抑制,甚至会动摇整个社会的稳定。

4. **合法性** 卫生政策的合法性是指公众对其的认可和接受程度。卫生政策要发挥规范和指导作用,必须以公众对其的认可和接受为前提,或因卫生政策符合其利益与意愿而自愿接受,或因慑于卫生政策制定者的权威或惩罚而被迫接受。否则,卫生政策就难以付诸实施,预期目标也就难以实现。卫生政策的合法性表现在两个方面:一是卫生政策本身具有法律性质。卫生政策制定和实施的行为,是一种特殊的"法人行为",它不同于道德规范,它是通过国家的强制力量来监督执行。卫生政策的合法性也是卫生政策具有权威性的保证。二是卫生政策在内容和形式上的合法。卫生政策内容的合法性是指卫生政策所规定的行为准则、所施行的计划措施,能使公众利益得到协调、平衡,符合多数人的、长远的利益要求,受到人民的拥护、认可,这样才能使卫生政策具有发挥效力的基础。卫生政策形式的合法性是指卫生政策的制定和执行必须经过合法的过程和程序,合法的程序是发挥政策效力的保障。即使是受社会成员欢迎和拥护的政策,也必须经过合法的程序和步骤才能实施。卫生政策只有在内容和形式上都具有合法性,才能发挥出应有的效力与效益。

5. **稳定性和变动性** 对于任何一个政治系统来说,稳定是其追求的目标。卫生政策作为政府履行自身职能的手段和进行卫生管理的途径,必须保持稳定。朝令夕改、变化无常的卫生政策,不仅会丧失政策的严肃性和权威性,大大降低公众对卫生政策的信任程度,危害到健康安全,影响到社会的稳定,而且也会给卫生政策的执行带来许多麻烦,使政策执行机构无所适从,进而导致政策的难以执行。当然,卫生政策既具有稳定性的一面,又具有变动性的一面,卫生政策制定的目的是为了协调和平衡公众的利益,维持人群健康,保障健康安全,当卫生政策所依据的环境、资源改变了,或卫生政策的效力严重衰减乃至丧失了,卫生政策就必须调整,代之以新的卫生政策。卫生政策的稳定性和变动性是一对矛盾,必须用辩证的观点和方法来看待,稳定是包含着合理变动的稳定,稳中有变,变动是遵循规律的变动,变中有稳。

6. 公平性和效率性 公共政策是政府等公共机构进行公共管理的途径和手段,公共管理不同于企业管理,它的根本目标是实现社会的公正、公平。卫生政策作为一项公共政策,其根本目标是使社会成员的医疗卫生服务需求得到满足,实现卫生保健的公正、公平。卫生政策的公正、公平既表现在各种可利用的卫生资源的公正分配上,也体现在健康的安全上,所有的社会成员均有机会获得尽可能高的健康水平,每一个社会成员均应有公平的机会达到其最佳健康状态。但是,卫生政策的运行又必须讲究效率。卫生政策的制定、执行需要公共政策资源作为支撑。然而,在一定时期内,政府所能提供的和加以利用的公共政策资源,尤其是经费与物质设施等方面的资源有限,远远不能满足健康的需求,在这种状况下,卫生政策的运行必须是高效率的。在卫生政策制定和执行中,公平性应当放在首位。但是,公平不是绝对平均,是包含一定差别的公平。效率应当为公平服务,应当是公平基础上的效率。

(二) 卫生政策的功能

由上述的特点决定,以人群健康为目的的卫生政策具有以下的功能。

1. 导向功能 卫生事业是商业性的还是具有一定福利性的公益性的事业,取决于卫生政策的导向。卫生政策的导向功能既是行为的导向,也是观念的导向,它可以引导人们的思想观念发生变化,有时甚至是根本性的改变。同时它也可以引导医务人员的行为,为医务人员的行为提供道德基准。

2. 制约功能 卫生政策制定的目标之一就是要禁止危害人民健康的因素发生和出现,这往往是国家通过颁布有关规范性文件明确地加以规定。

3. 调控功能 卫生政策不仅调控社会各种利益的关系,即调控医疗卫生人员之间、医疗卫生人员与服务对象之间、医疗卫生人员与社会关系之间的关系,尤其是利益关系。

4. 分配功能 对社会公共利益进行分配是公共政策的本质特征,也是卫生政策的基本特征。有限的卫生资源如何公正且有效的分配,是卫生政策所要解决的问题之一。这个问题既是理论的问题,又是紧迫的实践问题。

二、伦理是卫生政策的内在诉求

卫生政策的特点及其功能,决定了卫生政策的制定不可避免地会涉及道德态度和道德价值取向。

任何国家的卫生政策的出台都必然包括了政府依据特定的伦理理论而进行的价值选择。正如美国管理学者西蒙所指出的,任何决策中均包含有事实因素和价值因素两个方面。所谓事实因素就是制定一项决策所依据的外部客观事实。决策者依据这些信息去认识问题,进而找出问题的症结,从而制定出有针对性的政策。但决策者在进行任何一项决策时都不可能仅仅依据事实因素,在这一过程中他必定受自己已经养成的思维习惯和个人好恶以及制度价值导向和政策环境主导价值的影响,而这些因素属于价值观范畴,往往与伦理价值因素有关。而政府以此做的这种抉择,又会随着政策的贯彻与实施,对公众的心理和行为产生不可忽视的影响。因此,卫生政策选择哪一种价值并不仅仅是技术判断的问题,还需要伦理推导。

卫生政策作为政府解决卫生保健问题的重要手段,是为"公共"而制定的政策,是以"公共性"为其逻辑基础,以公共利益为其终极目标,因而,卫生政策自身就蕴含着伦理的诉求。卫生政策不仅要关心政策的具体目标,同时更应有着更宏伟的目标,那就是对人类健康的伦理关怀。在整个卫生政策的制定过程中,伦理学是人类价值和卫生政策连接的桥梁。以什么样的伦理为基础,是制定卫生政策的重要前提和基础,它决定着卫生政策的价值指向。这种指向包括政府、医疗卫生部门对社会和人类健康利益所尽的道德责任和义务,包含着对人的道德关怀。

因此,卫生政策离不开伦理学。加强卫生政策的伦理研究同样也是卫生政策研究的一个主要内容。传统的政治与行政二分原则,将公共政策的制定和执行严格地区分开来,在公共政策的制定过程中,考量的重点在价值因素,而在执行过程中,着重考虑的是行政机构、体制和程序的科学性。这一弊端也体现在卫生政策的制定和执行中,导致了科学与价值的分离,甚至于将工具理性当作为卫生政策唯一的哲学基础。以工具理性为指南,对卫生政策进行实证分析,可以科学地对卫生政策作出评价,找出如何达到政策目标的科学方法,形成系统的知识体系。但是,仅有知识体系是不够的,实证分析可以告诉我们如何通过正当的手段去达到目标,却不可以为目标的合理性提供依据。只有规范研究才能告诉我们,哪些目标是合理的,应当被实现的。因此,在制定和执行卫生政策时,要坚持科学与价值的统一,不仅要对卫生政策进行实证分析,而且还要进行规范研究,进行伦理考量。卫生政策的伦理基础是卫生政策不可或缺的部分。

第二节 我国卫生政策的回顾与伦理反思

一、我国卫生政策的基本目标和历史回顾

根据第 34 届世界卫生大会通过的"2000 年人人享有卫生保健"的全球策略,世界卫生组织和各会员国共同提出了全球卫生政策:①健康是一项基本人权,是全世界的一项目标;②当前在人民健康状况方面存在着的巨大差异是所有国家共同关切的问题,这些差异必须大大地加以缩小。为此,要求在各国内部和各国之间合理分配卫生资源,以便能得到初级卫生保健及其支持性服务;③人民有权利,也有义务单独或集体地参加他们的卫生保健计划和实施;④政府对人民的健康负有责任;⑤各国要使自己的全体人民都健康,必须在卫生事业中贯彻自力更生精神,发挥本国的积极性,同时,卫生策略的制订和实施需要国际合作;⑥实现"2000 年人人享有卫生保健"需要卫生部门与其他社会经济部门协调一致,特别要搞好同农业、粮食、工业、教育、住房、公共工程及交通等部门协作;⑦必须更加充分和更好地利用世界资源来促进卫生事业的发展。

我国卫生事业是政府实行一定福利政策的社会公益事业,公益性质是公共卫生医疗的最重要的组成部分。"坚持公共医疗卫生的公益性质,深化医疗卫生体制改革,强化政府责任,严格监督管理,建设覆盖城乡居民的基本卫生保健制度,为群众提供安全、有效、方便、价廉的公共卫生和基本医疗服务"体现了我国卫生政策的价值指向,指明了我国当前医疗改革的大方向。"加强公共卫生体系建设,开展爱国卫生运动,发展妇幼卫生事业,加强医学研究,提高重大疾病预防控制能力和医疗救治能力"是体现公益性质的具体措施。

1949 年新中国建立以后,通过政府的统一规划、组织和大力投入,我国医疗卫生服务体系得到了迅速的发展,形成了包括医疗、预防、保健、康复、教学、科研等在内的比较完整的、布局合理的医疗卫生服务体系,广泛建立了基层卫生组织,将医疗卫生工作的重点放在预防和消除传染病等基本公共卫生服务方面。这就是被世界卫生组织和世界银行誉为"以最少投入获得了最大健康收益"的"中国模式",充分体现了医疗卫生服务的公益性,提高了医疗卫生事业的公平性。

但这个在计划经济体制下运作的模式所提供的医疗保障是很低水平下的保障,也存在着不少问题:总体投入和专业技术教育赶不上医疗卫生服务体系的迅

速扩张,致使医疗卫生服务的总体技术水平较低;经济、社会发展的不平衡状况,导致地区之间、城乡之间,在医疗卫生服务体系发展和医疗保障水平上依然存在很大差距;过分严格的政府计划管理,在一定程度上影响着医疗服务机构及医疗人员的积极性和创造性;城镇公费医疗和劳保医疗制度一直存在着对患者约束不足以及一定程度的资源浪费问题,农村合作医疗制度则存在互济功能不足的问题。

到 20 世纪 80 年代初时,以往医疗卫生体制的弊端已经尽显。一是短缺,当时"看病难、住院难、手术难"已经成为大问题。各个医院都是"人满为患",在城市的大医院里,一般人不托关系"走后门",要想看上病看好病基本不可能;二是医院的经营管理混乱,人浮于事、效率低下,"医院办社会",负担沉重。在这种情况下,卫生主管部门大胆地提出要"运用经济手段管理卫生事业"。其后的一系列改革主要目的就是增加医疗服务的供给,解决短缺问题。

时至今日,我国的医疗卫生服务体系有了很大的变化,通过竞争以及民间经济力量的广泛介入,医疗服务领域的供给能力全面提高。医疗服务机构的数量、医生数量以及床位数量都比计划经济时期有了明显的增长,技术装备水平全面改善,医务人员的业务素质迅速提高,能够开展的诊疗项目不断增加。此外,所有制结构上的变动、管理体制方面的变革以及多层次的竞争,明显地提高了医疗服务机构及有关人员的积极性,内部运转效率有了普遍提高。

然而,与商业化、市场化的医疗体制改革伴随产生的却是医疗服务的公平性下降和卫生投入的宏观效率低下。

在公平性方面,不同社会成员医疗卫生需求的实际被满足程度,由于某种原因收入差距的扩大而严重地两极分化。富裕社会成员的医疗卫生需求可以得到充分的满足,多数社会成员(包括相当多农村人口以及部分城市居民)的医疗卫生需求,出于经济原因很难得到满足,贫困阶层则连最基本的医疗卫生服务都享受不到。在 2000 年世界卫生组织对成员国卫生筹资与分配公平性的评估排序中,中国列 188 位,在 191 个成员国中倒数第四。

在卫生投入的宏观绩效方面,尽管全社会的卫生投入水平大幅度提高,居民综合健康指标却没有明显的改善。2002 年,卫生总费用占 GDP 的比重已经增至 5.42%,但在某些领域特别是公共卫生领域,一些卫生、健康指标甚至恶化。改革开放前已被控制的部分传染病、地方病开始死灰复燃,新的卫生、健康问题也不断出现。在世界卫生组织 2000 年对 191 个成员国的卫生总体绩效评估排序中,中国仅列 144 位,结果令人深思[1]。

———————————

[1] 国务院发展研究中心课题组. 对中国医疗卫生体制改革的评价与建议. 2005.

这一切表明,伦理依据和价值定向决定着对卫生政策目标的定位,决定着卫生政策的制定和执行,决定着我国卫生体制改革中"为何要改"与"为谁而改"问题的解决。

二、我国卫生政策制定和执行所面临的伦理难题与伦理选择

我国卫生政策的目标是将把有限的资源尽可能地合理分配,使之更好地为社会全体成员的生命健康服务。因此,在卫生政策的制定和执行过程中,既要考虑多方面的因素,运用多种手段包括运用经济学的理论,同时,也不可忽视伦理的重要性,忽视伦理的分析与伦理的审视,不然就可能偏离维护社会大众生命健康的最根本的价值目标。

现代社会,医学的发展,社会的进步,价值的多元化,人们需求的日益增长,特别是对生命健康的关注,使医疗卫生事业的改革以及卫生政策的制定和执行面临着相当复杂的局面。不仅是我国,世界各国皆如此。目前,我国卫生决策和医疗卫生事业改革面临以下几方面的难题。

(一) 生物医学模式与卫生保健目标的矛盾

卫生保健应该从生理、心理、社会适应、社会生活方式、习惯,还有生活环境等诸方面予以关注,单纯的生物医学模式已经不能适应当前的卫生保健要求,也很难遏制和预防各种慢性病、老年病日渐增多的趋势。因此,医疗卫生的着眼点是"疾病"还是"以人为本",是单纯治疗患者还是关注社会大众的保健,本身就体现了重要的伦理选择。

(二) 有限的卫生资源与日益增长的卫生需求的矛盾

当前世界上,无论是发达国家,还是发展中国家都对此感到棘手。一方面,卫生资源是有限的,另一方面,卫生需求与日俱增。卫生需求与供给难以平衡,造成这种不平衡的原因在于:一是卫生需求涉及人民普遍享有的生存权利,各国政府一般都承诺为自己的公民提供保健服务,因而使得保健服务成为人们从出生到死亡的终身需求。况且,健康没有最后标准,随着年龄的增长耗费的资源也越多。二是由于科学技术的发展,提供了越来越多的保健服务新项目,因而使得保健服务的需求永无止境。三是医疗高新技术的使用必须有掌握高技术的人才相匹配,具有垄断的特点,因而高技术的扩大或超量使用常常不能随之降低价格。并且在市场竞争中,保健服务价格不会随竞争而下降,反而会节节上升。四是卫生保健的供方、需方与付方三者之间缺乏制约机制。付方不能制约供需双方的耗费与收入,致使国家花的钱多了,个人花的钱多了,企业的负担重了,但人

们所得到的保健服务却少了。

然而,在供不应求的背后,又隐藏着卫生资源的某种过剩现象。高新技术服务和贵重药物供大于求,大中型医院供大于求,一部分富裕人群和特殊服务供大于求,这种过剩并非真正的供给过剩,而只是供给与需求的一种扭曲表现。这是由于卫生资源配置的不合理,过度使用高新技术以及不合理的医疗成本政策误导了医疗消费所致。对于广大基本人群而言,对于基本医疗而言,对于保健服务的低消费而言,仍是供给不足。

改革开放以来,我国医疗卫生体制改革的商业化和市场化走向,致使医疗服务的公平性下降和卫生投入的宏观效率低下,一部分人没有医疗保障,而另一部分人却享受着过度的医疗服务。因此,对于我国这样一个发展中国家,人口众多,经济不怎么发达,发展不平衡,国家在卫生事业上的投入也很有限,应如何处理有限的卫生资源与日益增长的卫生需求的矛盾并体现公正,其中就需要伦理学原则的指导与帮助。不问结果,不计成本,无视生命质量,一味地抢救患者,延续其生命固然有失偏颇,但只注重经济效益,或"按价论医","优价优质服务",显然是有悖于公正的伦理原则。

(三) 社会效益与经济效益的矛盾

医疗卫生事业的目标是人人健康,消除或减少疾病。显然,这有利于整个社会的经济、文化等繁荣和发展,具有重大的社会效益。无论是我国还是国外,一直将医疗卫生事业作为一项福利、非赢利事业看待,首先追求的是社会效益,而不是经济效益。国家并不要求,也不能靠医疗卫生事业为国家提供积累,医疗卫生事业的发展支出不是依靠患者的收费,而主要依靠国家的税收。但是,改革开放以来,在商业化和市场化服务体制下,医疗卫生服务机构及医务人员一方面要治病救人,实行人道主义;另一方面,又要考虑经营的经济效益,关心每天的门诊量和住院率。这一现象构成了医疗卫生服务的宏观目标与商业化、市场化服务方式之间的矛盾,也使得医疗卫生机构及医务人员面临着一个重大的伦理选择:义与利,社会效益与经济效益的选择,其行为也必然是这种选择的结果。近几年来,社会对医疗卫生事业的强烈不满,医疗纠纷不断增多的一个原因,正是由于医疗卫生服务偏离了社会效益,将经济效益放在首位,出现轻预防、重治疗,轻常见病、多发病,重大病,轻适宜技术、重高新技术的倾向。更为严重的是,一些医疗卫生服务机构基于牟利动机提供大量的过度服务,甚至不惜损害患者的健康。因此,在正确处理社会效益与经济效益的关系问题必须有正确的伦理分析与引导。

（四）医疗机构的集中化、大型化和保健目标要求的小型化、分散化的矛盾

近几年来,随着医疗高新技术的发展和介入,医疗机构出现了集中化和大型化的趋势。卫生资源的分配也出现了以下的趋势:资源流向集中在医疗、高科技、大医院,相对忽视了预防、基本医疗和基层;高精尖设备大多被大中城市的大医院所垄断或过多占有;高、中级卫生技术人员多集中于城市,农村严重不足,由于经济发达地区的人才优惠政策和卫生人才市场的建立,使基层单位和落后地区的卫生人才流向城市,城市和农村、经济发达地区和落后地区卫生人才在技术力量和数量上的差别越来越大;医院趋向于大型化,而且高层次、大型化医疗中心不断登场。这些集中化、大型化的医疗机构所带来的丰厚利润和所显示的治疗效率又进一步刺激了医院经营者的积极性,反过来加速了医疗机构的集中化和大型化。但是,要实现世界卫生组织提出的"人人享有卫生保健"的全球目标,就必须使卫生保健覆盖尽可能多的人群,要求医疗机构相对小型化、分散化。只有比较小型化、分散化的医疗保健组织才能使人人享有保健,才能使保健适应人群的需求。因此,如何处理好两者之间的关系,其间无疑涉及多数人与少数人保健权利的伦理选择。

上述这些问题,在世界各国可能或多或少都存在,而在我国也许目前更为突出。如果再进一步看,卫生事业中需要作广泛深入的伦理分析和思考的远不止此。就人的生命而言,从出生一直到死亡,整个的生命历程凡与卫生保健相关的,特别是受医学生物技术发展的影响,不断会产生伦理的、社会的、法律的问题,如人工授精、试管婴儿、健康责任、克隆人、器官移植、临床诊疗中的医患关系、安乐死等等,都需要伦理学参与其中进行探讨。

有人认为,伦理思想和原则与医疗卫生事业是两张"皮",两者是互不相干的,至少是相互游离的。其实不然,在医疗活动中的一些规范、一些"游戏规则",包括对效率、效益的追求,其中本身就含有伦理因素与价值取向。我国一些专家尖锐地指出:自 20 世纪 80 年代我国卫生保健事业进行改革以来,这些改革虽然常常冠以更好地为患者服务之名,但其实质都是以落实增加医院的收入为基点,这已不是什么秘密。这种改革思路是需要的,同时也取得了一定的成就,但其负面效应也是很明显的,这些负面效应集中在卫生部门创收经营的伦理允许度上,其实质是与卫生保健服务的根本宗旨相背离的。

第三节　卫生政策制定和执行的影响因素

一、生物医学高新技术的广泛应用

以 14、15 世纪发展起来的自然科学为背景逐渐成长起来的现代医学取得了不少业绩,达到了许多高峰,给人类带来了无限的光明。但是,也使得医疗卫生服务出现了偏差,卫生政策的制定出现了偏离,其表现为:热衷于疑难病的诊治,忽视了人民生活水平提高产生的对健康的基本需求;热衷于大而全、高精尖技术,忽视了适宜技术;热衷于技术治疗,忽视了预防与心理、社会生活方式的疏导与教育,热衷于大医疗中心的建设,忽视了社区服务和初级卫生保健组织的作用,从而造成各国政府和社会对医疗卫生服务的投入越来越多,但医疗卫生服务却远不能适应人们的需要,举步维艰的矛盾使现代医学处于进退两维的困境。

二、市场经济的迅猛发展

由于我国经济生活运行机制,逐步由行政调控转向经济调控,市场机制成为经济事业的杠杆,成为资源配置的枢纽。处于如此环境条件下的医疗卫生服务无疑不能避开市场经济的现实,但医疗卫生服务的特点又不能将之视为商品推入市场,医疗保健服务所面临的经济困境,医疗卫生服务人员对自身收入的追求,迫使医疗卫生从市场寻求出路。而医疗保健服务大量采用高精尖的设备和昂贵的药物,也的确给医疗保健服务带来了较好的经济效益,但同时又刺激了不合理的医疗浪费,加速了医疗费用的上涨,激化了医疗资源分配的不均。在种种合力作用下,预防被忽视了,初级保健被削弱了,广大人民群众基本的保健需要被冷落了。于是,医疗保健服务的种种问题,如收取红包、优质优价、优先优价以及将高新技术作为牟利的手段,就呈现在我们的面前。这些问题涉及医院及卫生行政部门,需要在制定和执行卫生政策时运用合理的伦理原则来调节。

三、伦理思想的指导

由于当代医学科学的巨大进步,由于人们对卫生需求的不同,由于卫生事业与其他事业平衡协调发展的需要,人们的健康需求和如何满足这种需求常处于一种复杂的状态之中。在制定卫生政策过程中,决策者往往面临这样的选择:是使社会所有成员成为卫生政策的受益者,还是仅使社会的某一部分成员受益?是把主要资源用于初级卫生保健,还是优先发展高精尖技术?只是对当代人的健康负责,还是要扩大到对后代的健康负责?是仅考虑拯救人的生命,还是在拯救生命的同时,注重提高生命的质量?对于这些问题可能有种种不同的回答。但是,卫生政策要实现其价值目标,要使有限资源最好地造福于人的健康,就必然会以一定的伦理思想为依据。目前关于社会公正的理论有以下几种。

1. **古典自由主义**　古典自由主义认为,个人的自由选择和自利行为可以实现社会福利的最大化。因此,仅有程序公正就足够了,任何对分配结果的关心都是对个人自由的侵犯。国家的作用只能限制在"守夜人"的角色,其任务仅仅是保证个人自由不受他人的侵害。但是,古典自由主义无视社会平等,强调个人的权利与选择,容易在多元化价值的社会中出现无所适从的情形,而且过分强调个人的权利,也会导致社会利益的某种损害。

2. 功利主义　功利主义从最大多数人的最大幸福出发,主张公正的社会分配应当有助于促进个人效用总和的最大化。但是,它可能导致对个人权利和自由的践踏。因为从功利主义出发,卫生政策恐怕难以拒绝对经济效益的追求,很可能会忽视一部分人的生命健康权利。

3. 平均主义　平均主义要求在个人之间平等地分配社会财富和社会价值,它是最具道德感召力的社会公正理论。平均主义不仅仅包括收入均等,还囊括个人在权利、机会、财富、教育、就业等各方面的均等化。但是,这种理论也必然引发出卫生资源是否也应该奉行平等主义分配原则。但是,卫生资源的绝对平均主义不仅不能很好地利用有限的卫生资源,使人人享有卫生保健,反而会导致卫生资源的浪费以及公平性的下降。

4. 罗尔斯主义　美国学者罗尔斯的社会公正理论可理解是古典主义和平均主义的中和。他提出了两个基本正义原则,作为实现社会基本制度正义安排的基础。第一个原则是每个人对与其他人所拥有的最广泛的基本自由体系都应有一种平等的权利;第二个原则是社会的和社会的不平等应被合理地期望适合于每一个人的利益。罗尔斯的第一个原则要求确保公民的平等与自由,使每个公民享有平等的权利。第二个原则承认了不平等现象的存在,并在此基础上提出要注意调节利益分配上的差别,使受益最少者的状况得到一些改善。罗尔斯还提出,第一个原则优于第二个原则,即不平等分配不得以损害基本自由为前提。第二个原则中机会均等又优于财富等分配不平等,即在两者冲突的时候,优先保证机会均等。

这些社会公正理论对于卫生政策的制定都具有参考价值,关键是政策制定者以何种伦理思想为主导。以何种伦理思想为依据似乎是对伦理原则的选择,但其背后实际还隐含着更深层的哲学思想等终极的追求,以及旁涉政治、文化、心理等多层面、多侧面的丰富内涵。因此,我们可以借鉴西方的伦理思想和某些共同认可的伦理原则,但这还不够,还要看到文化背景、传统伦理的影响。如果能把西方的伦理思想、理论与中国传统伦理思想、观念结合,伦理学是卫生政策和价值之间的桥梁。卫生政策的伦理依据必须体现我国卫生政策的宗旨,尽可能不背离公众的健康利益,使卫生保健服务在复杂的多种利益关系中得到合理的调节和平衡。

第四节　卫生政策制定和执行过程中的伦理原则

一、公益性原则

现代医学的发展已经把医患之间的关系扩展到医疗卫生工作与全社会的关系。因此,卫生政策的制定必须首先坚持公益性原则,这是合理地配置卫生资源最基本的道德要求,也是衡量一种卫生政策的道德尺度。

公益性原则就是坚持从社会和人类的利益出发,公正合理地配置卫生资源和公正合理的解决医疗实践中出现的各种利益矛盾。公益性原则要求卫生政策的制定和实施不仅要有利于当代人的健康需求,为社会最广大的公众提供基本的保健服务,推动人人享有卫生保健的实现,还要有利于人类及其后代的利益,有利于人类生存环境的改善,有利于医学科学技术的发展。

坚持公益性原则,必须注意以下几个问题:

第一,要设法满足农村、边远地区和经济贫困地区部分居民的基本卫生保健需求。在当前大多数国家中,城市和富裕居民卫生保健得到满足的情况下,满足农村、边远经济贫困地区居民的保健要求,是实现人人享有卫生保健这一公益性原则的迫切任务。

第二,对社会某些特殊人群,如妇女、儿童、老人及某些传染病患者予以特殊照顾,也是社会公益所要求的。如某种烈性传染病,不采取特殊的分配形式,不投入卫生资源,将引起传染病的蔓延而危害社会公众的利益。

第三,在维护当代人类健康的同时,还必须对后代的健康负责。必须控制人口数量,提高人口质量;保护环境,不造成或少造成环境污染;保护资源尤其是对人类保健有关的资源免受耗竭;不人为地干扰人类天然性别比例平衡;维持人类种系延续及其纯洁。

二、公正原则

卫生政策涉及社会成员各方的关系,涉及他们眼前利益与长远利益、局部与整体间的关系,涉及国家和企业、服务提供者、服务享受者之间的权利与义务。因此,卫生政策必须体现公正,必须以公正原则作为决策的依据。

在制定卫生政策过程中,追求公平,遵循公正原则。公正不同于平等,它意味着生存机会的分配应以需要为导向,而不是取决于社会特权。也就是说,公正应该是共享社会进步成果,而不是分摊可避免的不幸和健康权利的损失。遵循

140

公正原则,也就意味着应努力减少健康和卫生保健中不必要的和可避免的社会差距,有效地、最大限度地使每个社会成员都能达到基本生存标准,改善全体人群健康的目的。

但是,不同国家或同一国家不同社会人群间的健康状况和卫生服务利用存在着明显的差别,而并非所有的差别均代表着不公正,只有那些可避免的和不应有的差别才被认为是不公正。因此,卫生保健的公正不是消除所有的健康差异,使每个人都具有同等的健康水平和质量,而是应减少或消除所有被认为是可避免的、不公平的影响健康的因素。

因此,卫生政策的公正,一方面表现为各种可利用的卫生资源的公正分配上,对具有相同卫生保健需要的人群提供相同的卫生服务,对所处状态不同的每一个个体则给予不同的处理。另一方面,体现在健康的公平、公正上,即指所有社会成员均有机会获得尽可能高的健康水平,每一个社会成员均应有公平的机会达到其最佳健康状态。总之,卫生政策的公正,既不是指卫生资源的平均分配,也不是指健康水平的平均享有,平均分配、平均享有在不同的情况下可以是公平的,也可以是不公平的。

遵循公正原则应体现在 3 个层次:①卫生资源的公平、公正分配,即应按需要分配卫生资源:相同的人相同对待,相同需要的人相同对待,不同需要的人不同对待。既要综合平衡,又要保证重点。②卫生服务提供的公平和公正,即按照需要提供卫生服务。③卫生服务支付的公平和公正,即根据支付能力来支付卫生费用。

卫生保健的公平和公正是国家卫生政策的基础,也是社会文明、进步的重要标志。

三、效益合理性原则

效益合理性原则亦即最有效、最合理地利用卫生资源,同时减少或杜绝浪费的原则。目前,各国均感卫生资源的紧缺,但同时又普遍存在着卫生资源的浪费。形成这种矛盾现象的原因,在于卫生经费的筹集、分配、使用缺乏合理的措施与制度,在于过于宽容了某些社会成员的个人利益。要克服这种卫生资源的浪费现象,迫切需要解决 4 个方面的问题:一是增强卫生保健服务提供者与享受者合理有效地使用卫生资源的意识;二是改进卫生费用支付的方式,使卫生费用的支付成为合理运用卫生资源的关卡;三是采取切实措施控制高新技术的滥用;四是强化生命质量的意识。

(瞿晓敏)

思考题

1. 我国卫生政策制定与执行所面临的伦理难题有哪些?
2. 影响卫生政策制定和执行的因素有哪些?

第十一章

医学伦理评价

医学伦理评价是医务人员在职业生活普遍进行的一种重要道德实践活动，也是构成医学伦理学体系的重要组成部分。通过医学伦理评价，医学伦理规范与医学职业活动的互动得以展开。在这种互动中，医学伦理规范从观念形态走向实践形态。医务人员个体的伦理实践能力和医疗卫生行业整体的医德水平因此得到逐步提升。

第一节　医学伦理评价的含义与构成

一、医学伦理评价的含义

医学伦理评价（moral assessment of medicine）是指人们依据一定的医学伦理标准对医学职业活动及其现象所作的善恶判断。

评价是一种非常普遍的社会现象。从广义上讲，主体对客体属性与主体需要之间的关系所做的一切反映和判断都可以称为评价。所以，我们通常把大小、黑白之类的都笼统地称为评价。但这类评价与伦理评价是不一样的。伦理评价是一种价值判断，而大小、黑白之类的评价是一种事实判断，两者之间存在显著的区别。例如，我们说："白求恩是一名医生"时，这是一个事实判断，不涉及我们对白求恩大夫的价值评价。但当我们说："白求恩大夫是一个毫不利己、专门利人的好医生"时，作出的却是一个价值判断，表明了我们对白求恩大夫的伦理评价。因此，清晰地区分事实判断和价值判断是我们进行伦理评价的前提。

医学伦理评价在医学职业活动中普遍存在。医学以救死扶伤为天职，关系到每个人的生命健康权益，是一种极富道德色彩的职业。医务人员及其社会公众会积极地对医学职业活动及其现象作出各种各样的医学伦理评价。医疗卫生管理部门也会充分利用医学伦理评价来加强行业行风管理，促进医疗卫生事业的发展。

医学伦理评价与医疗卫生制度息息相关，恰当的医学伦理评价离不开对医疗卫生制度的考察，医疗卫生制度构成了医学伦理评价的制度背景。这个制度背景是影响医学职业活动的重要因素,不完善、不健全的医疗卫生制度可能诱发不良的医学职业活动。因此,医学伦理评价不应脱离具体历史时期的医疗卫生制度。目前,我国的医疗卫生制度仍存缺陷,尚待完善,正在深化改革,以适应我国医疗卫生事业发展的需要。但制度缺陷不应成为个体职业活动败德的全部理由。医学伦理评价应全面地、辩证地对待制度背景与个体职业行为之间的互动关系,在医务人员中倡导高尚的个体职业行为,推动医疗卫生制度的改革和完善。

二、医学伦理评价的作用

医学伦理评价的作用,主要表现为对医务人员的道德激励和道德谴责。

1. 对医疗行为有道德裁决作用　伦理评价是普遍存在于医务人员和社会公众内心中的"道德法庭"。医学伦理评价依据医德标准,明确各种医学职业行为道德与否的界限,作出正确的评判,能促使医务人员扬善避恶,维护医学道德的权威。

2. 对医务人员有伦理教育作用　医学伦理评价可以具体明确医德责任及其限度,说明衡量行为善恶的标准,展示作为善恶根据的动机、效果及其相互关系,使医务人员从医学伦理评价中明辨是非,正确选择道德行为,有助于医德修养的提高和医德品质的完善。

3. 对医疗卫生事业有调节促进作用　随着现代社会的发展和医学科技的进步,医疗卫生领域中的一些行为和现象可能会与传统的社会道德观念发生矛盾,从而带来许多伦理难题,比如器官移植、人体实验、维持技术、安乐死等等。如何判断他们的道德价值,解决其中的伦理冲突,将直接关系到新技术的应用和医疗卫生事业的发展。如能对这些伦理难题展开深入分析,作出正确的医学伦理评价,无疑将大大推动我国医疗卫生事业的发展。

三、医学伦理评价的构成

从构成要素上分析,医学伦理评价可分为评价主体、评价标准、评价对象、评价依据四大要素,其基本结构如图 11-1。

一个具体的医学伦理评价就是某个评价主体根据评价标准,依据评价对象身上的评价依据对评价对象作出评价结论的过程。其中,评价主体和评价对象是医学伦理评价中的基本要素,构成了医学伦理评价的基本结构。医学伦理评价的评价主体是指依据一定的医学伦理

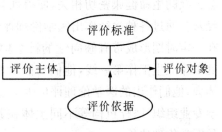

图 11-1　医学伦理评价的基本构成

标准对医学职业活动及其现象作出医学伦理评价的人或社会组织。没有评价主体就不可能有医学伦理评价的出现。同时，医学伦理评价也离不开评价对象，否则评价就是无的放矢。评价对象非常广泛，比如某种规章制度、某个新闻事件、某医务人员的职业行为等等。这些对象大多离不开相关当事人的行为，因此可大体上将评价对象归约为医务人员的职业行为。

评价标准和评价依据是医学伦理评价中的重要因素。评价标准是指评价主体在对评价对象作出医学伦理评价时所依据的医学伦理规范。评价依据是指评价对象中供评价主体作出医学伦理评价的主要因素。以现象学的观点来讲，每一个评价对象都是一个无限的现象集合。评价主体在评价这个对象时不可能穷尽其中所有的信息，而是会从中选择主要因素来作为自己进行医学伦理评价的依据。一般来讲，评价依据主要有两对因素：一是动机与效果；二是目的与手段。评价标准来自于评价主体，评价依据来自于评价对象，两者都是医学伦理评价中不可或缺的重要因素。

第二节　医学伦理评价的要素分析

一、医学伦理评价的主体

医学伦理评价的评价主体是指依据一定的医学伦理标准对医学职业活动及其现象作出医学伦理评价的人或社会组织。医学伦理评价的评价主体是多样的，从广义上讲，一切人和社会组织都可能成为医学伦理评价的评价主体。不同评价主体从自身境遇和医学伦理认识出发作出不同的医学伦理评价，构成了丰富多彩的医学伦理现象。

从不同评价主体的角度来分类，医学伦理评价主要分为社会公众的医学伦理评价、医务人员的医学伦理评价、医学组织的医学伦理评价和卫生管理部门的医学伦理评价等类别。社会公众虽然不是医务人员，但医疗卫生工作与每个社会公众的生命健康密切相关，使得社会公众对医学职业活动及其现象非常关切，经常会通过各种途径作出医学伦理评价。这种社会公众的医学伦理评价甚至会在一定时期形成带有倾向性的社会舆论，医务人员应予高度重视。医务人员身处医疗卫生工作第一线，他们对医学职业活动中的各种行为及其现象有着切身体会，他们作出的医学伦理评价生动地展现了医学职业活动。卫生管理部门、医学专业组织、医疗机构等不同主体在其各自的管理和服务工作中同样会作出各种医学伦理评价。

从不同评价对象的角度来分类,医学伦理评价可主要分为社会评价和自我评价两大类。社会评价是指评价主体对自身以外的其他医学职业活动及其现象作出的医学伦理评价。社会评价指向评价主体之外的医学职业活动及其现象,对这些活动及其现象进行善恶判断,表明倾向性态度,支持、赞扬和鼓励高尚的道德行为,批评、谴责和制止不道德的职业行为。自我评价是指评价主体对自身职业行为作出的医学伦理评价。自我评价指向评价主体自身,是评价主体对自身职业行为的自讼和反省,它能促使评价主体自我提升、择善而行,是评价主体医学伦理修养的重要环节。

二、医学伦理评价的标准

医学伦理评价的标准是指评价主体在对评价对象作出医学伦理评价时所根据的医学伦理规范。作为调整医学职业活动的准则,医学伦理既没有专门的执行机构,也不依靠法律的强制,而主要是通过社会舆论、内心信念、传统习俗等方式来实现的。要做到这点,就必须依据一定的伦理标准来展开医学伦理评价。

评价标准来自于评价主体。在医学伦理评价中,所有的评价主体都必然有一定的评价标准,不存在无评价标准的评价主体。不同评价主体之间的区别在于评价标准的观念清晰程度和具体内容可能存在差异,因而评价标准存在一定的多样性。在日益开放的现代社会,我们应该宽容不同的评价主体依据不同的评价标准对医学职业活动及其现象作出自己的医学伦理评价。但这种宽容不能陷入道德相对主义的泥沼,以为作出什么样的医学伦理评价都是同样正确的。对于历史悠久的医学职业来说,医学伦理仍然有着其相对稳定、客观的标准。任何评价主体作出医学伦理评价都不应违背这些医学伦理标准,否则我们只能说该评价主体可能作出了一个违背医学伦理要求的"医学伦理评价"。具体来讲,医学伦理评价的标准可包括以下几个方面。

1. 医学职业行为应符合严格的医学技术要求　医学是一门最为严肃的科学,它以救死扶伤为天职。医学来不得半点马虎、半点浮夸,医务人员一个细小的失误很可能导致患者及其家庭的终生痛苦。因此,所有医学职业行为都必须建立在严格的医学技术要求之上。那些违背医学技术要求以实现自身利益的医学职业行为应该受到医学伦理的严厉谴责。

2. 医学职业行为应促进患者疾病的缓解和根除　防病治病、维护患者的身心健康是医学职业活动的根本目的之一,是医务人员最基本的医德义务和责任,也是评价衡量医务人员医学职业行为是否符合伦理以及伦理水平高低的主要标志。如果医务人员采取某些可以意识到的,对患者疾病的环节和根除不利的治疗措施,不论主客观原因如何,都是违背医学伦理的行为,得不到医学道德的保护。

3. 医学职业行为应推动医学科技的发展　医学是维护人类生命和增进人类健康的科学。面对现代科技和医学科技发展的挑战,医务人员要认真进行科学研究,不断解释生命运动的本质规律,探索战胜疾病、增进人类健康的途径和方法。因此,那些促进医学科技发展的医学职业行为符合医学伦理要求;反之,因循守旧、不思进取,或者弄虚作假的医学职业行为不符合医学伦理要求。

4. 医学职业行为应利于人类生存环境的保护和改善　医疗卫生事业的目的不仅仅是临床治疗,而且要做好预防保健工作,防止疾病的蔓延、恶化,提高社会人口素质和整个人群的健康水平,保护和改善人类生存环境。那些不考虑环境成本、不考虑代际公正的医学职业行为不能得到医学伦理的保护。

三、医学伦理评价的对象

医学伦理评价的对象是指评价主体作出的医学伦理评价所指向的医学职业活动及其现象。在医疗卫生工作中,医学伦理评价的对象广泛存在,甚至可以说一切医学职业活动及其现象均属于医学伦理评价的对象。其原因在于医学职业活动本身是一种极富道德色彩的工作,它的任何一个环节都渗透着伦理因素,因而成为医学伦理评价的对象。

1. 医学职业活动服务于生命　生命及其健康是每个人最基本、最珍视的价值,它是每个人人生的基础。一个人的人生由生命和生活两个层面构成,不同的个体人生又构成了整个社会生活。从这个意义上讲,生命也是全部社会生活的基础。医学则直接服务于这个基础,因而也就富有了浓厚的道德色彩。人们会以一种更加敏感的道德感受力和判断力来关注各种医学职业活动及其现象。

2. 医学职业活动处在一个复杂的人际关系网络中　现代医学以发达的自然科学为基础,但医学与自然科学在根本目的、成功标准和活动原则方面存在显著的差异。总体而言,医学更加强调实践,其目的具有明确的社会指向,即挽救生命、促进健康。要实现这个目的,医学就需要广泛地、直接地服务于个人或人群。这样,医学职业活动就处在了一个复杂的人际关系网络中,它需要妥善处理大量的人与人、人与社会之间的关系,而这需要医学伦理的介入。

3. 医学职业活动多与病苦中的患者互动　医患关系是医学职业活动中的基本社会关系,患者是医学职业活动的基本服务对象。通常,患者总是疾病缠身、痛苦不已。医务人员则以帮助者甚至拯救者的形象出现在病苦的患者面前,医患关系的这种特性使得医务人员的医学职业活动充满道德色彩。患者越是痛苦,病情越是严重,这种道德色彩就越得到凸显,两者呈一种正比例的相关关系。

四、医学伦理评价的依据

医学伦理评价的依据是指评价对象中供评价主体作出医学伦理评价的主要因素。医学伦理评价的对象可简单归约为行为。行为可划分为行为者、行为过程和行为结果 3 个环节。从这 3 个环节中,我们可以归纳出两对医学伦理评价的评价依据:动机与效果、目的与手段。其中,动机、目的属于行为者的主观因素,手段体现在行为过程中,效果则是行为的结果。

(一) 动机与效果

动机是指引起人们行为趋向的具有一定目的的主观愿望和意向。效果是指人们按照一定的动机去行动所产生的客观后果。它们都是评价主体作出医学伦理评价的重要依据。怎样看待动机与效果在医学伦理评价中的地位和作用,这是医学伦理评价中一个极为重要的问题。在医学伦理学上,曾经围绕这个问题进行过长期的争论,形成动机论和效果论两种对立的观点。动机论者认为,动机是评价医学职业行为善恶的唯一依据。只要是出于善良动机的行为,不论其效果如何,都是合乎道德的。与此相反,效果论者则片面强调医学职业行为的效果在医学伦理评价中的作用,完全否定动机的作用,认为效果的好坏是判定医学职业行为善恶的唯一依据。只要效果是好的,不管其动机如何,这个医学职业行为都是善良的;只要效果是坏的,这个医学职业行为就是恶的。实际上,单纯的动机论或效果论都是片面的。将它们推向逻辑的极端都会产生许多有悖医学道德常识的结论。在医学伦理评价中,我们应当坚持动机与效果的辩证统一。

对于这种辩证统一关系,我们可以从逻辑上作如下简单分析。首先,建立一个动机与效果的简单逻辑模型(图 11 - 2)。在这个逻辑模型中,我们把动机分为善、恶,效果分为好、坏,交叉组合。这样,我们就能得出 4 种可能的医学职业行为类型:出于善的动机并获得的好的效果的医学职业

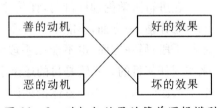

图 11 - 2 动机与效果的简单逻辑模型

行为,出于善的动机却出现坏的效果的医学之二行为;出于恶的动机却出现好的效果的医学职业行为,出于恶的动机也获得坏的效果的医学职业行为。针对这 4 种逻辑类型的医学职业行为,对照医学伦理的评价标准,我们可以得出评价结论:出于善良动机并达到好的效果的医学职业行为是能得到医学道德高度评价的;对于出于善良动机但出现坏的效果的医学职业行为,作出医学伦理评价时需要具体分析坏的效果出现的原因;如果医学职业行为本身没有差错,则可以得到

医学道德保护;对于出于恶的动机的医学职业行为,无论结果如何,都不可能获得正面的医学伦理评价。

但这只是一种非常简要的逻辑分析,现实中的医学职业行为比这种简要的逻辑类型复杂得多。比如动机问题,医务人员在做出某个医学职业行为时,其行为动机往往隐藏在内心中,一般不会清晰表明,而且具有复杂的多重动机,而不是一个单纯的动机。因此,没有深入的考察,评价主体很难了解行为者的真实动机,更不可能轻易地判断出动机的善恶。又如效果问题,由于医学职业行为大多是在一种双方甚至多方的社会关系中进行的,并可能同时产生多个效果,这些效果对于不同的当事人也可能具有不同的好坏意义。比如,有些效果对医患双方都是好的;但有一些可能对医院是好的效果,对患者就可能是坏的;反之亦可能。因此,我们也就不能一概而论地认定某种行为效果的好与坏。这些复杂的现实情况提示,我们医学伦理评价是一种非常复杂的医德实践活动,需要评价主体考量不同的因素,以便作出尽可能准确的判断。评价主体应该避免随意地对某个医务人员的医学职业活动作出缺乏审慎的医学伦理评价。

(二) 目的与手段

目的是指医务人员在医学职业活动中经过自己的努力所期望达到的目标,手段是指医务人员为实现某种目标所采取的措施、方法和途径。目的与手段、动机与效果是密切相连而又有所区别的评价依据。医学职业行为的动机要转化为效果,必须经过目的与手段的中间环节。目的与手段的辩证统一保证了动机与效果的辩证统一。

在进行医学伦理评价时,评价主体需要对医学行为的目的与手段展开详尽的道德评估:一方面,不能以目的证明手段,认为只要目的合乎医学伦理,就可以不择手段;另一方面,也不能以手段证明目的,认为手段合乎医学伦理就可以用来实现任何目的。不管是目的还是手段,任何一个方面违背医学伦理,都会影响到对该医学职业行为的整体伦理评价。

目的与手段是相互联系、相互制约的辩证统一关系。目的决定手段,手段对目的具有反作用。医务人员在选择手段时应遵循以下原则。

(1) 有效原则:即选择的医学手段应该是经过实践证明行之有效的。那些未经严格的临床实验证明为有效的手段都不能采用,应把医学实验研究与临床医学严格区别开来。

(2) 最佳原则:即选择的医学手段应该是效果最好、最为安全、患者痛苦最少、耗费最少的手段。

(3) 一致原则:即选择的医学手段应该与病情的发展程度相一致。医务人员应从患者的实际需要出发,根据病程发展各个阶段的特点给予与病情发展相应的有效医学措施。任何小病大治、大病小治的行为都是有悖医德的。

(4)社会原则:即选择的医学手段应该考虑到可能的社会后果,不得危害他人和社会的正当权益。

第三节 医学伦理评价的方式与实施

一、医学伦理评价的方式

医学伦理评价的方式是指医学伦理评价所表现形式和载体。通常,医学伦理评价的方式有 3 种:社会舆论、内心信念和传统习俗。

(一)社会舆论

社会舆论是指社会及其公众针对某一现象和问题形成的共同倾向性看法或意见,是社会意识形态的特殊表现形式,往往反映一定阶级、阶层、社会集团的利益、愿望和要求。

社会舆论形成的因素有:①存在某个涉及人们共同利益的问题或事件;②有许多个人对这个问题或事件发表意见;③在这些意见中,形成一种具有共同倾向性的意见;④这种共同意见会直接地或间接地针对舆论,甚至产生影响。其形成可来自公众自发行为,也可能来自国家或社会组织有目的的引导,或来自两者的相互作用。

在医疗卫生工作中,社会舆论是医学伦理评价的重要方式。由于事关每个人的生命健康,医疗卫生工作更加容易诱发社会舆论。这种社会舆论具有广泛的公众基础,能快速广泛地传播,在很短的时间内形成强大的舆论压力和精神力量,造成某种浓厚的道德氛围。如果医务人员的医学职业行为是高尚的,就会受到社会舆论的赞扬。反之,不良的医学职业行为就会受到舆论的谴责。这样,社会舆论就成为医学伦理评价的重要尺度,可以督促医务人员反省、约束自身的职业言论和职业行为。

社会舆论不等于街谈巷议。街谈巷议属于人际传播,社会舆论则属于大众传播。人际传播是个人与个人之间的直接的面对面的信息沟通和情感交流活动。医务人员的医学职业行为会口口相传,成为街谈巷议的医学伦理评价对象。但这种街谈巷议大多不会形成强大的舆论压力。大众传播是大众媒体采用现代传播技术,通过大批复制并迅速传播信息,从而影响庞杂受众的过程。医学职业活动及其现象一旦经由大众传播,就会迅速形成社会舆论,从而引导医学职业活动的开展。需要指出的是,现代网络技术的发展和普及大大加快了信息发布、传播、更新的速度,社会舆论得以迅速形成。医学职业活动及其现象很容易成为网络传播的医学伦理评价对象。对此,医务人员及其医疗卫生管理部门应予高度重视。

社会舆论不一定是正确的伦理评价。健康的社会舆论及其造成的道德氛围能确立、巩固医学道德,激励和鼓舞医务人员在医学职业活动中的事业进取心和道德责任感,同时也为医务人员充分履行职业使命提供了良好的社会环境。相反,不健康的社会舆论及其造成的道德氛围则会动摇医学道德,抑制医务人员的工作积极性,保护错误和落后的医学伦理观念和职业行为。所以,面对社会舆论,医务人员应冷静和理智地加以区别,明辨是非,坚持真理,纠正错误,改进工作。

(二) 内心信念

信念是人类特有的一种精神现象,是认知、情感和意志的有机统一体。信念是指人们在一定认识的基础上确立的对某种思想坚信不疑并身体力行的心理态度和精神状态。在医学职业活动中,内心的信念是医学伦理评价的一种重要方式。它是医务人员发自内心的对医学伦理及其理想的正确性和崇高性的笃信,以及由此而产生实现相应医学道德义务的强烈责任感。它是医务人员进行医德选择的内在动机和医德品质构成的内在要素。

内心信念的特点:①深刻性。医务人员内心信念的形成并非朝夕可成,而是经过长期的医学实践、医德教育和医德修养的结果。②稳定性。医务人员内心信念一旦形成,就不会轻易改变,并在相当长的时期内支配和影响医务人员的医学职业活动。③监督性。医务人员内心信念会自我监督、约束对医务人员的医学职业活动,不断自我评价自身言行,使其符合医学伦理的要求。

内心信念的集中体现就是良心。良心是医务人员对自身职业行为道德属性的充分自觉和深刻体验。它会在医务人员内心中时刻检审医务人员的医学职业活动,对其作出医学伦理评价。当医务人员履行了符合自己道德信念的道德义务,竭尽全力为患者服务时,就会对自己合乎医学道德的行为感到心安理得、内心无愧,得到一种精神上的满足,形成一种信念和力量,并将在今后继续坚持这种行为。而当自己在医学工作中出现了某些差错,给患者带来一定痛苦或损失时,即使未被他人察觉,不曾受到社会舆论的谴责,也会受到良心的责备,而感到羞愧不安,进行自我批评,并在今后尽力避免发生类似的行为。

在医学伦理评价的方式中,社会舆论主要体现为社会及其公众对医学职业活动及其现象的医学伦理评价。内心信念则主要体现了医务人员对自身职业活动的医学伦理评价。两者相互作用，可能一致，也可能出现偏差，甚至是矛盾。一个内心信念强大的医务人员应该正确对待社会舆论的医学伦理评价，严格遵循医学道德，坚决拒绝不良社会风气的影响。

（三）传统习俗

传统习俗是指人们在社会生活中长期形成的一种稳定的、习以为常的行为倾向和行为规范。在医疗卫生工作中，传统习俗反映了医学道德经过漫长历史发展，逐步积累、世代相传而形成的稳定的道德意识和行为方式。它用"合俗"与"不合俗"来评价医务人员的行为，判断医务人员行为的善恶。

作为一种既存的道德环境，传统习俗会广泛地影响医务人员的医学职业活动。比如，知情同意权是患者的一项重要权利，这种权利既受到法律的保护，也得到医德的庇护。但在我国各级医疗机构中，患者知情同意权已在很大程度上"家属化"，成为家属的权利。社会公众和医务人员对此都习以为常。这种现象的产生在很大程度上要归因于我国重视家庭和集体价值的儒家文化传统。

传统习俗大体可有精华与糟粕、进步与落后、积极与消极之分。进步的、积极的传统习俗对医务人员的医学职业活动有着促进作用，如我国传统医学道德中"赤诚济世"、"一心赴救"等规范。落后的、消极的传统习俗会对医务人员的医学职业活动产生不良影响，如"男尊女卑"、"多子多福"的传统习俗。医务人员要提高医德认知，在医学伦理评价时对传统习俗展开具体的、历史的分析，继承发扬医德传统中的精华，扬弃其糟粕。

二、医学伦理评价的实施

1. 系统学习，明辨道德是非　学习和把握正确的医学伦理理论是进行医学伦理评价的重要前提。医务人员应理论联系实际，系统地学习医伦理理论，提高认知水平，努力把医学道德认知转化为医学道德行为。

2. 倡导慎独，坚持自我评价　慎独是一种医德境界。由于医患双方信息的不对称和医疗卫生工作的高度专业性，医务人员大量的职业行为虽然是发生在一个复杂的人际网络中，但在一定程度上却处于某种自我监督的独处境地。因此，有必要在医务人员中广泛倡导慎独，自觉地开展自我评价和道德反省。

3. 突出重点，分析服务质量　医学服务质量和医务人员的医德密切相关。医德高尚的医务人员对患者极端负责，作风严谨，技术精湛，一般极少发生差错，质量上乘。反之，事故差错不断，服务质量低劣。因此，医学伦理评价须联系医学服务质量的评估，认真检查，全面考察，从各个环节服务质量的指标上来衡量

152

医务人员道德责任感的强弱。

4. 树立典型，健全激励机制　榜样的力量是无穷的。医德高尚的典型案例凝结着医务人员丰富的医德思想和内容，它生动具体、真切感人，给人以强大的精神感召力。剖析反面案例则可催人猛醒，增强是非观念，吸取经验教训，启发医务人员主动调整医学职业行为。我们进行医学伦理评价时须正确运用典型，赏善罚恶，才能鼓励先进、警戒后进，端正医德医风，提高医学服务质量。

5. 着眼群体，完善道德环境　医务人员职业行为的医德水准，往往反映了所在医疗单位的医德医风现状。所以，医学伦理评价在考察医务人员在医学职业活动中所表现的技术素质、道德修养时，更需要重视群体水准、单位的道德风尚、管理体系上的道德问题、各级领导和管理人员履行伦理规范的情况。我们应把医学伦理评价的中心从医务人员个体转移到群体医德环境的营造和制度建设上。较高的群体的医德水准，有利于形成良好的医德氛围；良好的医德环境有利于培养医务人员的医德意识，全心全意为患者健康服务。

（杨卫华）

案例

有一对老年夫妇，一双儿女都在国外工作。一天，老先生略感到身体不适去医院看病。经过体检和CT检查，发现老先生的左肾有一肿瘤，医生当即建议手术治疗。就在手术前夕，老太太听了医生告示的手术可能会发生的种种危险时，颤抖的手无论如何也签不下自己的名字，就这样耽误了手术治疗的最佳时间。几个月后，老先生病情急转而下，待从国外叫回儿女再签字同意手术时，癌细胞已扩散，不久命归黄泉。老太太也因伤心过度和后悔不迭而最终精神崩溃。

手术前，告知患者或家属手术的种种风险，并必须得到患者或家属知情同意的签字，方可实施手术治疗，在国内所有医院里已经延续了几十年。但是，大多数患者根本不懂医学知识，手术前的签字往往是被动的、盲目的。一旦发生医疗事故，也弄不清楚是医生的技术责任，还是不可预料的意外情况。所以，有许多法学、伦理学者对手术前签字的行为提出批评，认为其不能完全保护患者的合法权益，甚至是对患者的不公平。那么，应该用怎样的更加公平的方法来保护患者手术治疗的知情同意权呢？

思考题

1. 医学伦理评价的标准是什么？医学伦理评价的作用有哪些？

2. 实施医学伦理评价有哪些途径？

第十二章

人体研究的伦理问题

人体研究是当代医学实践中经常遇到的一个重要问题,确定和遵循其道德原则和行为规范,对于促进医学发展、维护人类自身利益具有其重要的意义。

第一节　人体研究的概念及意义

一、人体研究的概念

人体研究(human research)也称为人体实验,是以人为受试对象,用科学的方法和实验手段,有控制地对受试者进行观察和研究的医学行为过程。从广义上说,人体的概念,包括尸体、活体、个体和群体在内的特殊系统。从狭义上说,人体研究中的人体概念是指具有一定社会关系的活体(包括个体和群体),但不包括不具有自觉意识的胎儿和尸体。

以人体研究的手段和性质为依据,人体研究可分为有目的的人体研究和自然实验两种。有目的的人体研究是指按一定的目的,用人为的手段对受试者进行观察和研究的过程。自然实验是指人体研究的整个设计、手段、过程和后果等都不是出自试验者的意愿,也不受试验者的控制和干预的实验过程。如战争、瘟疫、地震、水火灾、恶变气候、放射性物质等天灾人祸对人体造成的种种伤害,可视为自然实验。试验者利用这种时机,可以对上述因素给人体带来的影响进行观察和研究。

以人体研究的对象为依据,人体研究可分为健康人人体研究和患者人体研究两种。健康人人体研究是指以健康人为试验对象的人体研究。包括两种情况:一种是试验者在自己身上实施实验,即自体实验;另一种是用健康人(自愿者)作为实验对象。患者人体研究是指以患者为试验对象的人体研究。有两种情况:一种是实验的目的是为了改善患者的病情,对患者有利,即为一种实验疗法;另一种是在患者身上所做的实验不是对患者有利,而是为了以后能更好地治疗其他患者,或达到其他目的。

以人体研究受试者的意愿为依据,人体研究又可分为自愿人体研究和非自愿人体研究两种。自愿的人体研究,是受试者因健康或发展医学的需要,或受一定的社会、经济目的的支配进行的试验。一般来说,自愿的人体研究,受试者对实验的目的、过程、手段和后果等有较充分的了解和估计。非自愿的人体研究,是指受试者在不知情的状态下,或处于无自我选择地位,迫于一定的政治、军事、行政组织等的压力下接受的实验。

二、人体研究受关注的原因

(一)难以忘怀的历史教训

第二次世界大战期间,德国法西斯纳粹医生和科学家用政治犯和战俘进行医学实验研究。如试验人在冰水中能存活多长时间;或让人感染致命的疾病以作观察。1946 年,欧洲国际军事法庭在德国纽伦堡市对纳粹战犯进行的审判中就有 23 名德国医学战犯,其中 7 人被判处死刑,9 人被判无期徒刑或 10 年以上的徒刑。抗日战争期间日本法西斯的 731 部队在中国领土上为研制细菌武器,在中国人身上进行鼠疫、霍乱、伤寒、痢疾等细菌试验,残害了无数的中国人。

20 世纪 30、40 年代的美国,在一些医学研究中,同样也有滥用人体研究的医学行为。美国医生自 30 年代起就开始研究 Tuskegee 梅毒,以确定慢性梅毒的损伤哪些由感染引起,哪些由治疗引起。1945 年青霉素的广泛使用,使它成为治疗梅毒既安全又有效的药物。然而,1945 年以后,原先的梅毒研究方式并未停止,依然继续,直至 1971 年因媒体的揭露才被迫中止。20 世纪 60 年代,美国的一些研究中仍存在滥用人体研究的现象。1963 年在纽约布鲁克林的犹太人慢性病医院里,研究人员把肝癌细胞注入 22 个晚期患者的体内,但事先未告知患者。1967 年纽约的柳溪医院,作为一个研究项目的一部分,将活的肝炎病毒注入 500 个智力低下的病孩体内。20 世纪 90 年代,美国在非洲部分国家进行了 9 项有关艾滋病治疗药物 AZT 疗效试验,有 1.2 万妇女参加,其中有相当一部分是艾滋病病毒感染者。由于美国专家没有向所有参加试验的非洲孕妇提供具有抑制艾滋病病毒母婴传播的药物或手段和方法,致使大约 1 000 名新生儿感染上艾滋病,从而导致了可称得上是第二次世界大战以来最不道德的试验。

(二)医疗效果的不确定性

新的医疗技术、手段和新的药品的出现,增加了过去难以治疗疾病治愈的可能性,同时也增加对患者造成的损伤。例如,抗生素的大量、广泛的使用,造成某些致病菌产生了严重的抗药性,致使某些患者降低了对疾病的抵抗能力。又如,有些医药产品还存有潜在的致癌作用。新技术、新设备和新药物的大量涌现,也使人们更难明确区分治疗与实验性质研究之间的界限。事实上,在临床治疗中,每一个医疗步骤几乎都包含着某种程度的不确定性,也可以说临床治疗本身在一定意义上就是人体研究的一种形式,不可避免地带有某种实验性质。因此,在医疗过程中,医疗效果的不确定性以及人类对新知识的渴望,把现代医学研究推到了前所未有的危险高度,随着新技术、新设备和新药品的广泛使用,由此而产生的伦理问题接踵而至。

(三)医学研究的需要

第二次世界大战以来,人类对自身的健康越来越关注,于是对医学研究的资金投入也逐年大幅度地增长,这在其他科学研究领域内是少有的。以美国为例,由 20 多个研究所构成的美国国立卫生研究院(NIH),1965 年研究经费投入为 4 亿美元,到了 1996 年,NIH 总预算超过 100 亿美元。此外,由个人或财团支持的医学研究项目及资金投入也在不断增加。医学研究项目的不断增加,必然造成人体研究项目增多,随之而来的伦理问题和伦理错误也必然增多。

这些原因造成公众对人体研究的关切和忧虑。在国外,自文艺复兴以来,实验医学的发展势不可挡。但是,反对者并未由此而减少。17 世纪哈维关于血液循环的发现和人体对比实验的成功,19 世纪哈雷注射莨菪油的自体实验报告的发表,引起了英、法、德等西欧国家的反对,掀起了一个"抗暴运动"。随后,抗暴运动席卷北欧和美洲各国,甚至有些科学家、思想家、文学家,如鲍普、爱迪生、约翰逊、马根迪等也起来反对。他们反对人体研究,认为虽然人体研究对医学发展有利,但做法残忍,是不人道的邪恶行为,即使是自体实验,也是为了蛊惑别人跟着作为受试对象,使人体研究合法化。第二次世界大战期间,德、日法西斯惨无人道的人体研究,更是激起了公众的愤怒及对人体研究的关注和忧虑。

然而,人体研究是一种社会实践,在历史发展过程中,不少科学家、医学家为了发展医学科学,力排各种阻拦,坚持开展人体研究。一些国家先后颁布了有关人体研究的原则和指导方法。1964 年第 18 届世界医学大会通过了《赫尔辛基宣言》,1975 年世界医学大会第 29 届会议又作了修改,成为当今医学人体研究规范性的代表文件。

三、人体研究的意义

人体研究对于医学研究有着重要的意义。从医学发展史看,没有人体研究便没有医学,医学的进步和发展与人体研究有着密切的联系。

我国古时的"神农尝百草"可谓是最早的人体研究。我国针灸学之祖皇甫谧通过自身实验体会,并综合前人的经验,撰写了我国第一部针灸专著《针灸甲乙经》。明代的李时珍踏遍祖国南北山川,收集大量资料,多次品尝各种药物,并集前人之成果撰写了东方医学巨典《本草纲目》。西方医学的发展也是如此。如哈维血液循环的发现、詹纳牛痘接种的发明等,说明了近代西方医学的发展无一不是建立在人体研究成果基础上的。20世纪以来,现代医学依托科学研究方法和技术的日趋成熟,逐渐形成了由动物实验-实验室实验-人体研究与验证的科学操作程序,其中人体研究是临床应用的直接前提,其实验的成效利弊关系到临床应用的可能与成败。

人体研究是医学研究不可或缺的环节。医学上任何一项新成就,包括新的医疗技术、新合成的医药产品和新的医学理论鉴定,无论经过了多少次体外试验,无论重复了多少次动物实验,在应用到临床之前都必须回到人体研究。只有在人体研究中证明其对人的疾病诊治真正有效,而且伤害小,利大于弊,才能在临床上推广应用。否则,很容易对人的身心健康造成危害。即使是常规应用于临床的理论、方法以及药物,还必须不断地通过人体研究手段加以修正和完善。因此,人体研究不仅是医学的起点,是医学研究成果从动物实验到临床应用的中介,也是医学研究的最后阶段。人体研究是现代生物医学研究的中心支柱。

第二节　人体研究的伦理争论

人体研究在医学尤其是现代医学研究中具有重要的地位。现代医学大量使用人体研究,对医学的发展、对人类的健康作出了许多贡献。但是,人体研究是以人的活体为研究对象,必然具有一定的风险性。因此,人体研究一直倍受公众关注。

一、人体研究的伦理矛盾

人体研究是以提高疾病诊断水平、改进治疗措施、探索发病机制为目的。但是,人体研究本身又体现出两重性,存在矛盾。

1. 主动和被动的矛盾　在人体研究中,试验者清楚实验的目的、途径与方法,并在一定程度上估计到实验过程中可能遇到的问题,同时制定各种安全措施,力争达到预期效果,因而往往处于主动地位。然而,对于人体研究中的受试者来说,因医疗疾病的需要,尽管志愿受试,但多数并不真正了解实验的目的、要求和方法,通常带有盲目性和依赖性,对受试过程中发生的问题更是无能为力,因而处于被动地位。当然也有些受试者清楚实验的目的、要求和方法,能够主动配合,具有主动性。有些则因一定的社会地位或经济利益驱使,也志愿受试,形式上主动,却内涵着被动。至于被迫的人体研究,其权利和人格都受到侵犯,更处于被动地位。这种主动和被动的交叉与矛盾,存在着不同的道德价值,必然引起不同的道德评价。如试验者为了某种个人目的,在向受试者或其亲属介绍情况时,对实验中可能发生的问题加以夸大或缩小,尽管受试者志愿受试,但还是存在着道德上的问题。至于强迫实验,不管实验结果有多大医学价值,都是不道德的。

2. 利与弊的矛盾　以人为实验对象的人体研究的基本道德要求就是不造成对受试者的伤害。事实上是利与弊的对立统一,弊中有利,利中有弊。如肝穿刺对排除肝癌、准确诊断肝病有很高价值,但对肝癌患者不利。又如器官移植,为了克服对异体器官的免疫排斥,需要使用大量免疫抑制剂,但这样做又解除了对肿瘤的免疫力,从而增加了罹患肿瘤的可能性。现代医学人体研究方法,对受试者无伤的实验几乎没有,各类实验方法很难事先准确预测结果,实验往往是带有伤害性的,存在着利与弊的矛盾。作为医生和实验者应该尽可能地权衡利弊,选择最佳的实验方法,减少对受试者的伤害。

3. 科学利益与受试者利益的矛盾　从科学价值上说,人体研究无论是成功还是失败,都是为科学的探索积累经验,都具有科学价值。从根本利益上说,科学利益与受试者利益是一致的。医学是造福于人类的科学,医学科学的发展有利于全人类的健康。但是,矛盾仍然存在。在某些情况下,科学利益与受试者的直接利益相矛盾,因此,要扶危济世、救死扶伤,不能只见科学利益,而不顾及受试者的直接利益,应从动机和效果的辩证统一上处理好科学利益与受试者利益的矛盾。

4. 医学伦理与社会伦理的矛盾　从根本意义上说,医学伦理与社会伦理是一致的。但因社会伦理通常受传统习俗思想观念的影响和制约,因而两者又是矛盾的。如尸体解剖、人工授精、体外授精、性生理病理等人体研究,从医学伦理上说是道德的,但与传统的人体不得毁伤、性观念等社会伦理相矛盾,因而阻碍了这些实验的开展。解决这一矛盾,只有加强人体研究科学性的宣传教育,以促进旧的思想观念的转变,而不能忽视当时社会人们思想水平的可接受度,硬性开展某些实验。当然也不能等待,应从科学和人们的切身利益出发,以开拓进取的精神恰当地处理好这一矛盾。

二、人体研究的伦理评价

能不能进行人体研究?人体研究是否符合伦理?这些问题涉及人体研究的伦理评价问题。人体研究的伦理评价可以从以下 4 个方面进行。

1. 人体研究的动机和目的评价　人体研究是以提高疾病诊断、改进治疗措施、探索发病机制、维护人民健康、推动医学事业发展为宗旨,符合道德的动机和目的。因此,人体研究的动机必须体现伦理学以人为中心的思想,体现医学伦理学的生命价值原则和无伤原则;其目的应该是受试者利益与医学发展利益的一致,医生实验目的与患者受试者期待结果的一致。一切违背医学需要,因政治目的、经济目的等进行的人体研究都是不道德的。一切为了追求个人名利,或结果对医学知识积累和发展有利,却给受试者造成伤害的人体试验,其道德价值值得怀疑。

2. 人体研究的途径评价 医学科学的发展有利于包括健康人、患者在内的所有人,因此,每个公民有义务促进医学事业的发展,支持人体研究。人体研究需要大量的不同类型的受试者参加,在道德上是应该肯定的。但是通过不同途径所进行的人体研究的道德价值却可以是不同的。实验者为获得医学信息和探索反应,用自己的身体进行人体研究,以及受试者本人在一定的社会目的和经济的支配下,在充分了解人体研究意义及其危险性的前提下,志愿参加人体研究,这种行为选择应该是道德的,应给予支持。但是,任何有害于受试者利益和尊严,未经受试者自由和知情的同意,带有强迫和欺骗性质的人体研究,无论后果如何,都是不道德的,其道德价值应完全否定,并负有法律责任。

3. 人体研究的方法评价 以人为实验对象的人体研究要求不造成对受试者的伤害。事实上,现代人体研究方法,对受试者无伤的实验几乎没有,各类实验方法都很难准确地估计其最后的结果,伤害只是相对的。但是,应尽量减少和避免对受试者的伤害。对于那些有明确的实验目标,符合普遍认可的科学原理而精心设计实验程序,实验前有充分的动物实验作依据,具有可信的预期好处,对潜在危险的估计及其预防措施有充分科学说明的人体研究,可以说是符合道德的,具有道德价值。否则是非科学的人体研究,必须禁止。

4. 人体研究的结果评价 对人体研究的评价还必须看其结果的道德价值。既是考虑医学发展的利益,又要考虑受试者的损伤程度及其对社会产生的影响。从结果来看,人体研究的结果存在得大于失、得小于失、得失不明这几种情况。凡是得大于失的,具有较大的道德价值的实验,应积极努力去实施;凡是得小于失或有失无得的,对受试者损伤较大,没有积极的社会意义的实验,则应禁止或暂缓实施。凡是得失不明的试验,即使动机纯正,出于治病救人,或有极大的医学价值,但由于科学依据不足,后果难以确定,应慎重选用。

第三节 人体研究的伦理原则和伦理审查

一、与人体研究有关的国际宣言

鉴于第二次世界大战德、日法西斯打着科学旗号滥用人体研究的罪行,为了规范人体研究,1946年在纽纶堡军事法庭对医学战犯进行审判后,在专家的帮助下,法庭起草了第一部有关人体研究的国际性正式文件《纽纶堡法典》。《纽纶堡法典》确立了人体研究的基本伦理规范,是一部具有里程碑的文件。

继《纽纶堡法典》之后,又有一些有关人体研究的法规问世。如1954年世界医药联合会的《研究和实验中的原则》;1963年英国医学协会通过的《人体研究规则》;1964年第18届世界医学协会大会在芬兰的赫尔辛基召开,会上通过的"指导医务卫生工作者从事包括以人作为受试者的生物医学研究方面的建设",即《赫尔辛基宣言》;1971年美国医学会的《医学伦理学原则》;1974年美国的关于保护被试验者的保护法;1982年世界卫生组织和国际医学委员会联合发表的《人体生物医学研究国际指南》;2002年国际医学科学组织委员会发表了《关于涉及人类受试者生物医学研究的国际准则》修订稿等。其中《赫尔辛基宣言》、《人体生物医学研究国际指南》以及《关于涉及人类受试者生物医学研究的国际准则》尤为重要。

《赫尔辛基宣言》自1964年发表后,又经1975年、1983年、1989年、1996年、2000年数次世界医学协会大会的修订,使其以更丰富的条款补充和修正了《纽纶堡法典》较为抽象与简单的伦理原则。《赫尔辛基宣言》的重要意义在于,它肯定了人体研究在医学中的必然性和地位,强调了研究人员在进行研究之前必须了解相应的有关人体研究的伦理、法律和法规,规定了受试者的健康先于科学和社会利益,并详尽制定了人体研究的基本原则。

1982年,为了给《赫尔辛基宣言》提供一个详尽的解释,促进人体研究中伦理学原则的正确运用,尤其对《赫尔辛基宣言》中在知情同意方法局限性的修正,世界卫生组织和国际医学委员会联合发表了《人体生物医学研究国际指南》。1993年,在此指南的基础上又进行了修订,联合发表了《伦理学与人体研究国际指南》和《人体研究国际伦理学指南》,其中特别肯定了人体研究可能成为某些缺乏有效预防和治疗措施疾病的患者可能受益的唯一途径的事实,强调不应剥夺严重疾病(艾滋病、恶性肿瘤)患者或危险人群可能通过参与人体研究受益的机会。

2002年,国际医学科学组织委员会发表了《关于涉及人类受试者生物医学研究的国际准则》。它不仅强调了保护受试者尤其是易受伤害群体、妇女的利益,强调了受试者充分地知情同意和资助者及研究者取得知情同意的伦理原则和要求,而且突出了对生物医学研究项目的科学和伦理的审查。

现在《赫尔辛基宣言》、《人体生物医学研究国际指南》以及《关于涉及人类受试者生物医学研究的国际准则》已经成为各国医学组织和个人共同遵循的人体研究的伦理学原则。

二、人体研究的伦理原则

（一）医学目的原则

医学目的是人体研究的最高宗旨和基本原则。《赫尔辛基宣言》指出：有关人体医学研究的主要目的旨在改善预防、诊断和治疗的方法，提高对疾病病原和疾病发生因素的认识。医务工作者进行人体研究的目的只能是为了提高诊疗水平、发展医学科学、维护和增进人的身心健康。任何背离这一目的的人体研究，都是不道德的。

人体研究要严格遵循医学目的原则。首先，必须基于详尽的科学文献知识、其他相关的信息来源和充分的实验，包括适当的动物实验。其次，人体研究每一步骤的设计和操作都必须在实验方案中系统阐明，并通过伦理审查委员会的批准。第三，每一个有关人体的研究都应事先认真地评估研究，由合格的科技人员操作，并由临床医学专家监督。第四，在临床试用期间，还要严格评估可能发生的问题。一旦风险超过潜在的利益，就应该中止其实验。

（二）知情同意原则

是否取得受试者的知情同意是划分人体研究是否符合伦理的最重要标准。在人体研究过程中，自愿的知情同意是每一个受试者的权利。每一个受试者有权了解研究的目的、方法、资金来源、可能的利益冲突、研究机构成员、预期的收益和潜在的危险，以及将会带来的不适。有放弃参加实验的权利，在任何时候退出研究不应受到报复。

在人体研究过程中，取得受试者自愿的知情同意是研究者的义务。实验前，研究人员必须以文字或其他能被理解的交流方式向受试者提供基本信息，包括研究的目的、方法、预期效益，特别是实验可能出现的危害和受试者可以在任何时候自由地拒绝或退出实验等方面的内容。研究人员应避免不公正的欺骗、不正当的影响或胁迫。只有在确定未来的受试者已充分理解有关的事实和参加的后果，而且有足够的机会考虑是否参加之后，才能征求其同意，并取得每一个受试者的书面知情同意证明。如果研究的条件或程序有明显变动，或者有了可能影响受试者继续参加的意愿的新信息，应该重新签署知情同意书。

（三）维护受试者利益原则

人体研究必须以维护受试者利益为前提，考虑受试者的健康优于科学和社会的利益，这是人体研究的又一基本原则。包括：①实验前应充分估计实验中可能遇到的困难和问题以及预期效果,其效果对受试者的健康一定要始终大于科学和对人类社会方面的影响,否则就不能进行实验,不能只顾医学的利益而不顾受试者的根本利益,也就是必须确保在潜在的利益和危险之间有一合理平衡。②在实验过程中必须采取充分的安全措施,以保证受试者在身体上、精神上受到的不良影响减少到最低限度。一旦出现严重危害受试者利益的意外或风险时,无论实验价值多么重要,都应该立即中止实验。③实验必须得到科学和伦理学审查委员会的批准和监督,在具有相当学术水平和经验的医学研究人员亲自负责指导下,并在有丰富临床经验的医生监督下进行。

根据不同的受试对象,研究者应遵循不同的要求,应尊重受试者的尊严和权利,尽可能地保护受试者的利益,避免对受试者身心的影响和损害。

(四)实验对照原则

人体研究不仅受机体内在状态和实验条件的制约,而且受心理、社会等因素的影响。为防止各种主观因素,正确判定实验结果的客观效应,设置对照组不仅符合医学科学的需要,也符合医学道德的要求。

人体研究常用的方法是对照法和双盲法。对照法中常用的一种方法就是安慰剂对照法。使用安慰剂对照法可以排除主观感觉和心理因素等偏因对实验结果的影响。双盲法是在使受试者和试验者都不知道使用何种药物,可避免各种主观因素的影响。

安慰剂对照法和双盲法与知情同意原则并不存在根本矛盾,不是对受试者不道德的欺骗,而是真正负责的做法,两者都是以不能对受试者利益有损害为前提的。但是,无论是安慰剂对照法还是双盲法都处于同样的道德处境,担负同样的风险。因为在人体研究开始之前,任何药物和疗法的效果都只是一种估计,因此,就严格遵循科学和伦理原则,对实验研究所涉及的风险和好处,受试者不应受到误导。

遵循人体研究伦理原则的基础是试验者的良心和道德情感,医学工作者必须具有对人的生命高度负责的道德良心和情感,把受试者真正当人看待,而不能视为一般的生物或机器。在医学实践中,人体研究的基本伦理原则得到丰富和发展,为世界医学界所公认。但是,随着医学和人体研究的发展,人体研究的基本伦理原则也必须随之不断发展和更加完善。

三、人体研究的伦理审查

鉴于一些国家在人体研究中陆续发生的不合伦理的问题,一些国家尤其是世界卫生组织(WHO)开始重视对人体研究的委员会审查。为了使伦审查委员会工作规范化,在 WHO、联合国艾滋病规划署(UNIAIDS)、国际医学科学组织理事会(CIOMS)、联合国教科文组织(UNESCO)和世界医学协会(WMA)等国际组织的支持下,由来自 14 个国家的专家组成的起草委员会共同起草了一份《审查生物医学研究的伦理委员会工作指南》,后经修订于 2000 年 1 月正式由WHO 公布。除此之外,还有一些较有影响的涉及伦理审查的国际性或全国性准则,这些准则或指南共同规定:所有涉及人体实验的生物医学研究项目首先必须经过伦理审查,项目批准后在实施过程中还要接受伦理审查。

根据国际上通行的伦理基本原则,结合医药卫生科技发展的现状和趋势,2007 年 1 月,我国卫生部颁布了《涉及人的生物医学研究伦理审查办法(试行)》。目的是加强对生物医学研究的伦理管理,使生物医学研究符合伦理规范。

(一) 伦理委员会的组建和权限

伦理委员会是伦理审查中的重要建制和机构,WHO 在《工作指南》中指出:"审查生物医学研究的伦理委员会的目的是为维护实际的或可能的研究参与者的尊严、权利、安全与安康作出贡献。涉及人类参与者的研究的基本原则是'尊重人的尊严'。研究的目的虽然重要,但决不允许超越参与者健康、福利与对他们的医疗关护。伦理委员会还应考虑公正的原则。"

我国《涉及人体的生物医学研究伦理审查办法(试行)》中明确规定:卫生部设立医学伦理专家委员会,省级卫生行政部门设立本行政区域的伦理审查指导咨询组织。卫生部和省级卫生行政部门设立的委员会是医学伦理专家咨询组织,主要针对重大伦理问题进行研究讨论,提出政策咨询意见,必要时可组织对重大科研项目的伦理审查,对辖区内机构伦理委员会的伦理审查工作进行指导、监督。

开展涉及人的生物医学研究和相关技术应用活动的机构也应设立机构伦理委员会。机构伦理委员会主要承担伦理审查任务,对本机构或所属机构涉及人的生物医学研究和相关技术应用项目进行伦理审查和监督;也可根据社会需求,受理委托审查,同时组织开展相关伦理培训。

(二) 伦理审查的原则和内容

伦理委员会的职责是对研究项目进行周密审慎的伦理审查。在实际工作中,重要的是把握伦理审查的核心原则,使审查工作真正达到伦理学上的高标准。

关于涉及人的生物医学研究伦理审查原则,我国《涉及人体的生物医学研究伦理审查办法(试行)》中明确规定:①尊重和保障受试者自主决定同意或者不同意受试的权利,严格履行知情同意程序,不得使用欺骗、利诱、胁迫等不正当手段使受试者同意受试,允许受试者在任何阶段退出受试;②对受试者的安全、健康和权益的考虑必须高于对科学和社会利益的考虑,力求使受试者最大限度受益和尽可能避免伤害;③减轻或者免除受试者在受试过程中因受益而承担的经济负担;④尊重和保护受试者的隐私,如实将涉及受试者隐私的资料储存和使用情况及保密措施告知受试者,不得将涉及受试者隐私的资料和情况向无关的第三者或者传播媒体透露;⑤确保受试者因受试受到损伤时得到及时**免费治疗**并得到相应的赔偿;⑥对于丧失或者缺乏能力维护自身权利和利益的受试者(脆弱人群),包括儿童、孕妇、智力低下者、精神病患者、囚犯以及经济条件差和文化程度很低者,应当予以特别保护。同时,还规定,项目申请人必须事先得到受试者自愿的书面知情同意。无法获得书面知情同意的,应当事先获得口头知情同意,并提交获得口头知情同意的证明材料。对于无行为能力、无法自己作出决定的受试者必须得到其监护人或者代理人的书面知情同意。

伦理审查的主要内容包括:研究者的资格、经验是否符合试验要求;研究方案是否符合科学性和伦理原则的要求;受试者可能遭受的风险程度与研究预期的受益相比是否合适;在办理知情同意过程中,向受试者(或其家属、监护人、法定代理人)提供的有关信息资料是否完整易懂,获得知情同意的方法是否适当;对受试者的资料是否采取了保密措施;受试者入选和排除的标准是否合适和公平;是否向受试者明确告知他们应该享有的权益,包括在研究过程中可以随时退出而无须提出理由且不受歧视的权利;受试者是否因参加研究而获得合理补偿,如因参加研究而受到损害甚至死亡时,给予的治疗以及赔偿措施是否合适;研究人员中是否有专人负责处理知情同意和受试者安全的问题;对受试者在研究中可能承受的风险是否采取了保护措施;研究人员与受试者之间有无利益冲突。

(三) 伦理审查的监督和管理

我国《涉及人体的生物医学研究伦理审查办法(试行)》中强调了政府在涉及人的生物医学研究伦理审查工作中的作用。国家和省级卫生行政部门对各级各类伦理委员会实行监督、管理,主要包括机构伦理委员会的设置、伦理审查是否遵循伦理原则、审查内容和程序是否符合要求,以及审查结果的执行情况,以此保证伦理审查的质量。

(瞿晓敏)

思考题

1. 人体研究的两重性表现在哪些方面？
2. 人体研究应遵循哪些原则？

第十三章

器官移植的伦理问题

　　器官移植是当代医学的重大进展，是医学高科技成果之一。今天，人类的健康和生命极大地得益于器官移植。但是，累累的硕果、公众的认可并不意味着器官移植无任何问题，相反，器官移植存在着一系列技术、社会、伦理问题有待解决。

第一节　器官移植的历史与发展

一、器官移植的概念

　　器官移植（organ transplantation）也称为脏器移植，是指通过手术等方法，将供体器官移植到受体身上，用来替换体内已损伤的病态或衰竭的器官，也指体内的器官移位。

　　按照供者和受者的免疫遗传角度不同，器官移植可分为自体移植、同系移植、同种移植、异种移植。按照移植位置的不同，可为原位移植和异位移植。按照移植器官是否人工制造，可分为生物器官移植和人工器官移植。在同种移植中，以供者是活体还尸体，是亲属还是非亲属，又可分为活体亲属供体、活体非亲属供体、尸体亲属供体、尸体非亲属供体等器官移植。

二、器官移植的历史

　　人类器官移植的想法和传说古而有之。1902 年，法国出生的美国医生Carrel 首次报道了"三线缝合法"的血管吻合技术，解决了器官移植中重建供血的技术问题。20 世纪 40 年代以后，由于英国 Medawar、澳大利亚 Burnet 和美国Snell 等科学家的努力，促进了免疫学特别是移植免疫学和免疫遗传学的诞生和发展，器官移植排斥反应的本质——机体对"异己"的免疫应答机制终于得到了阐明，从而使器官移植显露出成功的端倪。

　　现代人体器官移植开始于肾移植。1954 年，美国的 Murray 成功地完成了同卵双生子间的肾移植，使接受手术者活了 8 年。1959 年，他又和法国的

Hambarger 为异卵双生子间进行肾移植,也获得了长期存活。1962 年,他又用尸体肾进行异体肾移植获得了成功。现在,全球肾移植已不下 20 万例,最长存活期超过了 29 年。许多国家都将肾移植作为常规治疗终末期肾病的有效手段,受术者的年龄范围也在扩大。肾移植的成功,推动了其他器官移植的迅速开展。

1963 年,美国的 Starzl 首次开展了同种异体肝移植,至 1995 年,全球已进行做了 26 731 例肝移植。1963 年,美国的 Hardy 开始了同种异体肺移植,据 2001 年世界卫生组织统计,全球开展肺移植的医院有 161 家。1967 年,南非 Barnard 首次同种异体心脏移植成功。1967 年,美国 Kelly 首先报道了同种异体胰腺移植的成功,用于治疗晚期胰岛素依赖型糖尿病。1971 年,美国 Thomas 成功地进行了同种异体骨髓移植,现在它已成为治疗急、慢性白血病,重症再生障碍性贫血,急性放射病及重症联合免疫缺陷患者的有效方法。

除以上主要器官的移植外,其他像脾、肾上腺、胸腺、甲状旁腺、睾丸等的同种异体移植也都在开展,同时多器官的同种异体移植也在研究和开展之中。人工器官和异种移植也在积极实验之中。

我国的人体器官移植起步于 20 世纪 70 年代,但发展很快,目前国际上所有类型的器官移植,我国都能施行。其中,肾移植是我国临床开展最早、例数最多、技术最成熟的大器官移植。至 2001 年底,我国肾移植的累积总数达 40 393 例,有 3 例肾移植患者已健康存活了 26 年。其中,2001 年全国已登记的 106 个单位共施行肾移植 5 561 例,年移植数量在世界上仅次于美国。

1979 年,北京结核病研究所首次为 2 例结核病患者施行了单肺移植,仅短期存活,因为手术难度大,术后难以控制排斥反应。由于肺的器官是开放的,容易感染,加上费用昂贵,所以停顿了 14 年。1993 年,哈尔滨医科大学附属第二医院再次施行了第 3 例肺移植,此后北京、南京、广州、湖南等地相继又施行双肺移植 3 例、单肺移植 7 例,使我国肺移植总数达到 13 例(双肺 3 例)。目前我国肺移植最长存活是北京安贞医院 1 例左侧单肺移植患者,存活 7 年。

肝移植我国在 1977～1983 年 7 年间进行了 57 例,无 1 例存活超过 1 年。停顿 7 年(1984～1990 年)后,1991 年又开始起步,直至 1998 年在这 8 年间施行 78 例,开始出现长期存活的病例。随后移植数量成倍增加:1999 年、2000 年和 2001 年分别施行了 118、254 和 486 例,到 2001 年登记处的统计累计 996 例次。

1978 年至 1993 年,15 年中我国只有 6 个单位施行 7 例心脏移植。自哈尔滨医科大学附属第二医院于 1992 年取得心脏移植成功以后,从 1994 年至 2000 年底,累计施行心脏移植 82 例。全国共计有 33 个单位开展心脏移植。哈尔滨医科大学附属第二医院首例心脏移植者已经健康存活超过 10 年,为我国目前存活最长者。

自 1989 年同济医科大学器官移植研究所开展我国首例胰肾联合移植以来，至 2001 年，全国已有 20 个单位施行胰肾联合移植 93 例，最长存活 8 年。

同种小肠移植主要是治疗短肠综合征和各种原因所致不可逆的小肠功能衰竭患者。近几年来，已有天津、南京、武汉、西安、哈尔滨 5 个城市施行小肠移植 8 例，南京军区南京总医院于 1996 年 1 月 9 日施行的第二例，存活 4 年多（尸肠），术后能口服无脂饮食，加部分静脉营养。第四军医大学附属西京医院施行 2 例和哈尔滨医科大学附属第一医院施行 1 例亲属活体小肠移植，西京医院移植患者存活已 4 年余。

我国各种器官移植正在逐渐发展，人体器官移植的伦理问题也越来越引起人们的注意。

第二节　器官移植的伦理难题

一、器官移植是否合乎伦理

目前普遍认为器官移植是一种有利于人类健康、符合伦理原则的医学行为。美国学者 Cunninghan 是第一个探讨器官移植伦理问题的人，他在 1944 年所著的《器官移植的道德》一书中，从"人类的统一和博爱"的观点出发，肯定了器官移植在伦理上应该是允许的。他说："为什么一个人间接为了邻居，尚且可以牺牲生命。现在为了同样目的，直接牺牲的还不是生命，难道就不行了吗？"

器官移植之所以符合伦理原则就是因其符合"整体性"原则。一个有病的人，为了整个机体，可以牺牲一部分机体；一个健康人属于社会人群这个放大机体的一部分，他也可以为整个"人"而牺牲自己的一部分机体。一个人献出自己的器官虽然失去这一器官，但在道德上却是一个更完美的人。

器官移植的赞成者认为，器官移植是一种救死扶伤的现代医学手段，为了他人的生命而献出自己的器官，这是一种利他的行为、慈善的行为。从理性上说，在不影响自身健康的情况下帮助他人恢复健康，是很高尚的事。

但是，也有人对器官移植的道德完满性持怀疑甚至否定态度，这主要来自两个方面的障碍：一是伦理观念的障碍。儒家的伦理观认为，"身体发肤，受之父母，不敢毁伤，孝之始也。"人生要全肤，死要厚葬，解剖尸体是大逆不道的，更何况是从活人身上摘取器官。二是认为人的器官在不同的人之间交换，这样会形成"人是各器官的任意组合体"的观念。三是从价值观上考虑。器官移植费用的昂贵和可供移植的供体有限，少数人享用昂贵的医药资源，可能导致更多人的卫生保健受到损害。

在尖锐的伦理冲突中,如何从患者、脏器供者、社会利益的结合中做选择,关键在于使供者的利他行为对自身健康不造成危害;受者的得益要大于供者的损伤;对移植对象必须从医学标准、社会价值等方面进行严格筛选。

二、关于供者的伦理问题

供体问题是人体器官移植的关键问题。目前人工器官还很少,可供摘取的器官供体就是活体供体和尸体供体两类,因此,移植器官一直处于供不应求的状态,是目前器官移植的主要矛盾。但是,无论是从活体供体上还是从尸体供体上摘取器官,都存在着伦理问题。

(一)活体供体器官移植的伦理难题

活体器官移植见于肾脏、皮肤、血液、骨髓等,供体可以是亲属,也可以是非亲属,而前者主要是兄弟姐妹之间和父母子女之间。活体器官如血液、骨髓取出后可通过机体的代偿得到补充恢复,但脏器却不能再生。目前,活体供器官移植的伦理争论主要集中在肾移植,尤其是未成人作供体,有不同的意见。

赞成者认为,活体供体弥补了尸体供体的不足,并且成功率和存活率相对较高;可以弹性地安排手术时间,选择对患者最方便和最有利的时机实施手术,省去了保存和运输器官的困难和麻烦;切除一侧肾对供体是安全的,并且使供者为帮助亲人或他人感到欣慰,同时也有利于社会上的利他精神和相互义务感的发扬。

反对者认为,尸体移植的成功率和存活率相对较高,不必要再用活体器官移植;一般人切除一侧肾可能是安全的,但并不能排除对供者会造成创伤,如对手术的恐惧,对前途的担心以及来自家庭、社会和内心的压力,发生并发症等,因为供肾者毕竟要承担很大的风险和代价,更何况还可能出现两败俱伤的结果。

对于未成年人作供体,大多数国家法律虽然允许,但规定了比成年人更为严格的条件,如仅限于供给同胞兄弟姐妹或同一直系亲属,父母要同意,供者要有足够的智力等。也有少数国家完全禁止未成年人作供体,如加拿大。

(二)尸体供体器官移植的伦理难题

(1)传统观念的束缚:相信死后有鬼魂,相信死而复生。

(2)死亡的判定标准:从器官移植的技术上讲,器官移植要求供体越新鲜越好,而脑死亡标准尚未被接受时摘取一个尚有心跳的脑死亡患者的器官是不道德的,也是违法的。如果按照心跳、呼吸停止标准判定患者死亡,即使患者生前有遗愿或家属同意捐赠器官,也存在着安慰死者亲属和救治活者生命的矛盾。由于患者死后,家属处于万分悲痛之中,医生很难开口和立即动手摘取器官,等待的结果又难以保证器官的新鲜,从而影响移植的成功率。

(3) 当死者生前没有提供遗体器官的意愿,但也无反对提供的表示,此时应如何处理? 在国外,为了解决器官来源的紧缺,一般采取自愿捐献和推定同意的两种方法。自愿捐献是各国希望的人体器官最理想的收集方式。但当死者生前未提供遗体器官意愿时,采取的方法就是推定同意。推定同意有两种形式:一种是政府授权医生,允许他们在尸体身上收集所需的组织和器官,而不必考虑死者或亲属的愿望。如奥地利、波兰、丹麦、瑞士、法国等国家都采取这种方式。另一种是法律推定,即如果死者生前或亲属没有特殊声明或登记表示不愿捐献时,就被认为是愿意捐献,医生可以摘取死者的组织和器官。如芬兰、意大利、西班牙、瑞典、罗马尼亚、英国等都实行了推定同意的政策。由于推定同意具有一定的法律强制性,因而可较大幅度地提高尸体器官的获得率,有助于缓解器官供不应求的矛盾。

(三) 胎儿供体器官移植的伦理难题

若使人体器官移植获得成功,最理想的供体就是胎儿器官,因为胎儿器官具有成人、尸体和动物在供体上占有一定生物学的优势。尤其对以优生为原则而终止某些病态妊娠或处置有严重缺陷的新生儿以及由社会原因引起的引产和流产,这些给社会和医学带来了大量的胎儿处理问题,这就在客观上提供了胎儿器官的可能性。

但是,医学上应用胎儿作为供体器官仍然存在着道德争论:①"胎儿是不是人"这一问题在伦理学界一直争论不休,许多国家对此有不同的看法。②晚期妊娠引产本身在国际上就是比较普遍地受到禁止,而为了获取可供移植的器官人为进行人工流产更是引起人们的担忧和反对。③用胎儿组织器官移植治疗本身是否道德的问题。人们担心,为了经济好处或为了获取胎儿组织器官而选择流产,可能会导致流产泛滥,危及妇女和胎儿,甚至出现胎儿器官的买卖。此外,孕妇的传染性疾病、流产的胎儿可能存在遗传性缺损,都有可能对受体的健康造成损害。

(四) 死刑犯供体器官移植的伦理难题

利用死刑犯处决后的器官做供体,在人体器官移植手术中占有相当的比例,但这并未得到任何一个国家的法律认可。同时,也存在伦理上的争论。

支持利用死刑犯处决后的器官移植的论据是:①在可供移植的器官奇缺的

170

情况下,利用死刑犯处决后的器官供移植能够挽救可能因器官衰竭而死亡的患者。②如果在对死刑犯人受刑前对摘取其器官做到了知情同意,并且事实上有的犯人也把贡献器官作为一种赎罪表现的话,利用死刑犯处决后的器官并不构成对死刑犯的伤害,也不会增加其痛苦,更不是一种加重处罚行为。

反对利用死刑犯自决后的器官移植的主要论据:①死刑犯可以被剥夺政治权利及生命权,但没有全部剥夺他们的民事权利,尤其在处置有关个人的事务上,包括自己身体的利用上。②在捐献器官问题上死刑犯有知情同意的权利,但由于他们处于弱势地位,他们的真正意愿难以公开表达,或者根本没有表达,因此,他们的知情同意权利往往难以真正行使。③为了保护死刑犯处决后的器官可供移植,医务人员可能必须在行刑前对死刑犯做一些处理,这样做会破坏医务人员"不伤害"的义务,有悖于医务人员"救死扶伤"的天职。④利用死刑犯处决后的器官供移植有可能增加器官商业化的压力。因为利用死刑犯处决后的器官供移植,其成本较低,这就可能会吸引境外患者以更高的费用要求移植,而一些医院和医生也愿意与执法人员合作,从中获取更多的经济效益。这可能会破坏国际社会反对器官商业化的指导原则,也可能促进少数医务人员和执法人员的腐化。⑤利用死刑犯处决后的器官供移植可能造成"道德滑坡"。由于在利用死刑犯处决后的器官往往不能严格实施知情同意原则,在行刑前医务人员又有可能参与操作,医务人员的道德自律就有可能松懈。今天觉得死刑犯的器官可利用,不用是浪费,明天就可能是严重精神患者、严重痴呆症患者或严重智力低下者死后的器官,以后可能会进而推广到其他人,从而陷入不道德的深渊。⑥利用死刑犯处决后的器官供移植的做法,会使这个国家在政治上处于不利地位,使其在国际上造成极大的被动。

目前,包括我国在内的许多地区和国家明令禁止利用死刑犯处决后的器官供移植。

(五)异种供体器官移植的伦理难题

异种器官供器官移植是将器官、组织或细胞从一个物种的机体内取出,植入另一物种的机体内的技术。随着器官移植的成功开展,供体器官短缺的问题越发突出,科学家开始把目光转向另一类器官来源——动物器官。异种器官供体器官移植不仅存在技术问题,而且也存在伦理的难题,它比同种供体器官移植更为敏感和复杂。

其主要的问题:①安全性。许多人担心动物器官供体可能带有未知病毒或"疯牛病"这样的病原,这些病原不仅影响到受体的安全,而且可以通过感染被移植的患者而扩散到整个人群,影响到整个人类的安全。②造成社会歧视。有的人认为,不同物种间生物物质的混杂是违背自然法则的,有的人认为异种供体器官移植降低了人的价值和尊严。这些会使接受异种器官的患者面临巨大的心理和社会压力,甚至可能被人类社会看成"异类"而受到歧视和排斥,难以像正常人一样生活。③有些异种器官会对人的特性产生影响。异种供体器官移植不同于同种供体器官移植,不是所有的器官都可以移植,部分腺体(如睾丸、卵巢)和部分器官(如脑)不能异种移植,否则严重违背伦理或可能引起人的特性的改变,因此,异种供体器官移植应受到限制。④动物保护问题。从减少排斥反应和考虑器官功能的完好角度出发,灵长类异种器官是异种器官的首选。但是,灵长类动物如黑猩猩、狒狒之类是珍稀动物,受国家一级保护,不能随意捕杀,这就给异种供体器官移植增加了难度。

三、关于受体的伦理问题

由于人体器官是一种稀缺资源,使医生面临受体选择的伦理难题。用何种标准来选择人体器官移植的受体,同样是一个难题。

目前大多数医生对受体选择的标准有 3 个:①医学标准,即取决于医学科学发展的水平和医生自身技能达到的判断标准。主要看器官是否衰竭、免疫相容、没有活动性感染和不可控制的肿瘤、身体条件有移植成功的可能、并发症对治疗和恢复可能性的影响不严重等。②患者的行为模式、个人和社会应付能力。如没有妨碍移植术顺利进行的慢性酒精中毒、药物成瘾、不健康的生活方式、有听从指导和配合治疗的能力、有可能得到家庭和社会他人的支持和帮助等。③社会标准,即根据有关社会因素加以选择。如年龄,在某些条件下,年龄过大可视为禁忌证。普遍认为在病情相同的情况下,年龄小者应当优于年龄长者,但具体界限还要进行多方面的分析。又如,对社会贡献的大小、患者对周围人的重要性和对社会的意义等。

受体选择的标准是多方面的,除了上述 3 个主要标准以外,还受到国家或社会通行的道德规范和价值的影响。目前大多数器官移植中心综合运用这些标准,并视供体和受供的具体情况而定。

四、关于分配的伦理问题

在有限的可供移植器官供不应求的情况下,人体器官的分配问题由此产生了,人体器官能否商品化成为争论的焦点。

赞成人体器官商品化者认为,个人有使用或处置自己身体的自由;既然精液、血液等人体组织、器官可以商品化,那么,其他人体器官也同样可以商品化;器官商品化可以增加活体和尸体供体的数量,解决器官供不应求的现象;器官市场的建立可以改善移植的质量,也可以缓和医生和供体家属之间的矛盾。

反对人体器官商品化者认为,以盈利为目的的器官市场化必然会导致两极分化,有钱的人购买器官进行移植,贫困人则只能为了生存出售器官,而自己却无法享受这种技术的益处;贫困人在贫困条件下出售器官,并不是真正的自愿同意;器官市场化最终将导致器官和移植质量的下降。

目前大多数国家和地区法律明令禁止买卖人体器官,但买卖人体器官的现象并没有消失。因此,它也是一个伦理难题。

五、卫生资源分配上的伦理难题

人体器官移植属于高技术,属于高费用项目,因此,就存在一个有限卫生资源如何合理分配的伦理问题。

有人认为与其花去大量的卫生资源去挽救一个生命质量不高的生命,不如用于更多人的常见病防治和健康保健上。有些疾病如心脏、肺、肝的疾病往往是由于后天不良习惯引起的,是可以预防的。国家的卫生资源的重点应是预防这些疾病上,而不是在这些疾病的移植上。如果器官移植所用的资源在卫生事业经费中所占的比例过多,势必会影响其他更有效、更需要的项目的开展。此外,有些重要器官的移植,虽然成功,但患者存活期太短或患者生存质量不高,从代价-收益的角度来说,是不合算的。

但是,不开展人体器官移植又会影响医学的发展和人的生存权利,同时高技术也是从不成熟逐渐在实践中成熟起来,实际上像肾移植等已比较成熟,并已挽救了不少垂危患者。

因此,卫生资源分配是人体器官移植又一伦理难题。

第三节 器官移植的伦理原则

关于器官移植的伦理原则,国内外医学界和伦理学界都作过许多探讨,制定了有关的准则和原则。

一、世界卫生组织制定的人体器官移植指导原则

1986 年国际移植学会发布的活体捐赠肾脏和尸体器官分配的准则。1987年世界卫生组织在第 40 届世界卫生大会上制订了 9 条人体器官移植的指导原则。2010 年 5 月世界卫生组织在第 63 届世界卫生大会再次批准《人体细胞、组织和器官移植指导原则》修订稿。

指导原则1：如果已得到符合法律规定的任何同意意见，以及没有理由相信死者生前反对这种摘取，那么细胞、组织和器官可以从死者或者活体身上摘取用于移植。

指导原则2：确定潜在捐献人死亡的医生，不应直接参与从捐献人身上摘取细胞、组织或器官，或参与随后的移植步骤，这些医生也不应负责照料此捐献人的细胞、组织和器官的任何预期接受人。

指导原则3：死者的捐献应显现其最大的治疗潜力，但成年活人可在国内法律允许的范围内捐献器官。活体捐献人一般应与接受人在基因、法律或情感上有关系。

活体捐献在以下情况才可接受：捐献人知情并获得其自愿同意，已保证对捐献人的专业照料和完善组织后续步骤，并已审慎执行和监督捐献人选择标准。应以完整和可理解的方式告知活体捐献人，其捐献可能存在的危险、捐献的益处和后果；捐献人应在法律上有资格和能力权衡这些信息；捐献人应自愿行动，不受任何不正当的影响或强迫。

指导原则4：除了在国家法律允许范围内的例外情况，不可出于移植目的从未成年活人身上摘取任何细胞、组织或器官。应当制定保护未成年人的具体措施，在任何可能情况下都应在捐献前获得未成年人的同意。对未成年人适用的内容也同样适用于没有法定能力者。

指导原则5：细胞、组织和器官仅可自由捐献，不得伴有任何金钱支付或其他货币价值的报酬。购买或提出购买供移植的细胞、组织或器官，或者由活人或死者近亲出售，都应予以禁止。

禁止出售或购买细胞、组织和器官不排除补偿捐献人产生的合理和可证实的费用，包括收入损失，或支付获取、处理、保存和提供用于移植的人体细胞、组织或器官的费用。

指导原则6：可依据国内法规，通过广告或公开呼吁的方法鼓励人体细胞、组织或器官的无私捐献。应禁止登广告征求细胞、组织或器官，并企图为捐献细胞、组织或器官的个人提供或寻求付款，或在个人死亡情况下，为其近亲提供或寻求付款。参与对此类个人或第三方付款的中间行为也应予以禁止。

指导原则7：如果用于移植的细胞、组织或器官是通过剥削或强迫，或向捐献人或死者近亲付款获得的，医生和其他卫生专业人员应不履行移植程序，健康保险机构和其他支付者应不承担这一程序的费用。

指导原则8：应禁止所有参与细胞、组织或器官获取和移植程序的卫生保健机构和专业人员接受超过所提供服务的正当费用额度的任何额外款项。

指导原则9：器官、细胞和组织的分配应在临床标准和伦理准则的指导下进行,而不是出于钱财或其他考虑。由适当人员组成的委员会规定分配原则,该原则应该公平,对外有正当理由并且透明。

指导原则 10:高质量、安全和功效好的操作程序对捐献人和接受人同样重要。对活体捐献人和接受人双方都应进行细胞、组织和器官捐献和移植的长期效果评估,以记录带来的好处和造成的伤害。

移植用人体细胞、组织和器官属于具有特殊性质的卫生产品,其安全、功效和质量水平必须不断加以维护并做到最大化。这需要有高质量的系统加以实施,包括可追踪机制和防范机制,对不良事件和不良反应予以报告,对国内和输出的人体产品都应如此。

指导原则 11:组织和实施捐献和移植活动以及捐献和移植的临床后果必须透明并可随时接受调查,同时始终保证捐献人和接受人的匿名身份及隐私。

二、我国器官移植的伦理原则

我国在 1997 年 10 月召开的第 9 次全国医学伦理学学术年会上提出了《器官移植的伦理原则》,这些准则和原则在一定程度上反映了医学人道主义的伦理价值观。在器官移植过程中,医生对供体及受体的健康和生命应有同样高度的尊重和责任感,必须使双方的权利都得到同等的保护,并且必须在供体或其亲属严格履行知情同意权以后,方可摘取器官。

器官移植的研究和应用,既是医学科学发展的需要,也是广大人民健康的需要,它给一些器官衰竭的患者带来了新的生存机会。但是,我们也应该清楚地认识到,器官移植无论是从活体上还是从尸体上摘取器官,其费用都是相当高的。因此,这其中必然存在着资源公正分配的问题。如何在医疗资源十分有限的范围内,既对社会负责,又促进这项新技术的发展,是器官移植发展的一个重要问题,其关键在于如何认识和把握器官移植的“度”。

在我国,大多数公众对器官移植和捐献器官持开明的态度,器官移植的医学伦理学和道德原则也已经初步建立。2003 年 8 月 22 日,深圳市第三届人大常委会表决通过《深圳经济特区器官捐献移植条例》,中国内地第一部关于人体器官捐献移植的法规就此诞生。我国卫生部为器官移植的立法准备了 20 年,从 2000 年开始,卫生部开始着手起草器官移植管理条例和脑死亡判定标准。2007 年 3 月 21 日国务院第 171 次常务会议通过了《人体器官移植条例》,2007 年 5 月 1 日正式实施。条例对除从事人体细胞和角膜、骨髓等人体组织移植外的摘取人体器官捐献人具有特定功能的心、肺、肝、肾或者胰腺等器官的全部或者部分,将其植入接受人身体以代替其病损器官的器官移植手术进行了明确的规定。

根据《人体器官移植条例》的规定,借鉴发达国家通行的伦理原则和做法,我国的人体器官移植的伦理原则主要有以下几个方面。

1. 安全保障原则　人体器官移植是一项高度复杂的现代医学技术,尽管目前各国的器官移植手术都获得了较大成功,但相对于一般的医学应用技术而言,它依旧潜藏着巨大的医疗风险。因此,在器官移植手术过程中应考虑风险和受益之比,斟酌对捐献者和接受者的利弊得失,努力防止对供者和受者可能造成的伤害,既要救治器官功能衰竭的患者,又不能对捐献者有致命的伤害。

2. 知情同意原则　知情同意是医生从捐献者身上摘取器官用于移植的最基本要求。在人体器官移植过程中,医生对捐献者及接受者的健康和生命都应有同样高度的尊重和责任感,必须使双方的权利都得到同等的保护,因此,供体必须是自愿捐献的,不应受任何威胁利诱的外在强制性压力。在捐献者或其亲属严格履行知情同意权以后,方可摘取器官。在我国《人体器官移植条例》中规定:"捐献人体器官的公民应当具有完全民事行为能力。公民捐献其人体器官应当有书面形式的捐献意愿,对已经表示捐献其人体器官的意愿,有权予以撤销。公民生前表示不同意捐献其人体器官的,任何组织或者个人不得捐献、摘取该公民的人体器官;公民生前未表示不同意捐献其人体器官的,该公民死亡后,其配偶、成年子女、父母可以以书面形式共同表示同意捐献该公民人体器官的意愿。"当然,我们也应该认识到,由于"推定同意"是指在广泛进行宣传教育后不表示反对,其中隐含着同意,因此,"推定同意"与"知情同意"并不相矛盾。

3. 公正原则　在可供移植器官供不应求的情况下,器官分配更要注意公正。应制订相应的医学和社会标准来分配器官,并建立伦理委员会决定器官的分配,尽可能使需要移植器官的患者得到移植,避免仅考虑有无支付能力和职务高低。

4. 非商业化原则　基于人类生命尊严的尊重和商业化可能的严重后果,应提倡捐献者发扬人道主义精神,坚持人体器官的无偿捐献原则,反对有偿买卖。在我国《人体器官移植条例》中规定:"任何组织或者个人不得以任何形式买卖人体器官,不得从事与买卖人体器官有关的活动。"

在人体器官移植不断发展的今天,我们一方面要研究制定有关的政策和法规,保护器官捐献者和受体的各自权益,尊重供体的人格,使器官移植有序地、健康地发展。另一方面,必须加强宣传教育,努力转变人们的旧民俗和封建意识,使广大人民群众科学地认识人的生命和价值,明确自己的权利和义务以及肩负的道德责任,支持器官移植的发展。

（瞿晓敏）

案例

据报道，目前我国因角膜病致盲者(单眼)大约有 400 万人，其中约有 70% 的人可以通过角膜移植重见光明。但是，我国现在一年开展的角膜移植手术只有 2 000 例左右。而美国因角膜病致盲者大约只有中国的 1/6，但他们每年开展的角膜移植手术有 4 万例，是中国的 20 倍。如此悬殊，其原因就在于我国的眼球、眼角膜捐献者太少。

例如，广东省于 1995 年 6 月成立眼库，其保存眼球的设备能力和人员技术力量居国内前列，保存的眼球和角膜最长可达 1 年。但是，由于捐献者很少，1 年不超过 800 例，所以眼球或眼角膜一直供不应求，一有捐献，马上有患者接受移植，不需在眼库保存。因此，眼库自成立以来，基本处于空库状态。这种"有库无眼"的困境，也使得许多急需光明的患者仍然在黑暗中期盼。专家呼吁人们转变观念，奉献爱心，将光明送给急需的人。

思考题

1. 器官移植是否合乎伦理？
2. 器官移植存在哪些伦理难题？

第十四章

辅助生殖技术的伦理问题

　　辅助生殖技术是指 20 世纪发展起来的最为激动人心的技术之一。辅助生殖技术与其他当代先进技术说明了人类开始具有人工安排生老病死的能力,而这种人工安排引起了诸多的社会、伦理和法律问题。由于对这些问题人类社会缺乏思想准备,对当代先进技术的挑战来不及适应,再加上价值观念的差异以及对人类今后的发展缺乏预见,因此,尽管辅助生殖技术有了飞速的发展,但人们对此技术引发的问题仍然众说纷纭。

第一节　辅助生殖技术概述

一、辅助生殖技术的概念

　　辅助生殖技术(assisted reproductive technology,ART)是指以现代医学科学知识为基础,提供代替人类自然生殖过程中某一步骤或全部步骤的手段,又称辅助生殖工程。辅助生殖技术包括人工授精(artificial insemination,AI)、体外受精-胚胎移植(*in vitro* fertilization and embryo transfer,IVF - ET)和无性生殖(cloning)。

(一) 人工体内受精

　　人工体内受精简称人工授精,是用人工的方法将丈夫的精子注入妻子宫腔内,或者将丈夫的精子注入愿意代理妻子怀孕的第三者女性宫腔内,以达到受孕目的的生殖技术。这一技术主要用来解决男性不育症以及由此而引起的生理、心理、家庭和社会等一系列问题。这种生殖技术有下列 2 种方式。

　　(1) 夫精人工授精(artificial insemination by husband,AIH):也称同源(同质)人工授精,用于男性因生理或心理原因不能通过性交受精或弱精、少精症,也用于因宫颈的免疫因素而难于受精的女性。

　　(2) 供体人工授精(artificial insemination by donor,AID):也称异源(异质)人工授精,也就是用捐赠者的精液进行的人工授精。主种方式用于男性无精症、男方患有染色体显性遗传疾病、男女双方均是同一常染色体隐性杂合体等。

（二）体外受精-胚胎移植

体外受精（试管婴儿）-胚胎移植，是用人工方法将妻子或第三者的卵子与丈夫或第三者的精子在体外培养皿中受精，待受精卵发育至一定阶段而植入妻子或第三者的子宫内着床、发育和分娩的一种生殖技术。国际上把这种形式叫"体外受精-胚胎移植"，它是现代人类新的助孕措施中最基本的技术。人们称用这种技术生育出来的婴儿为"试管婴儿"。

根据精子、卵子及怀孕者是否为配偶的组合方式，这种生殖技术共有 4 种形式，即丈夫的精子与妻子的卵子、丈夫的精子与第三者的卵子、妻子的卵子与第三者的精子、第三者的精子与第三者的卵子。上述 4 种方式体外受精后均植入妻子的子宫或均植入第三者的子宫（代理母亲），所获子女为不孕的夫妻抚养。

"体外受精-胚胎移植"代替了自然生殖过程的性交、输卵管受精和自然植入子宫 3 个步骤。该技术的程序主要包括适应证的选择、药物超促排卵、卵泡监测、取卵与卵的收集和培养、取精与精液的处理、卵子的体外受精与培养、检查与识别受精卵及卵裂和培养、早期胚胎移植与移植后的处理、早期妊娠的判定、保胎疗法与妊娠期监护等步骤。由此，又发展出冷冻卵子和冷冻胚胎库。

此技术主要为了解决女性不孕，如双侧输卵管梗阻或结扎后、子宫内膜异位症、原因不明的不孕症等。由于应用范围的扩大，现也用于男性不育。

（三）无性生殖

无性生殖是简单生命形态的生殖方式，它是指生物体不是通过性细胞的受精，而是从一共同的细胞、组织或器官繁殖得到一群遗传结构完全相同的细胞、组织、器官或生物个体。由于无性生殖技术是用细胞融合技术，把一个细胞核移到另一个去核的细胞中，其遗传补偿与细胞核供者一致，新的个体的发生不是卵和精子的结合，而是一个已经存在的基因型拷贝。也就是说，是用"优秀"基因的个体细胞，复制出许多"优秀"的个体，因此，这一技术也称为"生物放大技术"，或克隆技术。与人有关的克隆技术主要有 3 种：基础研究性、治疗性和生殖性克隆。

二、辅助生殖技术的历史和发展

生殖的中心环节是受精，因此，受精方法的研究和进步是辅助生殖技术发展的一条主线。

（一）人工体内受精的历史和发展

人工体内受精具有悠久的历史，是最早应用的助孕技术。早在 18 世纪末，一位意大利的教士、科学家拉扎尔·斯佩兰查尼（La Spallanzani）在蟾蜍身上人工授精成功。1790 年，英国科学家亨特（John Hunter）为严重尿道下裂患者的妻子行配偶间人工授精获得成功。19 世纪 60 年代，美国妇产科医生 Sime 为 6 位妇女做了 66 次人工授精，其中 1 例成功。19 世纪 80 年代，美国费城医学院的潘科斯特（Pancoast）和迪肯森（Dickenson）用班上最漂亮学生的精子为一个丈夫不育的妇女授精，首例非配偶间人工授精获得成功。此事保密到 1904 年，宣布后顿时引起轰动和批评，结果儿子去认生身父亲，后者此时已是富有的医生，一时传为佳话[①]。1953 年，美国阿肯色大学医学中心的谢尔曼（Sherman）等发表了《人类冷冻精子生存能力》的论文并用于临床，利用冷冻人类精子并进行冷冻精液人工授精获得成功。之后大约有 25 个婴儿诞生，证明了冷冻-复温后的人类精子能正常受精，导致胚胎正常发育，乃至分娩正常婴儿。但由于当时有关伦理、法律研究的滞后，使得此项研究困难重重。随着各种冷冻生物学原理的阐明，谢尔曼发明了一种简便、有效的方法获得 76% 的冷冻生存率。直到 1964 年，人们才认识到这一技术将会对不育症及遗传病患者展示乐观前景，一些发达国家如美国、英国、法国、意大利等国先后建立了人类冷冻精子库[②]。

我国在 20 世纪 40 年代就开展了此项技术的研究，1964 年即有成功的例子。1981 年，湖南医科大学著名人类和医学遗传学家卢惠霖教授进行了人类精液冷浆储存的研究，并应用于临床获得成功。1984 年，上海第二医学院用洗涤后的丈夫精子施行人工授精，也获得成功。1986 年，青岛医学院建立了我国第一个精子库。

（二）体外受精-胚胎移植的历史和发展

早在 1890 年，英国胚胎学者瓦尔物·赫皮（Walter Heape）在外科医生萨缪尔·巴克利（Samual Buckley）协助下，进行兔卵体外受精获得成功。

自 20 世纪 60 年代起，人类的体外受精-胚胎移植研究开始，1978 年 7 月 25 日在英国诞生了第一个"试管婴儿"路伊丝·布朗（Louise Brown）。这一震惊世界的"试管婴儿"的成功，是由英国胚胎学者爱德华兹（Edwards）和一位妇科医师特普托伊（Steptoe）合作，采用一位由于输卵管严重损伤、结婚 9 年没有生育的女性患者的卵母细胞在玻璃皿的培养液内受精，发育到 8 个细胞时期，随即移植到

---

① 杜治政，许志伟. 医学伦理学辞典[M]. 郑州：郑州大学出版社，2003：260.

② 陆莉娜，朱宗涵. 高新科技在医学领域的应用（上）——历史与现状[M]. 北京：长征出版社，1999：18.

母亲的子宫内,任其健康发育直至分娩产下这位试管女婴。爱德华兹和特普托伊的研究成果和技术为世界各国的医学家首肯和采纳,他们的辉煌成就冲破了宗教迷信和传统观念的重重迷雾,攀登上生殖工程的一个新高峰。

我国的这项工作起步较晚,但发展比较快,成绩斐然。北京医科大学第三医院生殖医学专家张丽珠教授领导的生殖医学组,自1984年开始有计划地取卵,初步认识了人卵的形态学并取得了成熟卵。1985年9月首次体外受精成功。1987年应用于临床。1988年3月10日,我国大陆第一例试管婴儿诞生于北京医科大学第三医院。1988年6月5日及7日,湖南医科大学的试管婴儿诞生,后者为首例赠送胚胎。1992年我国大陆首例赠卵试管婴儿于北京医科大学第三医院诞生。我国首列"代孕母亲"也是诞生在此医院。

1992年,由比利时Palermo医师及刘家恩博士等首次在人体成功应用卵浆内单精子注射(ICSI),使试管婴儿技术的成功率得到很大的提高。国内医学界将ICSI称为第二代试管婴儿技术。ICSI不仅提高了成功率,而且使试管婴儿技术适应证大为扩大,适用于男性不育和女性不孕症。第二代技术发明后,世界各地诞生的试管婴儿迅速增长,每年美国出生的试管婴儿有5万名。

随着分子生物学的发展,近年来,在人工助孕与显微操作的基础上,胚胎着床前遗传病诊断(PGD)开始发展并用于临床,使不孕不育夫妇不仅能喜得贵子,而且能优生优育。PGD是在前两代技术的基础上,对植入前的胚胎进行筛选,保证将没有遗传性疾病的胚胎植入子宫内,这一技术和显微注射技术的联合运用,被称为第三代试管婴儿技术。第三代试管婴儿技术所取得的突破是革命性的,它从生物遗传学的角度,帮助人类选择生育最健康的后代,为有遗传病的未来父母提供生育健康孩子的机会。

(三) 无性生殖的历史和发展

克隆技术的设想是由德国胚胎学家于1938年首次提出的,它在现代生物学中被称为"生物放大技术",它已经历了3个发展时期:第一个时期是微生物克隆,即用一个细菌很快复制出成千上万个和它一模一样的细菌,而变成一个细菌群;第二个时期是生物技术克隆,比如用遗传基因——DNA克隆;第三个时期是动物克隆,即由一个细胞克隆成一个动物。克隆绵羊"多利"由一头母羊的体细胞克隆而来,使用的便是动物克隆技术。

早在20世纪50年代,美国的科学家以两栖动物和鱼类作研究对象,首创了细胞核移植技术。1986年,英国科学家魏拉德森用胚胎细胞克隆出一只羊,以后又有人相继克隆出牛、鼠、兔、猴等动物。这些克隆动物的诞生,均是利用胚胎细胞作为供体细胞进行细胞核移植而获得成功的。

1996 年 7 月 5 日,英国科学家伊恩·维尔穆特博士用成年羊体细胞克隆出一只绵羊"多利"。"多利"的特别之处在于它生命的诞生没有精子的参与。研究人员先将一个绵羊卵细胞中的遗传物质吸出去,使其变成空壳,然后从一只 6 岁的母羊身上取出一个乳腺细胞,将其中的遗传物质注入卵细胞空壳中,这样就得到了一个含有新的遗传物质但却没有受精的卵细胞。这一经过改造的卵细胞分裂、增殖形成胚胎,再被植入另一只母羊子宫内,随着母羊成功分娩。"多利"的诞生突破了以往只能用胚胎细胞进行动物克隆的技术难关,首次实现了用体细胞进行动物克隆的目标,实现了更高意义上的动物复制。

无性繁殖现象在低等植物中是存在的,而按照哺乳动物界的规律,动物的繁衍要由两性生殖细胞来完成,由于父体和母体的遗传物质在后代体内各占一半,因此后代绝对不是父母的复制品。而克隆绵羊的诞生,意味着人类可以利用哺乳动物的一个细胞大量生产出完全相同的生命体。这是生物工程技术发展史中的一个里程碑,也是人类历史上的一项重大科学突破。

第二节　辅助生殖技术的伦理难题

辅助生殖技术的发展,既有效地解决了夫妇不育症引起的问题,为优生和生殖保健提供服务,同时也对人类社会原来的秩序、法律和伦理产生了冲击。其伦理难题主要有以下几个方面。

一、辅助生殖技术是否会破坏婚姻和家庭和睦

一种观点认为,妇女的贞操和生儿育女是维持婚姻和家庭美满、幸福不可缺少的。辅助生殖技术改变了生育的自然途径,切断了婚姻与生儿育女的必然联系。人工授精把生儿育女变成了配种,把夫妻间性的结合分开,把家庭的神圣殿堂变成了一个生物的实验室,从而破坏婚姻关系,是不人道的。尤其是异源性人工体内授精、体外受精更是对忠贞爱情的亵渎,甚至与通奸相提并论,破坏了婚姻和家庭的和睦。

另一种观点认为,辅助生殖技术的运用,尤其是异源性人工体内授精、体外受精的运用是否合乎道德,应该看它是否促进夫妻之间真挚爱情的巩固和发展,是否促进家庭的幸福和对他人或社会有无损害。如果是在夫妻双方知情同意的条件下进行的,而且严格遵守保密规定的,那么,这种异源性人工体内授精或体外受精既可以严肃和维护夫妻彼此爱情的忠贞和夫妻生活的专一性,又可以满足他们想生孩子的正常要求,是巩固爱情、婚姻和家庭和睦的催化剂。

当然,作为医务人员在实施异源性人工体内授精、体外受精时,必须遵守一定的伦理原则和法律规定,严格按照一定程序、采取切实有效的措施,以防止危害婚姻、家庭和社会的行为发生。

二、辅助生殖技术是否会造成亲属关系的混乱

这个难题不仅是人工授精和体外受精所面临的道德难题,而且也是无性生殖所面临的道德难题。

采用异源性人工体内授精技术在客观上会造成所生的孩子有两个父亲:一个是养育他(她)的父亲,另一个是提供他(她)一半遗传物质的父亲。

采用异源性体外受精技术不仅存在着父亲的问题,还存在着母亲的问题,可能会出现多个父母:遗传父母(提供精子和卵子的父母)、养育父母(孩子出生后负责养育的父母)、完全父母(既是遗传父母,又是养育父母)、孕育母亲(提供子宫的母亲)。至于一个孩子的父母有多少,要看具体采用的方式。但是,在多个父母共存的情况下,谁应该成为孩子的真正父母呢? 这涉及遗传学、生物学、伦理学和法学诸多方面的问题。

现在,多数国家和学者(包括我国在内)主张遵循抚养-教育的原则,并以法律形式确认养育父母为真正的父母,因为养育比遗传物质更为重要,也比提供胚胎营养、发育场所更重要,同时这也有利于家庭稳定和生殖技术的发展。为此,多数国家都倾向于对孩子要保守遗传父母的秘密,但也有少数国家和学者主张孩子有了解遗传父母的权利,如英国允许了解不提供姓名的供精者的某些情况,瑞典、澳大利亚等国允许孩子成人后查阅遗传父母的情况,这样就潜藏着孩子和养育父母关系破裂的危险。

此外,无性生殖技术的运用、克隆人的诞生同样存在着亲属关系的混乱,提供体细胞者能否称为传统意义上的父亲或母亲?

三、代理母亲是否合乎伦理

人工体内受精、体外受精都有代理母亲的形式,即妇女利用自己的卵供人工授精或利用他人的体外受精卵植入自己的子宫而代人妊娠,分娩后都要将孩子交给提供精液或受精卵一方的夫妇抚养。

20 世纪 70 年代末,在国外开始有代理母亲。现在,代理母亲在一些国家如美国已成普遍现象,我国也有少数代理母亲现象出现。代理母亲是否合乎道德,一直存在争议。

赞成代理母亲者认为,代人怀孕是一个"有美好社会目的之事",应该受到欢迎,不赞同用法律禁止代人怀孕。事实上,代理母亲的出现和受欢迎有一定的原

因。它给因子宫疾病或子宫切除而不能怀孕妇女,以及因患有严重遗传病而不能怀孕的妇女带来了希望,满足她们想要一个健康孩子,尤其是一个具有夫妻一方基因孩子的愿望。因此,从这一点上说,代理母亲是合乎道德的。

但是,代理母亲的出现,确实也带来了许多社会和伦理问题。反对代理母亲者认为,代人怀孕不是灵丹妙药,是一个有疑问的实验,是"商业性行为",促使大多数去做代理母亲妇女的动机不是高尚的。我们也应该看到,代理母亲的出现会导致人类生育动机发生深刻变化。尽管有的人的动机是高尚的,但绝大多数的代理母亲是出自经济的原因,目的是为了赚钱。这就导致了生育的商品化,人类的生殖器官变成了制造和加工婴儿的机器,使婴儿变成了商品。

现在,大多数国家(包括我国)反对代理母亲,有的国家更是明令禁止商业性代理母亲。尽管如此,代理母亲在有些国家实际存在,有时还发生有关代理母亲的法律案件。

四、精液、卵子和胚胎是否可以商品化

目前,精液、卵子、甚至胚胎的买卖不足为奇,在美国、墨西哥等国家均有出售。对此,人们有不同的看法,特别是精液能否商品化有不同的看法。

反对者认为:①提供精液帮助患不育症夫妇解决生育困难,是一种人道和仁慈的行为,但不应该以精换金,否则就失去了人道主义的意义;②精液的商品化可能使精子库为追求盈利而忽视精液的质量,也可能使供精者为金钱不关心其行为上的缺陷,如隐瞒自己的遗传缺陷或传染病,从而影响用生殖技术出生后代的身体素质;③精液的商品化也可能使供精者多次供精,从而造成同一供精者的精液为数位妇女使用,那么,这些妇女所生的后代是同父异母的兄弟姐妹,这些孩子长大成人有可能近亲婚配;④精液的商品化也会产生连锁效应,促使其他人体组织或器官的商品化,进而亵渎人性。

赞成者认为:①精液商品化可以解决目前的精液不足;②精液的商品化虽然可能会引起精液质量的下降或多次供精,但可以采取措施加以控制而避免;③精液和血液一样可以再生,收集适当的精液对供体无损害,它与取人体的活组织器官的损害不同,因此精液可以商品化,而活体组织和器官则不能。

就总的趋势来讲,反对精液、卵子和胚胎商品化的人居多,因此有些国家倾向立法或已经立法禁止精液商品化。

五、人工体外受精后剩余的胚胎是否可用作科学研究

人工体外受精后剩余的胚胎具有科研价值,可以用它们作实验材料,如在体外试验抗不育剂的有效性,通过体外试验来评价有毒物质和致畸因素对胚胎的

184

作用,研究产生唐氏综合征的发病机制等等。但是否可行,涉及对胚胎的操纵问题,涉及胚胎是否具有生存的合法权利。这尽管是由于高、精、尖技术应用于医学所致,但也是对现有道德观和价值观的挑战。

从一些国家的立法可以看出,人们对这一问题的看法不相一致。有的国家不允许用胚胎进行研究,并从法律上规定冷冻胚胎同样具有财产权和继承权,如澳大利亚。有的国家则允许用 14 天前的受精卵进行研究。有的国家规定在严格的控制下可以进行胚胎研究,但必须征得人工体外受精的夫妇同意,夫妻一方死亡后生存的一方享有控制权,夫妻双亡后除非有事先捐赠的意愿,否则国家有关部门或精子库在规定的时限内予以销毁、禁止其商品化等。

目前,许多国家法律都没有将胚胎视为民事主体的规定,也没有将胚胎视为道德主体,也就是说,胚胎不是人,不具有人的任何权利。因此,处理人工体外受精后剩余的胚胎并不涉及对人的伤害。无论是作为科学研究,还是将其抛弃,都不是不道德的行为。但是,虽然胚胎不是社会的人,但毕竟是"生物的人",具有发展成为人的潜力,因此,在利用人工体外受精剩余的胚胎进行科学研究时,必须十分慎重。

六、非在婚姻妇女能否进行人工授精

未婚、同性恋、离婚的女子及丧偶女性是否可以依其请求而实施供体人工体内授精,对此各国的伦理观和法律不太一致。

赞成者认为:将一辈子不愿结婚的非婚妇女列入人工授精的适应证之列是道德的。因为这些妇女有选择独身、放弃婚姻的权利,也有要求生育的权利,因而主张允许或不干涉使用供体人工体内受精。如英国允许给单身妇女实施。美国虽没有明文规定,但对同性恋能否实施,则存在两种不同的意见:一种意见认为,同性恋本身是一种不道德的行为,当然不可以实施;另一种意见认为,只要他们愿意负起养育子女的责任,医生应该答应为其实施人工体内受精的请求。

反对者认为:从正常的家庭结构和孩子成长的环境考虑,没有父亲的家庭毕竟是残缺的家庭,孩子在没有父亲的家庭中对其身心健康和成长是极为不利的。因此,多数国家和学者主张限制或禁止非在婚妇女实施供体人工体内受精。如挪威只允许给已婚妇女实施、瑞典只允许给已婚或处于永久同居关系的妇女实施、法国禁止给单身妇女实施等。

我国吉林省第九届人大常委会于 2002 年 9 月 27 日审议通过了《吉林省人口与计划生育条例》。《条例》第 30 条第 2 款规定:"达到法定婚龄决定终生不再结婚并无子女的妇女,可以采取合法的医学辅助生育技术手段生育一个子女。"这在全国各地的相关立法中还是第一次。当然,该法正式出台后,举国争议。2003年,卫生部对《人类辅助生殖技术规范》作出修订,明确规定"医疗机构在实施试管婴儿技术中,禁止给单身妇女实施人类辅助生殖技术(包括人工授精、体外受精-胚胎移植、单个精子卵细胞胞质内显微受精以及在此基础上演进的各种新技术)"。再次堵上了我国"独身女性生育试管婴儿"的大门。

七、对人的无性生殖的伦理争论

克隆技术的发展,势必引起人们对人的无性生殖、对克隆人研究的关注。

赞成克隆人研究的人认为:无性生殖使人成为生殖的制造者、选择者、设计者,这更合理,更合乎人道;无性生殖可以增加特定基因型的比例,以保持物种中最佳基因,或者阻止有缺陷基因的传播,从而提高和改善人类的遗传素质;无性生殖也为不孕症患者提供了新的选择方式。

反对克隆人研究的人认为:人类的生殖是一个自然过程,而在实验室内"复制"人是不人道的;无性生殖破坏了家庭的伦理关系,使之不再具有父母、子女及姐妹关系;无性生殖破坏了每个人的独特基因型,变成单一化、同一化,使人类失去遗传的多样性,从而对人类的生存起了破坏作用;无性生殖具有潜在的实验性危险,它可能伤害实验对象,使克隆人出现由于基因缺损而导致的畸形和缺陷,违背了人体实验的伦理原则;无性生殖一旦被一些"科学狂人"、仇视社会或毫无责任感的集团或个人滥用,就会造成极严重的灾难;无性生殖也可以造成单一女性把持技术,因为克隆技术还无法脱离卵细胞和子宫的培育。概括起来,反对克隆人研究的理由有两条:一是克隆人也是人,应该享有基本的人权,不能仅当作别人利用的手段或工具,他们理应得到新生和公平的对待,不应该受到伤害。二是克隆技术对人类造成的严重的负面结果,远远超出制造克隆人的初衷或可能产生的后果。

事实上,关于克隆人研究的争论焦点在于对人的本质的界定。克隆人是不是"人"的问题。人不仅具有自然属性,而且更重要的是其社会属性。人类对自身的克隆,只是一种肉体的"复制","复制"出来的只是生物学意义上讲完全相同的人,而不是"复制"出一个社会意义上完全相同的人。这是因为,人受家庭、文化和社会环境的影响,生活环境、成长经历、所受教育及各方面的差异,不可能"复制"出一个意识完全相同的人。

因此,对克隆人我们不必有太多的恐惧,对人的无性生殖的研究和应用,我们也不应阻止,但要保持清醒的头脑,充分估计其可能造成的危害,并建立起现代化的伦理规范和法律规范,以便充分发挥生殖技术的潜力,使之服务于社会,服务于人类。

第三节　实施辅助生殖技术的伦理原则

为了减少辅助生殖技术,特别是异源性人工体内受精、体外受精-胚胎移植引发的伦理问题,我国卫生部于 2001 年 2 月 20 日颁布了《人类辅助生殖技术管理办法》和《人类精子库管理办法》,于 5 月 14 日发布了《人类辅助生殖技术规范》、《人类精子库基本标准》、《人类精子库技术规范》和《实施人类辅助生殖技术的伦理原则》。这些规定的实施,对促进和规范我国人类辅助生殖技术和人类精子库技术的发展与应用,保护人民群众健康,特别是保护妇女和后代的健康权益,起到了积极的推动作用。

但是,随着国内外人类辅助生殖技术、人类精子库技术和生命伦理学的不断进步与发展,特别是从几年来的实施情况看,这些规定的局限性也逐步显现出来。为此,卫生部又组织专家重新修订,于 2003 年 6 月 27 日颁布了《人类辅助生殖技术规范》、《人类精子库基本标准和技术规范》、《人类辅助生殖技术和人类精子库伦理原则》,在原有基础上提高了应用相关技术的机构设置标准、人员的资质要求和技术操作的技术规范,并进一步明确和细化了技术实施中的伦理原则。结合国内外有关规定,实施人类辅助生殖技术应遵守以下伦理原则。

一、有利于患者原则

医务人员有义务告诉患者目前可供选择的治疗手段、利弊及其所承担的风险,在患者充分知情的情况下,提出有医学指征的选择和最有利于患者的治疗方案。

二、知情同意原则

人类辅助生殖技术必须在夫妇双方自愿同意并签署书面知情同意书后方可实施。接受人类辅助生殖技术的夫妇在任何时候都有权提出中止该技术的实施,并且不会影响对其今后的治疗。医务人员有义务告知捐赠者对其进行健康检查的必要性,并获取书面知情同意书。

三、保护后代的原则

医务人员有义务告知受者通过人类辅助生殖技术出生的后代与自然受孕分娩的后代享有同样的法律权利和义务;有义务告知接受人类辅助生殖技术治疗的夫妇,他们通过对该技术出生的孩子(包括对有出生缺陷的孩子)负有伦理、道德和法律上的权利和义务；如果有证据表明实施人类辅助生殖技术将会对后代产生严重的生理、心理和社会损害，医务人员有义务停止该技术的实施；医务人员不得对近亲间及任何不符合伦理、道德原则的精子和卵子实施人类辅助生殖技术；医务人员不得实施代孕技术、胚胎赠送助孕技术、以生育为目的的嵌合体胚胎技术；在尚未解决人卵胞质移植和人卵核移植技术安全性问题之前，医务人员不得实施以治疗不育为目的的人卵胞质移植和人卵核移植技术；同一供者的精子、卵子最多只能使 5 名妇女受孕。

四、社会公益原则

医务人员必须严格贯彻国家人口和计划生育法律法规，不得对不符合国家人口和计划生育法规和条例规定的夫妇和单身妇女实施人类辅助生殖技术；不得实施非医学需要的性别选择；不得实施生殖性克隆技术；不得将异种配子和胚胎用于人类辅助生殖技术；不得进行各种违反伦理、道德原则的配子和胚胎实验研究及临床工作。

五、互盲和保密原则

凡使用供精实施的人类辅助生殖技术，供方与受方夫妇应保持互盲，供方与实施人类辅助生殖技术的医务人员应保持互盲，供方与后代保持互盲。

机构和医务人员对使用人类辅助生殖技术的所有参与者（如卵子捐赠者和受者）有实行匿名和保密的义务。医务人员有义务告知捐赠者不可查询受者及其后代的一切信息，并签署书面知情同意书。

六、严防商业化的原则

机构和医务人员对要求实施人类辅助生殖技术的夫妇，要严格掌握适应证，不能受经济利益驱动而滥用人类辅助生殖技术。供精、供卵只能是以捐赠助人为目的，禁止买卖，但是可以给予捐赠者必要的误工、交通和医疗补偿。

七、伦理监督的原则

实施人类辅助生殖技术的机构应建立生殖医学伦理委员会，并接受其指导和监督；生殖医学伦理委员会应由医学伦理学、心理学、社会学、法学、生殖医学、护理学专家和群众代表等组成；生殖医学伦理委员会应依据上述原则，对人类辅助生殖技术的全过程和有关研究进行监督，开展生殖医学伦理宣传教育，并对实施中遇到的伦理问题进行审查、咨询、论证和建议。

为确保以上七大伦理原则的实施，卫生部要求实施人类辅助生殖技术的机构应建立生殖医学伦理委员会,指导和监督七大伦理原则的实施。

(瞿晓敏)

案例

1987年4月中旬的一天,一位脸色苍白的年轻女子颤颤地迈进上海卢湾区法院信访接待室,她乏力而愤怒地向法官诉述了她和儿子的不幸遭遇。原来,她结婚数年一直没有怀孕,她估计不育的根源可能在丈夫身上。1年前,他们夫妇闻讯上海市某市级医院能进行人工授精手术。出于求子心切,他俩经过商量后,由丈夫通过熟人到该医院联系手术,接着又由丈夫数次陪妻子去医院落实。最后如愿以偿,也果真怀孕了。当然,这一切的来龙去脉都是瞒着别人进行的。4月初,一个足有3000多克重的男孩出世了。照理全家应当欢天喜地地庆贺一番。可是天有不测风云,当婴儿的伯伯发现这位侄子的脸蛋丝毫不像弟弟时,骤起疑心,于是再三逼问,憨厚的弟弟终于将真情全盘托出。这位思想封建的兄长脸色顿变,堂堂的人家岂能容忍这不伦不类、血统不纯的小崽子!于是,"野种"的叫声四起。最令人不解的是,那位曾经还荣幸地自命当上"爸爸"的丈夫,居然也莫名其妙地对妻子大肆咆哮,仿佛他根本不知道这孩子来源似的。妻子惊愕极了,忍不住回顶了几句,于是被他们一家驱赶出门。这是我国发生的第一起人工授精婴儿引起的法律争端。

思考题

1. 代理母亲是否合乎伦理?
2. 实施辅助生殖技术的伦理原则是什么?

第十五章

临终与死亡的伦理问题

如何确诊死亡？面对一个已无可救药、活着意味着极大痛苦的患者，是不惜代价地维持他的生命呢，还是让他少受折磨，安乐地死去？怎样对待临终患者？这些问题不仅是重要的医学问题，也是重要的伦理学问题。分析、评价死亡的伦理问题，是现代医学伦理学的重要课题之一。

第一节　死亡的概念和标准

一、死亡的概念

从原始社会一直到 20 世纪 50 年代初，在人们的观念中，所谓生命结束就是心脏停止跳动、呼吸终止。1951 年美国布莱克（Black）法律字典第 4 版定义死亡为："生命之终结，人之不存；即在医生确定血液循环全部停止以及由此导致的呼吸、脉搏等动物生命活动终止之时。"我国的《辞海》，也把心跳、呼吸的停止作为死亡的重要标准。医学上实用的传统死亡标准是：可感觉到的跳动的心脏、呼吸、血压最终不可逆转的中止或消失。只要能觉察到心脏跳动和呼吸，哪怕是借助于机械或电疗，无论是采取何种方式来维持心脏跳动和呼吸都不能被确认为死亡。

这一死亡概念和标准已沿用了数千年，并以法律的形式给予确定，把心脏功能作为生命最本质的特征和死亡唯一不可动摇的判断标准，在我们的医学实践中也是一个行为的标准。

然而，现代医学发展中大量的科研和临床实践的资料表明，心死固然是人的某些死亡的一种标志，但在许多情况下，心脏突然停止跳动时，人的大脑、肾、肝并没有死亡。脑细胞的死亡是在心脏停止搏动后 10 多分钟乃至几十分钟以后才开始，而这时的肝、肾，肌肉、皮肤等组织器官还没有死亡。可见，人体是一个多层次的生命物质系统，死亡是分层次进行的。

同时，医学技术的迅猛发展使传统的死亡标准受到了冲击，从 20 世纪 50 年代以来，人体器官移植技术和人工器官替代技术，把许多已被判断为死亡的患者

190

从死神手里夺了回来。1967年第一例心脏移植手术取得成功。一个衰亡的心脏可以替换上另一个强壮健康的心脏,这就意味着心死可以不等于人死。心脏死亡已不再构成对人整体死亡的威胁,心脏的可置换性使心死即等于人死失去了作为死亡标准的权威性。

二、脑死亡标准

鉴于上述情况,以及医学发展本身的需要,医学专家提出了新的死亡标准,即脑死亡标准。

所谓脑死亡(brain death),即全脑死亡,为大脑、中脑、小脑和脑干的不可逆的死亡(坏死)。也就是某种病理原因引起脑组织缺氧、缺血或坏死,致使脑组织功能和呼吸中枢功能达到了不可逆转的消失阶段,最终必然导致的病理死亡。

1968年,美国哈佛医学院特设委员会发表报告,把死亡定义为不可逆的昏迷或"脑死",并且提出了4条判别标准:①不可逆的深度昏迷。患者完全丧失了对外部刺激和内部需要的所有感受能力,以及由此而引起的反应功能全部消失。②自发呼吸停止。人工通气停止3分钟(或15分钟)仍无自动呼吸恢复的迹象,即为不可逆的呼吸停止。③脑干反射消失。瞳孔对光反射、角膜反射、眼运动反射(眼球-前庭、眼球-头部运动等)均消失,以及吞咽、哈欠、发音、软腭反射等由脑干支配的反射一律消失。④脑电波(EEG)消失(平坦)等。

凡符合以上标准,并在24小时或72小时内反复多次检查,结果无变化,即可宣告其死亡。但有两个例外,体温过低(<32.2℃)或刚服用过巴比妥类药物等中枢神经系统抑制剂的病例。

把脑死亡作为整体死亡开始的标志,因为它有两个特征:①脑死亡的确定决定了机体各种器官在不久的将来很快出现死亡,这种变化是不可逆的;②脑死亡后即使心跳仍在继续,但是这个人的意志、信念、态度、素质、知识等等则完全消失,那么这个人也就不复存在了。

美国哈佛医学院提出的脑死亡标准目前在英、美等国已被医学界多数人所接受,然而人们围绕这个标准的讨论还在继续中。在各国专家相继发表的文献中又提出了大约30种关于脑死亡的诊断标准。

虽然提出了许多标准,但是,目前世界上许多国家还是采用了哈佛医学院提出的标准。综合各国的临床实践,一般可将脑死亡的诊断标准归纳为以下5条:①深度昏迷;②脑反射消失;③无自主呼吸;④脑电图检查呈大脑电沉默;⑤脑循环停止。

死亡标准是临床诊断的重要依据,决定患者的生死存亡和医生对医疗行为的选择。传统的死亡标准着重于人的生物性,认为人的生命无论在生物学上,还是在社会上,都须在没有意义时,医生方可停止对他的医疗活动,否则就是大逆不道。然而,如植物人等那些没有意义的生命作为社会的人已消失,其生命质量已丧失,延长他们的死亡过程,就是延长他们的痛苦,同时也给患者家属带来极大的精神和经济负担,给社会带来不必要的负担。脑死亡标准弥补了上述的缺陷,它着重于人的社会性,主张生命质量论。认为意识和自我意识是人的本质特征,一旦脑死亡,作为有意识、有道德、有法律地位的人已不复存在,符合脑死亡标准的人是没有生命质量的人,是不值得保持的生命,从而可以免去许多毫无价值的临床救护,节约卫生资源,减轻家庭与社会的沉重压力。

脑死亡标准的提出是死亡问题上的一次观念转换,脑死亡标准在我国要被医务界、国民广泛接受将是一个较长的过程。

我国的医疗水平同国外发达国家有着一定的差距,且国内各地区的医疗水平参差不齐,因此,我国目前尚未将脑死亡作为死亡标准,但是脑死亡概念已成为越来越多的人所了解、认识和接受。1998 年 5 月,在武汉召开了全国脑死亡标准专家研讨会,与会专家通过反复讨论和研究,制定了《脑死亡临床诊断标准条例(讨论稿)》,提出凡是符合以下 6 条标准,即可确认脑死亡:①自主呼吸停止,需要不停地维持人工呼吸;②对外界刺激毫无反应;③无自主性的肌肉活动;④各种脑干反射均消失;⑤脑电图长时间呈现平直线;⑥这种状态持续 12 小时以上。该条例的提出,对深入探讨安乐死的有关问题十分重要。

第二节　安乐死的伦理问题

一、安乐死的概念和历史

"安乐死"一词源自希腊文(euthanasia),原意是指"快乐的死亡"或"无痛苦的幸福的死亡"。现通常指那些患有不治之症、非常痛苦、要求安适地迅速死去的患者,用药物或其他方式实现其希望的一种临终处置。

安乐死并不是新问题。在史前时代就有加速死亡的措施,如游牧部落在迁移时常常把患者、老人留下来让他们自生自灭;在发生紧急战事时,还常常把他们击毙,以免他们遗为俘虏而遭受敌人的残酷对待。在粮食发生危机时,有些部落还把病弱者击杀或埋葬,以此来减少他们的痛苦和部落的负担,确保本部落的健康强盛。在古希腊、罗马,虽然抛弃老人的做法被禁止,但是,人们可以随意处置有先天缺陷的新生儿,也允许患者结束自己的生命,或者由他人帮助死亡。

安乐死还可以在古老的神殿里找到它的"先驱"。佛教宣称人们只要虔信佛教,即一切烦恼寂灭、一切清净功德圆满,便可"圆寂"或"涅槃",而"坐化"是其最后形式。在行将辞世之时,死者沐浴更衣,盘坐合十,用意念控制肉体,达到"物我两忘"的境界,无痛苦地安详离世。这种死亡状态是一种舒适、安宁、快乐的境界。

在我国的史料中,虽未见安乐死名词的记载,但在古代文史小说里已有符合现代安乐死概念的描述。如历史小说记载:唐太宗的大将尉迟恭见偏将马三保被敌兵断去四肢,虽目光仍在流动,但已气息奄奄,口不能言。他不忍爱将惨遭痛苦,遂刺其胸而死,唐太宗并未对尉迟恭降罪。

在西方,17世纪前,安乐死是指"从容死亡"的任何方法,如生活要有调节、培养对死亡的正确态度等,并不一定指延长生命。从17世纪开始,人们越来越多地把安乐死指向医生采取措施让患者死亡,甚至加速患者死亡。英国著名哲学家培根(Bacon)在他的著作中多次提出"无痛致死术"。他说:"长寿是生物医学的最神圣目的,安乐死是医学技术的重要领域。"主张控制身体过程,或延长生命,或无痛苦地结束它。现代西方精神分析学派的创始人,奥地利心理学家弗洛伊德,在1939年9月自感疾病已无可挽救时,曾向医生提出安乐死的要求,他说:"如果我不能坚持活下去的话,你将尽力帮忙。现在我万分痛苦,这样继续下去是毫无意义的。"渴望临终摆脱痛苦。

20世纪以来,医学科学的发展出现了一些新情况,安乐死更为人们所重视,甚至发展成为一项新的人权运动——安乐死运动。1936年,英国率先成立了自愿安乐死协会。1937年,瑞典作出了可以帮助自愿"安乐死"者的法律规定。

第二次世界大战期间,希特勒于1938年拟定了所谓的强迫"安乐死"纲领,使20多万人死于纳粹帝国的"安乐死中心",其中大多是犹太人。这实际是以"安乐死"之名,行种族灭绝之实。这种惨无人道的行径,招致全世界正义力量的一致谴责,也使安乐死蒙受了一次不光彩的声誉。

第二次世界大战以后,安乐死运动重新掀起。1946年,有近2 000名医师在纽约集会申请自愿"安乐死"的合法化,但以失败而告终。1967年,美国建立了"安乐死"教育基金学会。1969年,英国上议院对自愿安乐死的合法化进行了讨论,但因多数反对而不了了之。在此期间,全球对安乐死从医学伦理、法学等角度进行了热烈的讨论。1976年,在东京举行了"国际安乐死讨论会",会议宣称要尊重人的"生的意义"和"尊严的死"的权利。1988年,在上海举行了我国首次"安乐死学术讨论会",会议取得了积极而有意义的成果。目前,"自愿安乐死"团体在世界上大量出现,已遍及欧美20多个国家。这些团体的会员迅速增加,如荷兰的"自愿安乐死"团体,已迅速发展并拥有25 000名会员。

二、安乐死的对象和形式

确定安乐死的对象是实施安乐死的前提条件。但是,由于安乐死涉及人的生命,是一种不可逆转的处置,因此,安乐死对象的确定是一个十分敏感而又相当棘手的问题。一般认为,这些对象大致可以归纳为以下几类:①晚期恶性肿瘤失去治愈机会者;②重要生命脏器严重衰竭,并且不可逆转者;③因各种疾病或伤残致使大脑功能丧失的植物人(脑死亡患者);④有严重缺陷的新生儿;⑤患有严重精神病,本人已无正常感觉、知觉、认知等,经长期治疗已无恢复正常的可能者;⑥先天性智力丧失、无独立生活能力,并无恢复正常的可能者。此外,还有人将老年痴呆患者与高龄的重病和重伤残者也列为安乐死的对象。

对上述每一类对象是否应该或可以实施安乐死,人们有着不同的看法,对第1、第2类的患者实施安乐死似乎较容易被人接受,对后几类对象的争议相对来说较多。如有人认为,安乐死对象不包括脑死亡患者,因为脑死亡患者已经死亡。又有人认为,有严重缺陷的新生儿不应包括在安乐死对象的范围内。

确定安乐死的对象,实际上存在一定的困难。如怎样理解不治之症?从医学发展史上看,真正的"不治之症"是不存在的,一切暂时的"不治之症"都可以转化为可治之症,而这种转化往往是通过不断延长患者的存活期来逐步实现的。如果人为地把这些绝症者确定为安乐死的对象,是否会妨碍医学的进步,是否违背医德原则。

从医疗手段来区分,安乐死可分为主动安乐死和被动安乐死两种形式。主动安乐死,即采用药物加速患者死亡,亦称积极安乐死。在主动安乐死中,又分为有意与无意两种安乐死,这种区分有时称为"直接安乐死"与"间接安乐死"。前者指安乐死的本意是要患者死亡,后者的本意是指要解除患者痛苦,患者死亡则是解除痛苦的附带效应。有人认为,如果安乐死是有意要患者死亡,是不道德的。如果本意不是要患者死亡,则是道德的。被动安乐死,即对患者停止一切治疗与抢救,任凭其自然死亡,亦称消极安乐死。在被动安乐死中,又有通常与非通常两种。通常是指医生必须采取的,非通常是指医生可以选择采取的。这是因为,当医生给患者治疗时,他有道德上和法律上的义务,对患者采取适宜的医疗护理措施,患者也有相应的权利得到这些。但是,医生并没有义务要给某一特定患者提供这个社会可得到的一切医疗手段,尤其是当这些医疗手段对患者无益、无用、有害、不方便和负担不起时。为此,人们试图把通常的措施与非通常的措施区别开来。

绝大多数人认为被动安乐死在道德上是可以接受的,反对主动安乐死。但是,有的学者赞同主动安乐死。他们认为,患者决定加速解决自己的死亡,同时不遭受任何损害,在这种情况下,医生和社会允许他们安乐死,在这方面应当给予帮助,尊重他们的自由选定,因为自由具有最高的价值性。

从患者的角度来区分,安乐死又有自愿与非自愿的区别。自愿安乐死是指患者本人要求安乐死,或者有过这种愿望,或对安乐死表示过同意。非自愿安乐死是指那些无行为能力的患者,如对婴儿、脑死亡患者、昏迷不醒患者、精神病患者、智力严重低下者实行安乐死,因为他们无法表示自己的要求、愿望或同意与否。

三、安乐死的伦理分析

安乐死的出现,使伦理道德和法律面临许多新的问题,引起了激烈的争论。

赞成安乐死的认为:①个人的生命属于个人,个人有权处理自己,包括选择结束自己生命的方式。人有生的权利,也有死的权利,人人都有权去选择"体面而舒适的死亡方法",以求善终。尊重患者安乐死的意愿与医学伦理学应遵循的原则是一致的。②安乐死符合患者自身的利益。安乐死的对象仅限于不可逆的脑死亡患者或死亡不可避免、治疗甚至饮食都使之痛苦的患者。对于这些患者来说,或者作为生命的社会存在已经丧失,或者生命的质量和价值都失去了意义,延长这些毫无治愈希望患者的生命实际上是对患者的虐待。人类对自己的最大愿望是生活得好,也就是生命的质量问题,因此毫无必要以人性或人道的任何代价去换取仅仅具有生物学意义的生命。③死亡并不都是坏事。死亡是事物发展过程中自然秩序的一部分,既然死亡已经不可避免,就应促其实现。④这种死亡从个体对个体来说,正是为了患者的利益,解除患者的痛苦;从个体对社会来说,与其把有用的物资用在无望的患者身上,不如让他平安地死去。这样有利于节约医疗费用,节省稀有、贵重资源,减轻社会和家属的负担。如果当一个人病入膏肓、无康复希望或因衰老、生活不能自理又无生之乐趣时,仅以补液输血或其他措施延长生命,实在是一种浪费。把这些有限的医疗设施和药物、血液用于其他有康复希望的患者身上,则更合情合理。

反对安乐死的认为:①救死扶伤是医生的职责,赐人以死亡和医生的职责不相容。医务人员对患者施以致死术,实际上是变相杀人、慈善杀人,因此安乐死是不人道的。②只要有生命现象,就有被救活的可能,医学的发展会治愈一些顽症、绝症。从医学发展的历史看,没有永远根治不了的疾病,医学科学研究的目的就在于揭示疾病的奥秘并逐步攻克之。现在的不治之症可能成为将来的可治之症。认为不可救活就不去救治,无益于医学科学的进步。③不可逆的诊断不一定准确。认为不可能的事,并非在任何情况下都不可能。安乐死可能导致错过3个机会,即患者可以自然改善的机会,继续治疗可望恢复的机会,有可能发现某种新技术、新方法使该病得到治疗的机会。某些看来必死的人最后不一定都死去。

关于安乐死的争论是有意义的,因为无论在理论上或实践上对于这些问题还难于作出结论,是医学伦理学面临的难题。

综上所述,有人反对任何形式的安乐死,认为这是见死不救,是与人道主义相悖的。安乐死会导致医生放弃控制疼痛和发展临终护理措施的努力。但是,大多数人认为某种形式的安乐死是符合伦理道德的,事实上某种形式的安乐死是许多国家(包括我国)的医务界早已采取的常规措施。例如晚期患者心脏病发作不再抢救,给不可能再苏醒的昏迷患者或自己要求停食的严重伤残者停食等等。而且,多数患者又有这类要求,如英国伦敦一位妇女说:"当我的死期到来时,希望能让我安静并尽快地死去——不要什么插在喉咙里的管子和扎在胳膊上的针。"罗马教皇庇护十二世曾经要求医生遵守一条原则,他说,当患者确实没有指望的时候,医生的首要任务是减轻患者的痛苦,而不是延长他们的生命。安乐死是帮助某些疾病确实不可逆转者加快结束痛苦死亡过程的最好办法。

(一)安乐死有利于患者

目前在世界范围内被广泛讨论的安乐死对象主要集中于脑死亡者、终末期患者和有严重缺陷的新生儿。脑死亡者是指符合一些业已提出的脑死亡标准的患者。也就是说,安乐死的对象仅局限于脑死亡或不可逆昏迷的患者或死亡已不可避免的患者。对于脑死亡者来说,作为一个人,只是一种生物学的存在,而作为一个有人格的人,已经不复存在。他们没有自我意识,也没有个性、生命的质量、自我责任等这些人所应该具有的主要特点。在这种状态下,进一步的复苏和支持只是维持一个活的机体,而不是维持一个完整意义上的"人"。因此,进一步的支持和复苏即使在医学上可能是成功的,但在道义上并没有这种必要。

一些患不治之症又痛苦不堪的患者,特别是晚期恶性肿瘤的患者,在用尽各种先进的医疗手段治疗无效后,患者除在肉体上要受到痛苦的折磨外,心理上还承受治愈无望的悲痛。在这种情况下,是违背他本人对安乐死的要求,使其在极度痛苦的情况下选择残酷的方式,如缢死、跳楼等来结束生命,还是满足患者的意愿,使之安然无痛苦地逝去,到底是选择前者符合道德呢?还是后者?日本学者长谷川说得好:"人是有思想有情感能创造价值的动物。如果一个人的自觉意志衰竭,自身自理的可能性已不复存在,而丧失一个人的社会意义,医生和家属认为没有义务去延长这种单纯生物学的生命,这就要考虑安乐死。"

虽然安乐死是个相当复杂的问题,涉及医学、法律、道德等许多方面,牵连社会、家庭、医患等多种关系。但是有条件地(仅限于上述对象)实施安乐死是可行的,也是符合患者自身利益的。

(二) 安乐死有利于死者家属

脑死亡者、终末期患者的家属处于一种真正的困境中。开始,由于一种负疚的情感,极力否认不可避免的死亡,这种情感驱使他们非理性地坚持尽一切可能去治疗患者。随着时间的推延,他们意识到要治愈患者是不可能的。同时,他们看到亲人濒死的痛苦,在现实面前也希望他们早些结束痛苦。一个垂危患者既无康复希望,可日夜均需亲人守护照顾。病期遥遥,耗尽精力,其心理和经济负担是何等的沉重。

虽然家属对家庭成员负有照料的义务,但是为了一个无意义的生命是否需要这样做? 这类患者的家属承受了极大的感情痛苦或经济压力,处于一种进退两难的状态中。因此,满足这些患者的要求,实施安乐死,对于家属来说,也是一种解脱。

(三) 安乐死涉及社会资源的合理分配

卫生保健事业的投资、人员和设备的微观分配,必须遵循公正和效用原则。

公正原则包括形式原则和内容原则两种。形式原则即相同的人得到相同的对待,不同的人得到不同的对待。内容原则即需要相同,相同对待。需要不同,不同对待。

效用原则是考虑治疗后患者的生命质量或患者对社会的贡献。

一个国家对于卫生保健事业的投资总是有限的,尤其在经济尚不发达的国家(包括我国),这个问题就更尖锐。因此,投资的分配必须考虑上述原则,使它趋向一个公平的合理的结构,让更多的人得到应有的医疗服务。美国人为他们的健康所付出的代价,超过世界上任何国家。1985 年,美国在保健事业上支出的费用超过 3 600 亿美元,或者说,一天要花费近 10 亿美元。特别是垂死的患者,由于支持措施的复杂性,要消耗很大数量的投资。在 1978 年,美国政府的老年人健康保险预算为 26 亿美元,其中 1/3 以上都花在当年死去的老年人身上,但这部分人只占保险人数的 6%。换句话说,花在死人身上的钱比花在活人身上的钱高 6 倍。据美国一家保险公司调查,癌症患者在生命的最后 6 个月中,其医疗费用增长最快。又如一个肺气肿患者,在最后一年的医疗费用超过 20 万美元,而其中的 6 万美元就花在临终前的 34 天中。这里就提出一个尖锐的伦理问题:为了多活这么几个月,是否值得国家付出几十亿美元来推迟这个不可避免的死亡呢?

特别在我国,人口众多,卫生保健事业的投资更为有限。医务人员、医疗设施以及药源血源都不充裕,在此情况下更应该注意医药资源的合理分配。如果把这些用于维持无意义生命的费用,用于其他有康复希望的患者身上,从整个社会利益来说,不是更合情合理吗? 不是更符合人道主义精神吗? 安乐死可使社会将有限资源合理使用于急需之处,有利于社会的稳定和发展。

总之,安乐死在伦理学上是能够得到证明的,至少在下列原则上可得到证明:①有利原则,即安乐死有利于患者的最佳利益。②自主原则,即尊重临终患者选择死亡方式的权利。而未经患者同意把患者作为医学进步的标本,是违反患者自主原则,也不符合患者利益的。③公正原则,即把不足的资源过多用于这类患者而使其他人得不到应有的治疗,是不公正的。

在我国,对安乐死尚未进行立法,也未颁布过有关的政策、条例,但在实际生活中有许多与此相关的问题,如有相当多医院拒绝收治晚期癌症患者。它表明医生已经对患者的生与死作出了抉择,有人认为这属于被动安乐死。对此,人们一般还能接受。而对于主动安乐死,社会舆论则有很大的分歧。因此,对实施主动安乐死应持慎重的态度。实施安乐死必须有严格的医学审批程序,在有明确的证据证明安乐死对患者是最好的选择时,才予以采取。

第三节　临 终 关 怀

一、临终关怀的由来和发展

临终关怀英文(hospice care)原意为旅游者中途休息的地方。后引申其义,是指为濒死患者及其家属建立起来的特殊服务,并由受过训练的医务人员对其进行善终服务、安宁照顾。临终关怀是一种"特殊服务",它是向临终患者及其家属提供一种全面的照护,包括医疗、护理、心理和社会各方面,使临终患者的生命得到尊重,症状得到控制,生命质量得到提高,家属的身心健康得到关照,使患者在临终时能够无痛苦、无遗憾、安详地走完人生的最后旅程。在我国台湾、香港称之为"善终服务"、"安宁照顾"。

临终关怀与安乐死不同,前者不采取任何方法(包括药物),促使患者摆脱病痛的折磨而"愉快地"死去。然而,两者也有相同之处,即尽量减轻患者痛苦,让其安宁地死去。

临终关怀主要从生理学、心理学和生命伦理学等角度对患者及其家属进行照护:①生理学角度的临终关怀,包括了解和协助患者解决各种生理需要、控制疼痛等症状,尽最大可能使患者处于舒适状态,如使用麻醉性止痛剂和采取松弛、娱乐等非药物方法控制疼痛,以及营养保证、排泄控制、缓解呼吸困难、皮肤护理等其他满足患者生理需要的照护措施。②心理学角度的临终关怀,包括了解和理解患者及家属的心理需要并予以心理支持,用各种切实有效的办法使患者正视现实、摆脱恐惧。③生命伦理学角度的临终关怀,则偏重于指导医护人员及临终患者个人认识生命价值及其弥留之际生存的社会意义,使患者至死保持人的尊严。对家属的照护为临终关怀的重要组成部分,包括给予安抚鼓励、指导参与患者护理、协助解决社会经济等方面的难题,并在患者去世后做好积极的居丧照护。

临终关怀始于中世纪欧洲,最初是教会为患病的朝圣者修建的庇护所。这种庇护所是由教士、修女等出于宗教上的慈善教义而建立的,是没有医疗照顾、没有医师的医院。近代第一所真正意义上的临终关怀医院始建于 1967 年 7 月英国伦敦东南方的希登汉(Sydeaham)圣克里斯多弗临终关怀院(St Christopher Hospice)。由桑德斯(Saunders)博士和许多热心奉献的人经过多处筹划与准备才成立的。这个慈善机构是依靠多种捐赠而建立的,但是它的教学、研究方案的推动,家庭护理的实施及大部分病床都是由全国健康服务组织协会赞助支援的。由于圣克里斯多弗在研究奉献上的成功,"点燃了世界临终关怀运动的灯塔"。1974 年,美国创建了第一个临终关怀方案;1983 年,临终关怀的理论与实施获得美国联邦政府和美国国会专门法案通过,并将临终关怀列入医疗保险的项目内。到 1995 年,美国已有 2 510 家临终关怀医院,每年约有 34 万患者住在那里。日本在 1981 年建立起第一所临终关怀机构,1 年后就发展到 11 所。此外,在加拿大、南非、澳大利亚、荷兰、瑞典、挪威、瑞士、法国、印度、日本,中国的香港、台湾等国家和地区也陆续设置此机构。

与国外相比,我国开展临终关怀工作起步较晚。我国临终关怀的兴起和发展是从医学伦理学界对安乐死的关注中引发而来的。在我国,由于安乐死的实施受传统习俗、道德观念、法律条例等方面的限制,理论上的争论,实践上的障碍,使安乐死处于进退维谷的境地。临终关怀的引进,无疑是"山重水复疑无路,柳暗花明又一村",给出了一条新的处置临终患者的探索途径。此外,人们也意识到,以"死得安适"来帮助临终患者摆脱痛苦固然重要,但是以"活得安适"来帮助临终患者安然度过死前的痛苦阶段和减轻家属的精神忧伤也不容忽视。1986年,张燮泉在《医学与哲学》上发表了《Hospice——垂危患者医院》一文,开始了我国临终关怀的讨论。1988 年 10 月,天津医学院在美籍华人、原美国俄克拉荷马大学副校长、哈佛大学客座教授黄天中博士的资助下,成立了我国第一个临终关怀研究中心。同年同月,在上海也诞生了我国第一家临终关怀医院——南汇护理医院,成为我国第一家以收容退休职工为主要对象,具有医疗、护理和生活照顾设施,能为病故老人提供丧葬一条龙服务的晚期患者收容机构。1991 年,北京市"松堂临终关怀医院"开始接待临终患者。现在全国各地都陆续出现了这样的服务机构。

二、临终关怀的特点

临终关怀是一种"特殊服务",它的特殊性就在于不按正常的、一般的程度,不像对待一般患者那样的治疗方法。

在临终关怀医院或病房里收治的对象是临终患者,尤其是晚期癌症患者,或有类似疾病身心正遭受折磨的患者。如上海市退休职工南汇护理医院规定:收治的对象为患晚期恶性肿瘤的老年患者;因为衰老或患多种慢性疾病,全身情况极度衰竭,或长期疾病缠身,随时都会有生命危险的老年人。上述疾病均有其他医院提供的可靠临床资料证明,这些患者虽经长期传统性的治疗和护理,但已不可能得到满意康复;而且长期卧床不起,或虽不经常卧床,然而进食、排便、起居等日常生活大部分需要有人扶助。在患者入院以前,工作人员通常进行一次家访,以便收住符合医院标准的患者,并可确定护理等级,同时以对患者的家庭环境、人际关系、个人生活习惯、嗜好、性格及心理状态等作一初步了解,便于入院后的心理护理。

临终关怀的特点不是以治病为中心,而是以患者为中心,针对住院患者的特点,采取以生活护理和临终护理为主、治疗为辅的方法,以控制症状,姑息对症和支持疗法为主,对住院过程中发生的多种感染、大咯血、上消化道出血、昏迷等急性并发症仍给予救治。临终关怀的目的不是以延长患者的生存时间为目的,而是以如何丰富患者的生命、提高患者的生存质量为宗旨,提供给临终患者一个安适、有意义、有尊严、有希望的生活,让濒死患者在剩余的有限的日子中,能有清醒的头脑,在可控制的疼痛中,与家人共度温暖,接受关怀,享受余晖。临终关怀不仅要让临终患者了解死亡、进而接受死亡的事实,使自己活得更像真正的自己,而且要给予患者家属精神上的支持,给予他们承受所有事实的力量,进而坦然地接受一切即将面对的问题。

临终关怀的治疗护理也与其他的医院不同。临终关怀强调个体化治疗、心理治疗、综合持续地治疗。根据每一位患者,根据其突出特点制定临终关怀计划,使其带有针对性,有的放矢。帮助每一位患者了解自己的病情及病情的发展,使他们的内心深处,以至于其潜意识中都产生相应的抗体,平静地提高其兴奋点,配合医生和护士积极治疗和护理,减轻痛苦。

因此,临终关怀是对临终患者全方位地实行人道主义的一种服务措施,是使临终患者在人生的最后历程中同样得到热情的照顾和关怀,感受到人间的温暖,体现生命的价值、生活的意义及生存的尊严。

三、临终关怀的伦理意义

从临终关怀开始和发展的全程来看,无一不显示了人道主义(尽管带有宗教色彩)和伦理道德的光辉。

(一) 临终关怀彰显人道主义的真谛

随着人们对物质文明和精神文明需要的日益提高,人们对临终问题益加关注。每个人都希望生得顺利、活得幸福、死得安详。当一个患者处于治疗无效的疾病末期或其他状况下的濒死阶段时,临终前的这一阶段特别需要人间的温暖、社会的尊重、精神的照护、亲友的依依恋情及其他人的关怀。临终关怀可以使他感到自己生命的尊严,感到自己生命的价值,体验到人道主义的温暖。

(二) 临终关怀符合社会道德要求

临终问题是人类社会中最为普遍也最为严重的问题,尤其是人口众多且老龄人口不断增多的中国将是一个严峻的问题。据1999年1月,新华社公布了中国60岁以上的老年人已达1.2亿;到2050年,中国将拥有世界近24%的老年人,约4.5亿,占亚洲的36%。那时,世界每4个老年人中会有一个是中国的老年人[①]。在这些老年人中,虽然有许多生活得相当幸福,身体也十分健康,但不可否认的是,大多数老人不是身患这种疾病,便是别的什么恶疾在逼近。人人心中都明白,老年人都在程度不同地走向临终的不归之路。以目前中国的情况来看,1.2亿以上的人要面对死亡的威胁;若以每人5个亲属、10个朋友计,则中国每年约有6亿和12亿人口有间接的死亡问题的困扰,不仅要品尝丧亲和丧友的痛苦,而且还要体验自己面对死亡临终期的极度恐惧。因此,给临终患者提供温暖的人际关系与精神支持,帮助临终患者认识自己生与死的意义,帮助临终患者减轻极度的死亡恐惧,帮助临终患者的亲人从极度的悲痛中解放出来,消除对死的忌讳是社会发展的必然。

临终关怀可以说是人类现代社会最具有人性化的一种发展,它顺应了医学模式转变的趋势,符合老龄化国家的客观要求,人类自身生存发展的要求,也是我国卫生保健体系自我完善的必然要求,是符合我国国情和社会道德要求的,是中国几千年"尊老敬老"优良传统文化在新的历史条件下的体现。

---

① 《养老事业面面观》.《中国教育报》,1999年10月14日

(三) 临终关怀是一种更为人们接受的临终处置方法

尽管临终关怀与安乐死的对象大多是临终患者,主要是晚期癌症患者,但是两者仍然存在着区别。安乐死是一种死亡方式,是出于对临终患者身心痛苦的关怀,偏重于对临终患者死的尊严。然而,它忽略了在临终过程中,对患者的全面关怀,包括疼痛的消除、症状的控制、心理的安慰、生活的照料以及对家属的慰藉,其目的在于解除病痛的折磨,以死来摆脱无法解脱的痛苦,求得无痛的迅速死亡,这种终止患者生命的行为是不可逆的。因此,尽管安乐死的实施在理论上为许多人接受,但是在实践上仍面临着重重障碍,不仅需要有严格及具体的客观标准,而且需要在法律的承认和监督下实施,受到道德观念的制约,故恐非一朝一夕可望解决的。

而临终关怀则偏重于活的尊严,以减轻痛苦来提高生命质量,以求得安逸的自然死亡。一方面通过帮助临终患者了解死亡,从而接受死亡的事实,有尊严地生活和死亡;另一方面,给予患者和家属精神上的支持,给予他们随死亡事实的力量,从而坦然地接受一切。临终关怀所采取的是缓和性和支持性的照顾方法,对临终患者疼痛的控制,对患者家属情绪的支持,目的是为了使每一个患者安适地活,安适地死,既延长生命的量,又提高生命的质。因此,临终关怀在现实中更易为人们所接受,更易为法律所认可。

(瞿晓敏)

案例

凯琳(Quinlan)案件是美国生命伦理学史上的重要里程碑。从 1966 年起,12 岁的凯琳就是个昏迷患者,靠呼吸器维持心跳呼吸,静脉点滴维持营养。1975 年她 21 岁。她的父亲约瑟夫·昆兰要求成为她的监护人。作为监护人,他有权表示同意撤除一切治疗,包括取走呼吸器。新泽西州的高等法院法官缪尔驳回了他的要求,认为"这一点就是杀人",破坏了生命的权利。但新泽西州最高法院法官休斯推翻了缪尔的否决,同意约瑟夫·昆兰作为他女儿的监护人,允许他和医生撤除一切治疗,并认为中止呼吸器和中断人工喂饲没有区别。据说,凯琳曾有 3 次说过,她决不要靠特殊手段活着,即没有证据证明取走呼吸器违反了她已知的选择。但是,当时辩论的焦点主要在于是否应该或可以取走呼吸器。因为,人们认为取走呼吸器会导致凯琳的死亡。然而,当问约瑟夫是否同意医生取走供应凯琳达 9 年之久的静脉点滴管时,他吃惊地回答:"可这是她的营养啊!"取走呼吸器后,凯琳没有死亡,却恢复了自主呼吸,但仍昏迷不醒,直至 1985 年死亡。死时体重仅 30 余千克。法院同意患者家属取走呼吸器,这在美国历史上是空前的。

思考题

1. 如何理解死亡的概念？判别脑死亡的标准有哪些？

2. 安乐死有哪些伦理争论？为什么说安乐死在伦理学上是能够得到证明的？

3. 临终关怀的含义是什么？临终患者医护的基本原则是什么？在工作中提出了哪些道德要求？

医学伦理学的重要文献

大医精诚论
孙思邈

　　学者必须博极医源,精勤不倦,不得道听途说,而言医道已了。深自误哉!凡大医治病,必当安神定志,无欲无求,先发大慈恻隐之心,誓愿普救含灵之苦。若有疾厄来求救者,不得问其贵贱贫富,长幼妍媸,怨亲善友,华夷愚智,普同一等,皆如至亲之想;亦不得瞻前顾后,自虑吉凶,护惜生命。见彼苦恼,若己有之,深心凄怆,勿避艰险、昼夜寒暑、饥渴疲劳,一心赴救,无作功夫形迹之心,如此可为苍生大医;反此则是含灵巨贼(关于反对杀生,"杀生求生,去生更远"的一段,略)。其有患疮痍、下痢,臭秽不可瞻视,人所恶见者,但发惭愧凄怜忧恤之意,不得起一念芥蒂之心,是吾之志也。夫大医之体,欲得澄神内视,望之俨然,宽裕汪汪,不皎不昧。省病诊疾,至意深心;详察形候,纤毫勿失,处判针药,无得参差。虽曰病宜速救,要须临事不惑,唯当审谛覃思;不得于性命之上,率尔自逞俊快,邀射名誉,甚不仁矣!又到病家,纵绮罗满目,勿左右顾盼,丝竹凑耳,无得似有所娱;珍馐迭荐,食如无味;醽醁兼陈,看有若无。……夫为医之法,不得多语调笑,谈谑喧哗,道说是非,议论人物。炫耀声名,訾毁诸医,自矜己德;偶然治瘥一病,则昂头戴面,而有自许之貌,谓天下无双,此医人之膏肓也(关于"阴阳报施"一段,略)。医人不得恃己所长,专心经略财物;但作救苦之心。

医家五戒十要
陈实功

(一) 五戒
　　一戒:凡病家大小贫富人等,请观者便可往之,勿得迟延厌弃,欲往而不往,不为平易。药金毋论轻重有无,当尽力一例施与,自然阴骘日增,无伤方寸。

　　二戒:凡视妇女及孀尼僧人等,必候侍者在旁,然后入房诊视,倘旁无伴,不可自看。假有不便之患,更宜真诚窥睹虽对内人不可谈,此因闺阃故也。

　　三戒:不得出脱病家珠珀珍贵等送家合药,以虚存假换,如果该用,令彼自制入之。倘眼不效,自无疑谤,亦不得称赞彼家物色之好,凡此等非君子也。

204

四戒：凡救世者，不可行乐登山，携酒游玩，又不可非时离去家中。凡有抱病至者，必当亲视用意发药，又要依经写出药帖，必不可杜撰药方，受人驳问。

五戒：凡娼妓及私伙家请看，亦当正己视如良家子女，不可他意见戏，以取不正，视毕便回。贫窭者药金可璧，看回只可与药，不可再去，以希邪淫之报。

（二）十要

一要：先知儒理，然后方知医理，或内或外，勤读先古明医确论之书，须旦夕手不释卷，一一参明融化机变，印之在心，慧之于目，凡临证时自无差谬矣。

二要：选买药品，必遵雷公炮炙，药有依方合者，又有因病随时加减者，汤散宜近备，丸丹须预制，常药愈久愈灵，线药越陈越good，药不吝珍，终久必济。

三要：凡乡井同道之士，不可生轻侮傲慢之心，切要谦和谨慎，年尊者恭敬之，有学者师事之，骄傲者逊让之，不及者荐拔之，如此自无谤怨，信和为贵也。

四要：治家与治病同，人之不惜元气，斫丧太过，百病生焉，轻则支离身体，重则丧命。治家若不固根本而奢华，费用太过，轻则无积，重则贫窭。

五要：人之受命于天，不可负天之命。凡欲进取，当知彼心顺否，体认天道顺逆，凡顺取，人缘相庆。逆取，子孙不吉。为人何不轻利远害，以防还报之业也？

六要：里中亲友人情，除婚丧疾病庆贺外，其余家务，至于馈送往之礼，不可求奇好胜。凡飧只可一鱼一菜，一则省费，二则惜禄，谓广求不如俭用。

七要：贫穷人家及游食僧道衙门差役人等，凡来看病，不可要他药钱，只当奉药。再遇贫难者，当量力微赠，方为仁术，不然有药而无伙食者，命亦难保也。

八要：凡有所蓄，随其大小，便当置买产业以为根本，不可收买玩器及不紧物件，浪费钱财。又不可做银会酒会，有妨生意，必当一例禁之，自绝谤怨。

九要：凡室中所用各样物具，俱要精备齐整，不得临时缺少。又古今前贤书籍，及近时明公新刊医理词说，必寻参看以资学问，此诚为医家之本务也。

十要：凡奉官衙所请，必要速去；无得怠缓，要诚意恭敬病源，开具方药。病愈之后，不得图求扁礼，亦不得言说民情，至生罪戾。闲不近公，自当守法。

希波克拉底誓言

仰赖医神阿波罗，埃斯克雷彼斯及天地诸神为证，鄙人敬谨宣誓愿以自身能力及判断力所及，遵守此约。凡授我艺者敬之如父母，作为终身同业伴侣，彼有急需我接济之。视彼儿女，犹如兄弟，如欲受业，当免费并无条件传授之。凡我所知无论口授书传俱传之吾子，吾师之子及发誓遵守此约之生徒，此外不传与他人。

我愿尽余之能力及判断力所及，遵守为病家谋利益之信条，并检束一切堕落及害人行为，我不得将危害药品给予他人，并不作该项之指导，虽有人请求亦必不与之。尤不为妇人施堕胎手术。我愿以此纯洁与神圣之精神，终身执行我职务。凡患结石者，我不施手术，此则有待于专家为之。

无论至于何处，遇男遇女，贵人及奴婢，我之唯一目的，为病家谋幸福，并检点吾身，不作各种害人及恶劣行为,尤不作诱奸之事,凡我所见所闻,无论有无业务关系,我认为应守秘密者,我愿保守秘密。倘使我严守上述誓言时,请求神祇让我生命与医术能得无上光荣,我苟违誓,天地鬼神实共殛之。

胡佛兰德医德十二箴

1. 医生活着不是为了自己,而是为了别人,这是职业的性质所决定的。

不要追求名誉和个人利益,而要用忘我的工作来救活别人,救死扶伤,治病救人,不应怀有别的个人目的。

2. 在患者面前,该考虑的仅仅是他的病情,而不是患者的地位和钱财。

应该掂量一下有钱人的一撮金钱和贫困人感激的泪水哪一个更重要?

3. 在医疗实践中应当时刻记住患者是你服务的靶子,并不是你所摆弄的弓和箭,绝不能去玩弄他们。

思想里不要有偏见,医疗中切勿眼光狭窄地去考虑问题。

4. 把你那博学和时兴的东西搁在一边。学习如何通过你的言语和行动来赢得患者的信任。而这些并不是表面的、偶然的或是虚伪的。切不可口若悬河、故弄玄虚。

5. 在晚上应当想一想白天所发生的一切事情,把你一天中所得的经验和观察到的东西记录下来,这样做有利于患者,有益于社会。

6. 一次慎重仔细的检查与查房比频繁而又粗疏的检查好得多。

不要怕降低你的威信而拒绝患者经常的邀请。

7. 即使病入膏肓无药救治时,你还应该维持他的生命,解除当时的痛苦来尽你的义务。如果放弃,就意味着不人道。当你不能救他时也应该去安慰他,要争取延长他的生命,哪怕是很短的时间,这是作为一个医生的应有表现。

不要告诉患者他的病情已处于无望的情况。要通过你谨慎的言语和态度,来避免他对真实病情的猜测。

8. 应尽可能地减少患者的医疗费用。当你挽救他生命的同时,而又拿走了他维持生活的费用,那有什么意思呢?

9. 医生需要获得公众的好评。无论你有多大学问、多光彩的行为,除非你得到人民的信任,否则就不能获得大众有利的好评。

你必须了解人和人的心理状态,一个对生命感兴趣的你,应当听取那朴实的真理,应当承认丢面子的过失,这需要高贵的品质和善良的性格。

避免闲扯,沉默更为好些。

不需要告诉你了,你应该去反对热衷赌博、酗酒、纵欲和为名誉而焦虑。

10. 尊重和爱护你的同行。如不可能,最低限度也应该忍让。不要谈论别人,宣扬别人的不足是聪明人的耻辱。只言片语地谈论别人的缺点和小小的过失,可能使别人的名誉造成永久损害,应当考虑到这种后果。

每个医生在医疗上都有他自己的特点和方法,不宜去作轻率的判断。要尊重比你年长的和爱护比你年轻的医生,要发扬他们的长处。当你还没有看过这个患者,你应当拒绝评论他们所采取的治疗。

11. 一次会诊不要请很多人,最多 3 名。要选合适的人参加,讨论中应该考虑的是患者的安全,不必作其他的争论。

12. 当一个患者离开他的经治医生来和你商量时,你不要欺瞒他。应叫他听原来医生的话,只有发现那医生违背原则并确信在某方面的治疗有错误时,再去评论他,这才是公平的,特别在涉及对他的行为和素质的评论时更应如此。

迈蒙尼提斯祷文

永生之上天既命予善顾世人与生命之康健,惟愿予爱护医道之心策予前进,无时或已。毋令贪欲、吝念、虚荣、名利侵扰予怀,盖此种种胥属真理与慈善之敌,足以使予受其诱惑而忘却为人类谋幸福之高尚目标。

愿吾视患者如受难之同胞。

愿天赐予精力、时间与机会,俾得学业日进,见闻日广,盖知也无涯,涓涓日积,方成江河,且世间医术日新,觉今是而昨非,至明日又悟今日之非矣。

神乎,汝既命予善视世人之生死,则予谨以此身许职。

予今为予之职业祷告上天:

事功艰且巨,愿神全我功。

若无神佑助,人力每有穷。

启我亲医术,复爱世间人。

存心好名利,真理日沉沦。

愿绝名利心,服务一念诚。

神清求体健,尽力医患者。

无分爱与憎,不问富与贫。

凡诸疾病者,一视如同仁。

纽伦堡法典(1946)

1. 受试者的自愿同意绝对必要。

这意味着接受实验的人有同意的合法权利;应该处于有选择自由的地位,不受任何势力的干涉、欺瞒、蒙蔽、挟持、哄骗或者其他某种隐蔽形式的压制或强迫;对于实验的项目有充分的知识和理解,足以作出肯定决定之前,必须让他知道实验的性质、期限和目的,以及实验方法及采取的手段,可以预料得到的不便和危险,对其健康或可能参与实验的人的影响。

确保同意的义务和责任,落在每个发起、指导和从事这个实验的个人身上。这只是一种个人的义务和责任,并不是代表别人,自己却可以逍遥法外。

2. 实验应该收到对社会有利的富有成效的结果,用其他研究方法或手段是无法达到的,在性质上不是轻率和不必要的。

3. 实验应该立足于动物实验取得的结果,对疾病的自然历史和别的问题有所了解的基础上,经过研究,参加实验的结果将证实原来的实验是正确的。

4. 实验的实施必须力求避免在肉体上和精神上的痛苦和创伤。

5. 事先就有理由相信会发生死亡或残废的实验一律不得进行,除了实验的医生自己也成为受试者的实验不在此限。

6. 实验的危险性,不能超过实验所解决问题的人道主义的重要性。

7. 必须做好充分准备和有足够能力保护受拭者排除哪怕是微之又微的创伤、残废和死亡的可能性。

8. 实验只能由科学上合格的人进行。进行实验的人员,在实验的每一阶段都需要有极高的技术和管理。

9. 当受试者在实验过程中已经到达这样的肉体与精神状态,即继续进行已经不可能的时候,完全有停止实验的自由。

10. 在实验过程中,主持实验的科学工作者,如果有充分理由相信即使操作是诚心诚意的,技术也是高超的,判断是审慎的,但是实验继续进行,受试者照样还要出现创伤、残废和死亡的时候,必须随时中断实验。

世界医学会1949年采纳的医学伦理学日内瓦协议法

我庄严地宣誓把我的一生献给为人道主义服务。

我给我的老师们以尊敬和感谢,这些都是他们应该赢得的。

我凭着良心和尊严行使我的职业。

我首先考虑的是我的患者的健康。

凡是信托于我的秘密我均予以尊重。

我将尽我的一切能力维护医务职业的荣誉和崇高传统。

我的同行均是我的兄弟。

在我的职责和我的患者之间不允许把对宗教、国籍、种族、政党和社会党派的考虑掺进去。

即使受到威胁,我也将以最大的努力尊重从胎儿开始的人的生命,决不利用我的医学知识违背人道法规。

我庄严地自主地并以我的名誉作出上述保证。

不可逆性昏迷的哈佛标准

丧失了功能,而且没有可能重新恢复功能的器官(无论是脑或其他器官),实际上是死亡的器官。首要的问题是确定脑功能永远丧失的特征。

处于脑功能永远丧失状态中的患者,呈现深昏迷。通过下列第1、2、3点,可以满意地对

208

此情况作出诊断。脑电图则可提供确诊此情况的资料(第4点)。因此,当有条件进行脑电图检查时,应利用该项检查。在某些原因不能进行脑电图监测的情况下,则可单纯依据已描述的临床体征,依据脑循环停止(由视网膜血管中血液停滞予以判定)或心脏活动停止来确认脑功能丧失。

1. 无感知和无反应 患者对外部施加的刺激以及内部的需要全部不能感知,而且全然没有反应,此即不可逆性昏迷的定义。即便施加最强烈的疼痛刺激,患者也没有声响或其他反应,连呻吟一声、伸伸四肢或呼吸加速都没有。

2. 没有运动或呼吸 患者无自主肌肉运动,或无自主呼吸,或对诸如疼痛、触摸、声音、光亮等刺激无反应。上述现象的存在,医生至少自始至终观察1小时以上才符合标准。患者戴呼吸器后,确定自主呼吸完全消失的方法是:取去呼吸器3分钟并观察患者是否有自主呼吸的表现(只有患者的二氧化碳分压在正常范围之内,以及自主呼吸室内空气20分钟以上的条件下,才可以去除患者的呼吸器)。

3. 反射缺如 诱导反射缺如,可以部分证实患者存在着中枢神经系统活动消失的不可逆性昏迷。患者的瞳孔固定、扩大以及直接对光反射消失。由于在临床实践中,可以确切识别瞳孔固定、扩大的体征,因此,一旦出现此体征则是可靠的。眼球运动(转动头部和向耳中灌注冰水)以及眨眼消失,无体位运动(去大脑或其他)的证据,吞咽、哈欠、发声终止,角膜和食管反射消失。

一般来说,不能引出腱反射,例如用叩诊锤轻敲二头肌、三头肌和前旋肌、四头肌、腓肠肌的肌腱,不能引起相应肌肉的收缩。对跖刺激或有害刺激没有反应。

4. 脑电图平直 脑电图平直或等电位对确诊"不可逆性昏迷"具有极大的价值。做此项检查时必须正确地安放电极,脑电图仪运转正常,而且操作者能胜任此项工作。应该说,在脑电图仪上留一波道提供做心电图是明智的做法,该波道将用以监测心电变化。假如由于高电阻,使脑电图中出现心电变化,那么留出的波道则可以方便地识别这种情况。还可用于脑电图像消失时证实心脏活动的存在。我们推荐将另一波道用作非头部导联,这样可以测知空间或振动产生的假象,并将这些假象鉴别出来。这种非头部监测电极最简单的形式是将两个导联置放于手(最好是右手)背上,可以使心电减弱或消失。安放非头部监测导联的要求之一是肌肉不活动,那么这两个手背电极就不会受肌肉活动产生的假象所干扰。脑电图仪应在标准增益10 μV/mm或50 μV/5 mm条件下工作。在双倍于标准增益(5 μV/mm或25 μV/5 mm)的情况下,脑电图仪应等电位。记录脑电图10分钟即可,不过记录20分钟则更好。

也有人提议,将某一点上的增益开大至最大的调幅,并持续短暂时间(5~100秒),以便观察脑电图的变化。通常在特护室,脑电图满布假象,不过这些假象容易识别。噪声和挤压在脑电图上不会有反应。

上述所有实验至少应于24小时之后毫不走样地重复进行。除了患者处于低温(体温<32.2℃)或中枢神经系统抑制(如给予巴比妥类药物)这两种情况外,脑电图平直可以作为不可逆性脑损害的确切证据。

东 京 宣 言

关于对拘留犯和囚犯给予折磨、虐待、非人道的对待和惩罚时医师的行为准则。

本宣言为第 29 届世界医学大会 1975 年 10 月东京会议所采纳。

序　　言

实行人道主义而行医，一视同仁地保护和恢复躯体和精神的健康、去除患者的痛苦是医师的特有权利，即使在受到威胁的情况下也对人的生命给予最大的尊重，决不应用医学知识做违背于人道法律的事。

本宣言认为折磨应定义为：经精心策划、有系统或肆意地给以躯体的或精神的刑罚，无论是个人或多人施行的或根据任何权势施行的强迫他人供出情报、坦白供认等行为。

宣　　言

1. 不论受害者受到什么嫌疑、指控或认什么罪，也不论受害者的信仰或动机如何，医师在任何情况下不赞助、容忍或参与折磨、虐待或非人道的行为，包括引起军事冲突和内战。

2. 医师决不提供允诺、器械、物资或知识帮助折磨行为或其他虐待、非人道的对待或降低受害者的能力去抵抗这些对待。

3. 医师决不出席任何折磨、虐待、非人道的对待的应用或威胁。

4. 医师对其医疗的患者有医疗的责任，在作出治疗决定时是完全自主的。医师的基本任务是减轻患者的痛苦，并不得有任何个人的、集体的或政治的动机反对这一崇高的目的。

5. 当囚犯绝食时，医生认为可能形成伤害和作出后果的合理判断时，不得给予人工饲喂。囚犯能够作出决定的能力需要有至少两位医师作出独立的证实性判断，医师应向囚犯作绝食后果的解释。

6. 世界医学会将支持、鼓励国际组织、各国医学会和医师，当这些医师和其家属面临威胁或因拒绝容忍折磨或其他形式的虐待、非人道的对待而面临报复时支持他们。

夏威夷宣言
(1977 年在夏威夷召开的第六届世界精神病学大会上一致通过)

人类社会自有文化以来，道德一直是医疗技术的重要组成部分。在现实社会中，医生持有不同的观念，医生与患者间的关系很复杂。由于可能用精神病学知识、技术作出违反人道原则的事情，今天比以往更有必要为精神科医生制订一套高尚的道德标准。

精神科医生作为一个医务工作者和社会成员，应探讨精神病学的特殊道德含义，提出对自己的道德要求，明确自己的社会责任。

为了制订本专业的道德内容，以指导和帮助各个精神科医生树立应有的道德标准，特作如下规定。

1. 精神病学的宗旨是促进精神健康，恢复患者自理生活的能力。精神科医生应遵循公认的科学、道德和社会公益原则，尽最大努力为患者的切身利益服务。为此目的，也需要对保健人员、患者及广大公众进行不断的宣传教育工作。

2. 每个患者应得到尽可能好的治疗,治疗中要尊重患者的人格,维护其对生命和健康的自主权利。精神科医生应对患者的医疗负责,并有责任对患者进行合乎标准的管理和教育。必要时,或患者提出的合理要求难以满足,精神科医生即应向更富有经验的医生征求意见或请会诊,以免贻误病情。

3. 患者与精神科医生的治疗关系应建立在彼此同意的基础上,这就要求做到相互信任,开诚布公,合作及彼此负责。病重者若不能建立这种关系,也应像给儿童进行治疗那样,同患者的亲属或为患者所能接受的人进行联系。如果患者和医生关系的建立并非出于治疗目的,例如在司法精神病业务中所遇到的,则应向所涉及的人员如实说明此种关系的性质。

4. 精神科医生应把病情的性质、拟作出的诊断、治疗措施,包括可能的变化以及预后告知患者。告知时应全面考虑,使患者有机会作出适当的选择。

5. 不能对患者进行违反其本人意愿的治疗,除非患者因病重不能表达自己的意愿,或对旁人构成严重威胁。在此情况下,可以也应该施以强迫治疗,但必须考虑患者的切身利益,且在一段适当的时间后再取得其同意。只要可能,就应取得患者或亲属的同意。

6. 当上述促使强迫治疗势在必行的情况不再存在时,就应释放患者,除非患者自愿继续治疗。在执行强迫治疗和隔离期间,应由独立或中立的法律团体对患者经常过问,并将实行强迫治疗和隔离的患者情况告知上述团体。允许患者通过代理人向该团体提出申诉,不受医院工作人员或其他任何人的阻挠。

7. 精神科医生决不能利用职权对任何个人或集体滥施治疗,也决不允许以不适当的私人欲望、感情或偏见来影响治疗。精神科医生不应对没有精神病的人采用强迫的精神病治疗。如患者或第三者的要求违反科学或道德原则,精神科医生应拒绝合作。当患者的希望和个人利益不能达到时,不论理由如何,都应如实告知患者。

8. 精神科医生从患者那里获悉的谈话内容、在检查或治疗过程中得到的资料均予以保密,不得公布。要公布应征求患者同意,或因别的普遍理解的重要原因,公布后随即通知患者有关泄密内容。

9. 为了增长精神病知识和传授技术,有时需要患者参与其事。在患者服务于教学,将其病历公布时,应事先征得同意,并应采取措施,不公布姓名,保护患者的名誉。在临床研究和治疗中,每个患者都应得到尽可能好的照料,把治疗的目的、过程、危险性及不利之处全部告诉患者后,接受与否,应根据自愿,对治疗中的危险及不利之处与研究的可能收获,应作适度的估计。对儿童或其他不能表态的患者,应征得其亲属同意。

10. 每个患者或研究对象在自愿参加的任何治疗、教学和科研项目中,可因任何理由在任何时候自由退出。此种退出或拒绝,不应影响精神科医生继续对此患者进行帮助。凡违反本宣言原则的治疗、教学或科研计划,精神科医生应拒绝执行。

器官移植中有关活体捐赠的准则

1986 年国际移植学会公布下列有关活体捐赠者捐献肾脏的准则,内容如下。

1. 只有在找不到合适的尸体捐赠者,或有血缘关系的捐赠者时,才可接受无血缘关系者的捐赠。

2. 接受者(受植者)及相关医师应确认捐赠者系出于利他的动机,而且应有一社会公正人士出面证明捐赠者的"知情同意"不是在压力下签字的。也应向捐赠者保证,若切除后发生任何问题,均会给予援助。

3. 不能为了个人的利益,而向没有血缘关系者恳求,或利诱其捐出肾脏。

4. 捐赠者应已达法定年龄。

5. 活体无血缘关系的捐赠者应与有血缘关系的捐赠者一样,都应符合伦理、医学与心理方面的捐肾标准。

6. 接受者本人或家属,或支持捐赠的机构,不可付钱给捐赠者,以免误导器官是可以买卖的。不过,补偿捐赠者在手术与住院期间因无法工作所造成的损失及其他有关捐赠的开支是可以的。

7. 捐赠者与接受者的诊断和手术,必须在有经验的医院中施行,而且希望义务保护捐赠者权益的公正人士也是同一医院中的成员,但不是移植小组中的成员。

关于基因治疗研究的声明

[国际人类基因组组织(HUGO)伦理委员会,2001年4月]

引　言

重组 DNA 技术的出现和人类基因组序列草图的发表,使人们对新基因知识及基因有可能治疗疾病满怀希望。由于媒体对此的兴趣,使这个希望得到普遍的关注。

在这个声明中,基因治疗是指通过基因的添加和表达来治疗或预防疾病,这些基因片段能够重新构成或纠正那些缺失的或异常的基因功能,或者能够干预致病过程。在众多研究者中已经就用基因转移这个术语代替基因治疗达成共识,因为基因转移并不总是达到治疗结果。然而,基因治疗这个术语仍然普遍使用,因此我们保留这个术语作为本声明的标题。基因增强是指修改人类非病理特性的基因转移。可遗传的基因修改以前被称为生殖细胞系基因治疗。本声明没有涉及基因增强。这个声明仅限于体细胞基因治疗,它不影响生物学后代。

在基因治疗研究中,焦点有了明显的变化。大约 15 年前,普遍认为基因治疗的主要焦点是单基因疾病。例如免疫缺陷症、遗传性贫血和囊性纤维化的基因治疗,是积极研究的主题。日前的重点已经转移到最终治疗多基因常见病(例如癌症和心血管疾病)的实验性基因治疗的尝试之中。

尽管人类基因治疗研究开始出现的结果可为谨慎的乐观辩护,但所有研究其性质仍然是实验性的。它们有风险,效益尚未确定。

基因治疗的不寻常在于广泛的伦理争论先于技术。然而,对基因治疗如何进行管理仅存在于少数国家。而且,利益冲突是一个问题,并以多种方式出现。这些冲突削弱了客观性,损害了信任和危及研究参与者的福利。

212

伦理防卫措施的存在及其影响因不同国家而异。在很多国家它们根本不存在,而且即使存在也无权过问基因治疗研究。

声明的目标:

(1) 回答公众关注的体细胞基因治疗研究的伦理行为、质量和安全等问题。

(2) 将体细胞基因治疗区别于生殖细胞治疗(可遗传的基因修改)和增强的基因修改。

(3) 促进采纳国际准则的讨论。

(4) 提出一个对公众负责的基因治疗研究框架。

共同原则:在1996年《遗传研究正当行为声明》中,国际人类基因组组织伦理委员会讨论了围绕涉及个体和群体的人类基因研究的问题。委员会工作的4项基本原则与进行基因治疗研究的研究者的伦理责任息息相关,即承认人类的基因是人类共同遗产的一部分;坚持人权的国际规范;尊重参与者的价值、传统、文化和人格;接受并支持人类的尊严与自由。

建议:鉴于体细胞基因治疗在治疗疾病中的重要潜在效益,国际人类基因组组织伦理委员会提出以下建议。

(1) 体细胞基因治疗研究特别需要公众的监督和不断审查。

(2) 建议每个国家有一个国家性的伦理机构,其使命包括体细胞基因治疗。

(3) 支持继续进行符合本声明的体细胞基因治疗。

(4) 鼓励研究者、专业团体、资助者及政府倾听并且回应公众对体细胞基因治疗研究的效益、风险和伦理行为的关注。

(5) 建议所有的研究接受严格的质量和安全控制,并遵从国际伦理规范。

(6) 建议正确处理物质利益冲突,通过尽可能透明的途径,特别是向研究受试者宣布并及时加以处理。

(7) 提议建立伤害赔偿计划,向因研究后果直接受到伤害的参与者及其他人给予赔偿。

(8) 认识到研究者和媒体在以负责任和有内容的方式报道基因治疗研究进展中的重要作用。

(9) 号召广泛讨论为了增强特性和生殖细胞干预而未来可能利用基因转移技术的适宜性。

国际人类基因组组织伦理委员会希望,对这个声明的解读和实施应与伦理委员会以前声明中概述的原则相一致。主要包括下列声明:《关于利益分享的声明》(2000年4月)、《关于克隆的声明》(1999年3月)、《关于DNA取样、控制和获得的声明》(1998年2月)以及《关于遗传研究正当行为的声明》(1996年3月)。

世界人类基因组与人权宣言

(联合国教育、科学及文化组织大会第二十九届会议于1997年11月11日通过)

联合国教科文组织《组织法》前言指出:"人类尊严、平等与相互尊重等民主原则",摒弃"人类与种族之不平等主义";它明确规定,"文化的广泛传播以及为争取正义、自由与和平对人类进行的教育是维护人类尊严不可缺少的举措,亦为一切国家关切互助精神必须履行的神圣义务";它宣布,"和平尚必须奠基于人类理性与道德上的团结";而且,本组织应尽力"通过世界各国人民间教育、科学及文化联系,促进实现联合国据以建立并为其宪章所宣告的国际和平与人类共同福利的宗旨"。

遵守下述公约和宣言确认的人权普遍原则:1948年12月10日的《世界人权宣言》和联合国1966年12月16日的两个国际盟约(《经济、社会、文化权利国际盟约》以及《公民权利和政治权利国际盟约》)、1948年12月9日的《联合国防止及惩办灭绝种族罪公约》、1965年12月21日的《联合国消除一切形式种族歧视国际盟约》、1971年12月20日的《联合国智力迟钝者权利宣言》、1975年12月9日的《联合国残疾人权利宣言》、1979年12月18日的《联合国消除对妇女一切形式歧视公约》、1985年11月29日的《联合国为罪行和滥用权力行为受害者取得公理的基本原则宣言》、1989年11月20日的《联合国儿童权利公约》、1993年12月20日的《联合国残疾人机会均等标准规则》、1971年12月16日的《关于禁止发展、生产和储存细菌(生物)及毒素武器和销毁此种武器的公约》、1960年12月14日联合国教科文组织的《反对教育歧视公约》、1966年11月4日联合国教科文组织的《国际文化合作原则宣言》、1974年11月20日联合国教科文组织的《关于科学研究人员地位的建议》、1978年11月27日联合国教科文组织的《关于种族和种族偏见的宣言》、1958年6月25日国际劳工组织的《关于就业和职业歧视的公约》(第111号)及1989年6月27日国际劳工组织的《关于独立国家土著和部落民族的公约》(第169号)。

考虑到在无损于其任何条款规定的情况下有可能涉及知识产权领域遗传学应用的国际文件,尤其是1886年9月9日的《白尔尼保护文学艺术作品公约》、1952年9月6日通过并于1971年7月24日在巴黎最后修订的联合国教科文组织《世界版权公约》、1883年3月20日通过并于1967年7月14日在斯德哥尔摩最后修订的《巴黎保护工业产权公约》、1977年4月28日世界知识产权组织关于国际承认为专利程序存放微生物的《布达佩斯条约》以及1995年1月1日开始生效的成立世界贸易组织协议附件的《关于涉及贸易的知识产权方面的协议》(ADPIC)。

亦考虑到1992年6月5日的《联合国生物多样性公约》,就此强调指出,根据《世界人权宣言》的前言,"承认人类遗传的多样性不应导致任何可能危害人类家庭所有成员的固有尊严及其平等的和不移的权利"的社会或政治方面的解释,以及其决议22C/13.1、23C/13.1、24C/13.1、25C/5.2、25C/7.3、27C/5.15、28C/0.12、28C/2.1和28C/2.2。这些决议表明,联合国教科文组织决心从尊重人权和基本自由的角度,就生物学和遗传学领域中科技进步的后果,促进并开展伦理探讨及其有关的活动,承认人类基因组的研究及其应用为改善个人及全人类的健康状况开辟了广阔的前景。但强调指出,同时应充分尊重人的尊严、自由和权利,并禁止基于遗传特点的一切形式的歧视,宣布下述原则并通过本宣言。

A. 人的尊严与人类基因组

第1条 人类基因组意味着人类家庭所有成员在根本上是统一的,也意味着对其固有的尊严和多样性的承认,象征性地说,它是人类的遗产。

第2条 ①每个人都有权使其尊严和权利受到尊重,不管其具有什么样的遗传特征。②这种尊严要求不能把个人简单地归结为其遗传特征,并要求尊重其独一无二的特点和多样性。

第3条 具有演变性的人类基因组易发生突变。它包含着一些因自然和社会环境,尤其是健康状况、生活条件、营养与教育不同而表现形式不同的潜能。

第4条 自然状态的人类基因组不应产生经济效益。

B. 有关人员的权利

第5条 ①只有在对有关的潜在危险和好处进行严格的事先评估后,并根据国家法律的其他各项规定,才能进行针对某个人的基因组的研究治疗或诊断。②在各种情况下,均应得到有关人员的事先、自愿和明确同意。如有关人员不能表态,则应由法律从其最高利益出发予以同意或授权。③每个人均有权决定是否要知道一项遗传学检查的结果及其影响,这种权利应受到尊重。④在进行研究的情况下,应根据这方面实行的国家和国际准则或指导方针,对研究方案进行事先评价。⑤按法律规定,如有关个人不具备表示同意的能力,除法律授权和规定的保护措施外,只有在对其健康直接有益的情况下,才能对其基因组进行研究。一项无法预计对有关人员的健康是否直接有益的研究只有在特殊情况下才能十分谨慎地进行,而且要注意使有关人员冒最小的风险,受最少的限制,但条件是这项研究应有利于属于同一年龄组或具有相同遗传条件的其他人的健康,而且符合法律规定的条件及保护有关人员个人权利的原则。

第6条 任何人都不应因其遗传特征而受到歧视,因此类歧视的目的或作用均危及他的人权和基本自由以及对其尊严的承认。

第7条 为研究或其他任何目的而保存或处理的与可识别个人有关的遗传数据应按法律规定的条件予以保密。

第8条 任何人都有权根据国际法和国内法,对直接和主要因对其基因组施行手术而受到的任何损失要求公正合理的赔偿。

第9条 为了保护人权和基本自由,只能由法律根据迫切需要并在国际公法和国际人权法的范围内,对同意和保密原则予以限制。

C. 人类基因组的研究

第10条 任何有关人类基因组及其应用方面的研究,尤其是生物学、遗传学和医学方面的研究,都必须以尊重个人或在某种情况下尊重有关群体的人权、基本自由和人的尊严为前提。

第11条 违背人尊严的一些做法(如用克隆技术繁殖人的做法)是不能允许的。要求各国和各有关国际组织进行合作,根据本《宣言》所陈述的原则鉴别这些做法,并采取各种必要的措施。

第12条 ①每个人都应本着尊重其尊严和权利的精神,利用生物学、遗传学和医学在人类基因组方面的进步。②知识进步所必需的研究自由取决于思想自由。有关人类基因组研究的应用,特别是在生物学、遗传学和医学方面的应用,均应以减轻每个人及全人类的痛苦和改善其健康状况为目的。

D. 从事科学活动的条件

第13条 鉴于对人类基因组进行研究的伦理和社会影响,在从事这一研究的范围内,应特别注意研究人员从事活动所固有的职责,尤其是在进行研究及介绍和利用其研究成果时的严格、谨慎、诚实和正直态度。公立和私立部门科学政策方面的决策者在这方面也负有特殊的责任。

第14条 各国均应采取适当的措施,以便在本《宣言》所规定的原则范围内,促成有利于自由从事人类基因组研究活动的精神和物质条件,并考虑这些研究会产生的伦理、法律、社会和经济影响。

第15条 各国均应采取适当的措施,确定在遵守本《宣言》所规定原则的情况下,自由从事人类基因组研究活动的范围,以确保尊重人权、基本自由和人的尊严,以及维护公众的健康。各国应努力确保这些研究的成果不用于非和平目的。

第16条 各国应承诺建立有利于独立的、多学科和多元化的伦理委员会,有利于对人类基因组研究及其应用所造成的伦理、法律和社会问题进行评估。

E. 团结互助与国际合作

第17条 各国应尊重和促进对那些特别易患或已患遗传性疾病或残疾的个人、家庭或居民积极履行团结互助的义务。各国应鼓励进行鉴别、预防和治疗遗传性疾病或受遗传影响的疾病,尤其是罕见病和使许多人感到痛苦的地方病的研究工作。

第18条 各国应在遵守本《宣言》所规定原则的情况下,在国际上努力传播关于人类基因组、人的多样性和遗传学研究方面的科学知识,并促进相关的科学文化合作,尤其是工业化国家和发展中国家之间的合作。

第19条

(1) 在与发展中国家进行国际合作的范围内,各国应鼓励采取以下措施:①对为所欲为的行为进行预防,对人类基因组研究的危险和好处进行评估;②根据发展中国家的具体问题,扩大和提高其进行人类生物学和遗传学研究的能力;③发展中国家利用科学技术研究成果,促进有利于所有人的经济和社会进步;④自由交流生物学、遗传学和医学领域的科学知识与信息。

(2) 各有关国际组织应支持和鼓励各国为上述目的所采取的措施。

F. 宣传《宣言》的各项原则

第20条 各国应采取适当措施,通过教育和各种相关的手段,尤其通过在若干跨学科领域中的研究和培训,以及促进各级生物伦理学教育,特别是面向科学政策负责人的生物伦理学教育,来宣传《宣言》中阐述的各项原则。

第21条 各国应采取适当措施,鼓励开展其他各种研究、培训和信息传播活动,面对生物学、遗传学和医学领域的研究及其应用,整个社会及每个成员应该认识到维护人的尊严及承担责任的重要性。各国还应就该问题促进在国际上开展广泛的辩论,确保各种社会文化、宗教和哲学思潮的自由表达。

G.《宣言》的实施

第22条 各国应努力宣传《宣言》中阐述的各项原则,并采取适当措施促进这些原则的实施。

第23条 各国应采取适当措施,通过教育、培训和信息传播,促使人们尊重、承认和有效执行上述各项原则。各国还应鼓励现有的、独立的伦理学委员会之间的交流联网,以促进它们之间的合作。

第24条　教科文组织国际生物伦理学委员会应努力传播本《宣言》所述原则,深入研究由于这些原则的执行和有关技术的变化而提出的各种问题。还应组织与有关方面,如与各个易受伤害群体的有益磋商。根据教科文组织的法定程序向大会提出建议,并就《宣言》的落实工作,特别是鉴别那些可能违背人的尊严的做法(如对生殖细胞系进行干预的做法)提出意见。

第25条　本《宣言》中的任何一条规定都不能被解释为可由某一国家、团体或个人以某种方式用来开展违反人权和基本自由,包括违反本《宣言》所述原则的某项活动或行动。

赫尔辛基宣言
——关于人体医学研究的伦理原则

一、前言

1. 世界医学会已经把赫尔辛基宣言作为指导医生和医学研究(涉及人体实验和关于证明人身份数据的研究)参加者的伦理学原则。

2. 促进和保护人类的健康是医生的职责,医生的知识和良知应为履行这一职责服务。

3. 世界医学会《日内瓦宣言》用这样的话来约束医生:"患者的健康是我应首先考虑的。"医学伦理学的国际法典也强调:"当提供给患者的医疗照护有可能削弱其身体和智力状况时,医生应只从患者的利益出发来采取行动。"

4. 医学进步需基于科研,而科研最终将依赖于包括人体实验在内的科学实验。

5. 在人体实验中,对受试者完好状况的考虑应优先于科学和社会的利益。

6. 包括人体实验在内的医学研究的基本目的是提高预防、诊断和治疗的水平,了解疾病的病因和发病机制。即便是已经证明最好的预防、诊断和治疗的方法,也必须继续接受科研对其有效性、效能、人们接受情况和质量等挑战。

7. 在当前的医疗实践和医学研究中,大部分的预防、诊断和治疗的过程都含有风险和负担。

8. 医学研究应遵守尊重人类并保护他们的健康和权利这样的伦理道德规范。一些受试对象是弱势人群,需要特殊的保护。不仅应考虑经济上和医学上的不利情况,也应考虑那些不能知情或不能拒绝知情的人,那些在受胁迫状态下同意的人,那些自身不能从研究中得到个人利益的人,以及那些医疗和科研结合在一起的情况。

9. 实验者应时刻意识到人体实验研究的伦理、法律和行政管理方面的要求,不仅是本国自己的要求,也是国际上的要求。任何国家在这些方面的规定都不得消除或减弱本宣言对人体实验的保护。

二、所有医学研究的基本原则

10. 保护受试者的生命、健康、隐私和尊严是从事医学科研医务人员的职责。

11. 涉及人体实验在内的医学研究必须符合已被普遍接受的科学的原则,即基于科学文化的丰富知识、相关信息、充分的实验室工作以及适宜的动物实验。

12. 在科研中可能影响环境的情况必须引起注意,用于科研动物的利益也必须得到尊重。

13. 每一个涉及人体实验在内的科研设计和实施计划应清楚地写在实验方案中。这个方案应提交到特设的伦理审查委员会供其研究、评论、指导,如果可以,研究将被同意实施。这个委员会必须与实验者、资助者或其他相关机构相互独立,互不影响。此委员会应遵守科学实验所在国的法令和行政规则。委员会有权监管实验的进程。实验者有义务向委员会提供信息,特别是那些有严重负面影响的事件。实验者也应把有关资金、资助研究机构的附属关系、其他潜在的对受试者有利益冲突的情况及给受试者的费用等提交给委员会审查。

14. 研究方案应永远包括有关的伦理学事项内容,也需指明此内容符合本宣言中的原则。

15. 涉及人体实验在内的医学研究应由具有专业资格的人员来实施,并在临床上能胜任的医务人员的监督下进行。医学专业人员而非受试者永远对人体实验负责,即便受试者已经同意。

16. 每项涉及人体实验在内的医学科研都应预先对实验的风险和负担以及对受试者可预见的好处等进行比较,认真评价。这并不排除受试者是健康志愿者。有关科研的所有计划都应公开。

17. 除非实验中可能的风险已被充分地估计到,并能有效地控制,否则医生不能进行涉及人体实验在内的医学科研。如果发现风险超过潜在的利益,或者还不能确定实验的正面结果,医生都应中止实验。

18. 只有在实验目的的重要性超过对受试者带来的风险和负担的情况下,这种涉及人体实验在内的医学科研才能进行。这点在受试者是健康志愿者的情况下尤为重要。

19. 医学科研只有在参加科研的实验者与科研结果没有利益关系的情况下才能通过辩护。

20. 受试者必须是志愿者,并对实验知情。

21. 受试者保护自身完整性的权利应永远受到尊重。所有防范措施都应准备,以保证尊重受试者的隐私,保守关于患者的秘密,因科研而对受试者生理和精神上的完整性以及人格的影响减少到最小。

22. 在任何关于人的科研中,每个受试者必须被充分告知实验的目的、手段、资金的来源、任何可能的利益冲突、研究机构人员的附属关系以及可能产生的风险、不适和好处;受试者应被告知有权在任何时候退出实验或撤销同意,无须赔偿。在确保受试者已经理解了实验的情况之后,医生应得到受试者自愿签署的知情同意,最好是书面的。如果书面的知情同意不可能,那么非书面形式的同意必须正式形成文件并得到受试者的认证。

23. 当得到受试者的知情同意时,医生应特别注意受试者与自己是否有依赖关系,或同意是否是在胁迫状态下进行的。因此,知情同意应由不从事此实验的并与受试者完全没有关系的对此事知情的医生来获得。

24. 对于法律上没有完全行为能力的受试者,身体或智力上残疾或不够法定年龄不能作出同意的表示的,实验者必须依照法律得到受试者法定代理人的知情同意。这类人群一般不应作为受试者,除非此项研究对促进这类人群的健康是必须的,而且不能被法律上有完全行

218

为能力的受试者所代替。

25. 当受试者不具有法律上的完全行为能力,如不够法定年龄,但有能力对参加实验作出同意的决定,此时实验者还是必须另外获得其法定代理人的同意。

26. 那些不可能从受试者个体获得同意(包括委托书或预先同意)的研究,只有在身体或智力上缺陷的状况是此项研究所必须的研究对象时才能被进行。对因以上缺陷不能作出知情同意的受试者进行研究的特殊理由应在实验方案中阐明,供委员会审查。方案应说明将尽快获得法定代理人的同意。

27. 作者和出版者都负有伦理职责。对实验成果的出版,实验者有义务保证实验结果的精确性。阴性结果和阳性结果都应说明或公开,资金的来源、机构的隶属关系和其他任何可能的利益冲突都应在出版物中说明。那些与本宣言中的原则不符的实验报告不应出版。

三、与医疗保健相结合的医学研究的附加原则

28. 医生可以把医疗保健和医学研究结合起来,但只限于此研究中潜在的预防、诊断或治疗的价值已被论证。当医学研究与医疗保健结合在一起时,一些额外的道德规范应被引入,以保护受试患者。

29. 一个新的实验方法可能带来的利益、风险、负担和效果应与当前最好的预防、诊断或治疗方法比较来进行验证。如果当前没有已被证明的预防、诊断和治疗方法,并不排除使用安慰剂(即不予治疗)来进行比较。

30. 在研究终结时,每个参加科研的患者应确保得到被研究证明的最好的预防、诊断或治疗的手段。

31. 医生应充分告知患者哪部分的医疗与科研有关。患者拒绝参加科研时决不能妨碍医患关系。

32. 在对患者的治疗中,如果预防、诊断或治疗的手段尚未存在或已有的方法没有效果,那么在得到患者的知情同意后,只要依据自己的判断认为可以为挽救生命带来希望、重新恢复健康或减少痛苦,医生就可自由使用这种尚未证实的或新的预防、诊断或治疗的方法。如果可能,这些方法应成为研究的客体,评估它的安全性和有效性,并做好记录。如果合适,可以出版。本宣言其他相关的准则也应被遵守。

人类辅助生殖技术和人类精子库伦理原则

(中华人民共和国卫生部,2003 年 6 月 27 日发布)

一、人类辅助生殖技术伦理原则

人类辅助生殖技术是治疗不育症的一种医疗手段。为安全、有效、合理地实施人类辅助生殖技术,保障个人、家庭以及后代的健康和利益,维护社会公益,特制定以下伦理原则。

(一) 有利于患者的原则

1. 综合考虑患者病理、生理、心理及社会因素,医务人员有义务告诉患者目前可供选择的治疗手段、利弊及其所承担的风险。在患者充分知情的情况下,提出有医学指征的选择和最有利于患者的治疗方案。

2. 禁止以多胎和商业化供卵为目的的促排卵。

3. 不育夫妇对实施人类辅助生殖技术过程中获得的配子、胚胎拥有其选择处理方式的权利,技术服务机构必须对此有详细的记录,并获得夫、妇或双方的书面知情同意。

4. 患者的配子和胚胎在未征得其知情同意情况下,不得进行任何处理,更不得进行买卖。

（二）知情同意的原则

1. 人类辅助生殖技术必须在夫妇双方自愿同意并签署书面知情同意书后方可实施。

2. 医务人员对实施人类辅助生殖技术适应证的夫妇,须使其了解实施该技术的必要性、实施程序、可能承受的风险以及为降低这些风险所采取的措施、该机构稳定的成功率、每周期大致的总费用及进口、国产药物选择等与患者作出合理选择相关的实质性信息。

3. 接受人类辅助生殖技术的夫妇在任何时候都有权提出中止该技术的实施,并且不会影响对其今后的治疗。

4. 医务人员必须告知接受人类辅助生殖技术的夫妇及其已出生的孩子随访的必要性。

5. 医务人员有义务告知捐赠者对其进行健康检查的必要性,并获取书面知情同意书。

（三）保护后代的原则

1. 医务人员有义务告知受者通过人类辅助生殖技术出生的后代与自然受孕分娩的后代享有同样的法律权利和义务,包括后代的继承权、受教育权、赡养父母的义务、父母离异时对孩子监护权的裁定等。

2. 医务人员有义务告知接受人类辅助生殖技术治疗的夫妇,他们通过对该技术出生的孩子（包括对有出生缺陷的孩子）负有伦理、道德和法律上的权利和义务。

3. 如果有证据表明实施人类辅助生殖技术将会对后代产生严重的生理、心理和社会损害,医务人员有义务停止该技术的实施。

4. 医务人员不得对近亲间及任何不符合伦理、道德原则的精子和卵子实施人类辅助生殖技术。

5. 医务人员不得实施代孕技术。

6. 医务人员不得实施胚胎赠送助孕技术。

7. 在尚未解决人卵胞质移植和人卵核移植技术安全性问题之前,医务人员不得实施以治疗不育为目的的人卵胞质移植和人卵核移植技术。

8. 同一供者的精子、卵子最多只能使 5 名妇女受孕。

9. 医务人员不得实施以生育为目的的嵌合体胚胎技术。

（四）社会公益原则

1. 医务人员必须严格贯彻国家人口和计划生育法律法规,不得对不符合国家人口和计划生育法规和条例规定的夫妇和单身妇女实施人类辅助生殖技术。

2. 根据《母婴保健法》,医务人员不得实施非医学需要的性别选择。

3. 医务人员不得实施生殖性克隆技术。

4. 医务人员不得将异种配子和胚胎用于人类辅助生殖技术。

5. 医务人员不得进行各种违反伦理、道德原则的配子和胚胎实验研究及临床工作。

（五）保密原则

1. 互盲原则。凡使用供精实施的人类辅助生殖技术，供方与受方夫妇应保持互盲，供方与实施人类辅助生殖技术的医务人员应保持互盲，供方与后代保持互盲。

2. 机构和医务人员对使用人类辅助生殖技术的所有参与者（如卵子捐赠者和受者）有实行匿名和保密的义务。匿名是藏匿供体的身份，保密是藏匿受体参与配子捐赠的事实以及对受者有关信息的保密。

3. 医务人员有义务告知捐赠者不可查询受者及其后代的一切信息，并签署书面知情同意书。

（六）严防商业化的原则

机构和医务人员对要求实施人类辅助生殖技术的夫妇，要严格掌握适应证，不能受经济利益驱动而滥用人类辅助生殖技术。

供精、供卵只能是以捐赠助人为目的，禁止买卖，但是可以给予捐赠者必要的误工、交通和医疗补偿。

（七）伦理监督的原则

1. 为确保以上原则的实施，实施人类辅助生殖技术的机构应建立生殖医学伦理委员会，并接受其指导和监督。

2. 生殖医学伦理委员会应由医学伦理学、心理学、社会学、法学、生殖医学、护理学专家和群众代表等组成。

3. 生殖医学伦理委员会应依据上述原则对人类辅助生殖技术的全过程和有关研究进行监督，开展生殖医学伦理宣传教育，并对实施中遇到的伦理问题进行审查、咨询、论证和建议。

二、人类精子库的伦理原则

为了促进人类精子库安全、有效、合理地采集、保存和提供精子，保障供精者和受者个人、家庭、后代的健康和权益，维护社会公益，特制定以下伦理原则。

（一）有利于供受者的原则

1. 严格对供精者进行筛查、精液必须经过检疫方可使用，以避免或减少出生缺陷，防止性传播疾病的传播和蔓延。

2. 严禁用商业广告形式募集供精者，要采取社会能够接受、文明的形式和方法，应尽可能扩大供精者群体，建立完善的供精者体貌特征表，尊重受者夫妇的选择权。

3. 应配备相应的心理咨询服务，为供精者和自冻精者解决可能出现的心理障碍。

4. 应充分理解和尊重供精者和自冻精者在精液采集过程中可能遇到的困难，并给予最大可能的帮助。

（二）知情同意的原则

1. 供精者应是完全自愿地参加供精，并有权知道其精液的用途及限制供精次数的必要性（防止后代血亲通婚），应签署书面知情同意书。

2. 供精者在心理、生理不适或其他情况下，有权终止供精，同时在适当补偿精子库筛查和冷冻费用后，有权要求终止使用已被冷冻保存的精液。

3. 需进行自精冷冻保存者,也应在签署知情同意书后,方可实施自精冷冻保存。医务人员有义务告知自精冷冻保存者采用该项技术的必要性、目前的冷冻复苏率和最终可能的治疗结果。

4. 精子库不得采集、检测、保存和使用未签署知情同意书者的精液。

（三）保护后代的原则

1. 医务人员有义务告知供精者,对其供精出生的后代无任何的权利和义务。

2. 建立完善的供精使用管理体系,精子库有义务在匿名的情况下,为未来人工授精后代提供有关医学信息的婚姻咨询服务。

（四）社会公益原则

1. 建立完善的供精者管理机制,严禁同一供精者多处供精并使 5 名以上的妇女受孕。

2. 不得实施无医学指征的 X、Y 精子筛选。

（五）保密原则

1. 为保护供精者和受者夫妇及所出生后代的权益,供者和受者夫妇应保持互盲,供者和实施人类辅助生殖技术的医务人员应保持互盲,供者和后代应保持互盲。

2. 精子库的医务人员有义务为供者、受者及其后代保密,精子库应建立严格的保密制度并确保实施,包括冷冻精液被使用时应一律用代码表示、冷冻精液的受者身份对精子库隐匿等措施。

3. 受者夫妇以及实施人类辅助生殖技术机构的医务人员均无权查阅供精者证实身份的信息资料,供精者无权查阅受者及其后代的一切身份信息资料。

（六）严防商业化的原则

1. 禁止以盈利为目的的供精行为。供精是自愿的人道主义行为,精子库仅可以对供者给予必要的误工、交通和其所承担的医疗风险补偿。

2. 人类精子库只能向已经获得卫生部人类辅助生殖技术批准证书的机构提供符合国家技术规范要求的冷冻精液。

3. 禁止买卖精子,精子库的精子不得作为商品进行市场交易。

4. 人类精子库不得为追求高额回报降低供精质量。

（七）伦理监督的原则

1. 为确保以上原则的实施,精子库应接受由医学伦理学、心理学、社会学、法学和生殖医学、护理、群众代表等专家组成的生殖医学伦理委员会的指导、监督和审查。

2. 生殖医学伦理委员会应依据上述原则对精子库进行监督,并开展必要的伦理宣传和教育,对实施中遇到的伦理问题进行审查、咨询、论证和建议。

人胚胎干细胞研究伦理指导原则

（中华人民共和国科学技术部、卫生部,2003 年 12 月 24 日发布）

第一条　为了使我国生物医学领域人胚胎干细胞研究符合生命伦理规范,保证国际公认的生命伦理准则和我国的相关规定得到尊重和遵守,促进人胚胎干细胞研究的健康发展,制定本指导原则。

第二条　本指导原则所称的人胚胎干细胞包括人胚胎来源的干细胞、生殖细胞起源的干细胞和通过核移植所获得的干细胞。

第三条　凡在中华人民共和国境内从事涉及人胚胎干细胞的研究活动,必须遵守本指导原则。

第四条　禁止进行生殖性克隆人的任何研究。

第五条　用于研究的人胚胎干细胞只能通过下列方式获得:

(一)体外受精时多余的配子或囊胚;

(二)自然或自愿选择流产的胎儿细胞;

(三)体细胞核移植技术所获得的囊胚和单性分裂囊胚;

(四)自愿捐献的生殖细胞。

第六条　进行人胚胎干细胞研究,必须遵守以下行为规范:

(一)利用体外受精、体细胞核移植、单性复制技术或遗传修饰获得的囊胚,其体外培养期限自受精或核移植开始不得超过 14 天。

(二)不得将前款中获得的已用于研究的人囊胚植入人或任何其他动物的生殖系统。

(三)不得将人的生殖细胞与其他物种的生殖细胞结合。

第七条　禁止买卖人类配子、受精卵、胚胎或胎儿组织。

第八条　进行人胚胎干细胞研究,必须认真贯彻知情同意与知情选择原则,签署知情同意书,保护受试者的隐私。

前款所指的知情同意和知情选择是指研究人员应当在实验前,用准确、清晰、通俗的语言向受试者如实告知有关实验的预期目的和可能产生的后果和风险,获得他们的同意并签署知情同意书。

第九条　从事人胚胎干细胞的研究单位应成立包括生物学、医学、法律或社会学等有关方面的研究和管理人员组成的伦理委员会,其职责是对人胚胎干细胞研究的伦理学及科学性进行综合审查、咨询与监督。

第十条　从事人胚胎干细胞的研究单位应根据本指导原则制定本单位相应的实施细则或管理规程。

第十一条　本指导原则由国务院科学技术行政主管部门、卫生行政主管部门负责解释。

第十二条　本指导原则自发布之日起施行。

涉及人的生物医学研究伦理审查办法(试行)

(中华人民共和国卫生部,2007 年 1 月 11 日颁布)

第一章　总　则

第一条　为规范涉及人的生物医学研究和相关技术的应用,保护人的生命和健康,维护人的尊严,尊重和保护人类受试者的合法权益,依据《中华人民共和国执业医师法》和《医疗机构管理条例》的有关规定,制定本办法。

第二条　涉及人的生物医学研究伦理审查工作均按照本办法组织进行。

第三条　本办法所称涉及人的生物医学研究和相关技术应用包括以下活动：

（一）采用现代物理学、化学和生物学方法在人体上对人的生理、病理现象以及疾病的诊断、治疗和预防方法进行研究的活动；

（二）通过生物医学研究形成的医疗卫生技术或者产品在人体上进行试验性应用的活动。在本办法施行前已在临床实践中应用超过两年的，或者在本办法施行前已经获得卫生行政部门批准临床应用的技术，不属于本办法规定的审查范围。

第四条　伦理审查应当遵守国家法律、法规和规章的规定以及公认的生命伦理原则，伦理审查过程应当独立、客观、公正和透明。

第二章　伦理委员会

第五条　卫生部设立医学伦理专家委员会。省级卫生行政部门设立本行政区域的伦理审查指导咨询组织。卫生部和省级卫生行政部门设立的委员会是医学伦理专家咨询组织，主要针对重大伦理问题进行研究讨论，提出政策咨询意见，必要时可组织对重大科研项目的伦理审查；对辖区内机构伦理委员会的伦理审查工作进行指导、监督。卫生部和省级卫生行政部门设立的伦理专家委员会《章程》另行制定。

第六条　开展涉及人的生物医学研究和相关技术应用活动的机构，包括医疗卫生机构、科研院所、疾病预防控制和妇幼保健机构等，设立机构伦理委员会。机构伦理委员会主要承担伦理审查任务，对本机构或所属机构涉及人的生物医学研究和相关技术应用项目进行伦理审查和监督；也可根据社会需求，受理委托审查；同时组织开展相关伦理培训。

第七条　机构伦理委员会的委员由设立该伦理委员会的部门或者机构在广泛征求意见的基础上，从生物医学领域和管理学、伦理学、法学、社会学等社会科学领域的专家中推举产生，人数不得少于5人，并且应当有不同性别的委员。少数民族地区应考虑少数民族委员。

第八条　机构伦理委员会委员任期5年，可以连任。伦理委员会设主任委员1人，副主任委员若干人，由伦理委员会委员协商推举产生，可以连任。设立机构伦理委员会的部门或者机构应当根据伦理委员会委员的工作情况给予适当的报酬。

第九条　机构伦理委员会的审查职责是：审查研究方案，维护和保护受试者的尊严和权益；确保研究不会将受试者暴露于不合理的危险之中；对已批准的研究进行监督和检查，及时处理受试者的投诉和不良事件。

第十条　机构伦理委员会可以行使下列权限：

（一）要求研究人员提供知情同意书，或者根据研究人员的请求，批准免除知情同意程序；

（二）要求研究人员修改研究方案；

（三）要求研究人员中止或结束研究活动；

（四）对研究方案做出批准、不批准或者修改后再审查的决定。

第十一条　伦理委员会委员应当为接受伦理审查的研究项目保密。

第十二条　伦理委员会按照伦理原则自主做出决定，不受任何干扰；审查结果应当及时传达或者发布。

第十三条　伦理委员会接受本行政区域和国家卫生行政部门的监督和管理。

第三章 审 查 程 序

第十四条 涉及人的生物医学研究伦理审查原则是:

(一)尊重和保障受试者自主决定同意或者不同意受试的权利,严格履行知情同意程序,不得使用欺骗、利诱、胁迫等不正当手段使受试者同意受试,允许受试者在任何阶段退出受试;

(二)对受试者的安全、健康和权益的考虑必须高于对科学和社会利益的考虑,力求使受试者最大程度受益和尽可能避免伤害;

(三)减轻或者免除受试者在受试过程中因受益而承担的经济负担;

(四)尊重和保护受试者的隐私,如实将涉及受试者隐私的资料储存和使用情况及保密措施告知受试者,不得将涉及受试者隐私的资料和情况向无关的第三者或者传播媒体透露;

(五)确保受试者因受试受到损伤时得到及时免费治疗,并得到相应的赔偿;

(六)对于丧失或者缺乏能力维护自身权利和利益的受试者(脆弱人群),包括儿童、孕妇、智力低下者、精神病患者、囚犯以及经济条件差和文化程度很低者,应当予以特别保护。

第十五条 需要进行伦理审查的研究项目应向伦理委员会提交下列材料:

(一)伦理审查申请表;

(二)研究或者相关技术应用方案;

(三)受试者知情同意书。

第十六条 项目申请人必须事先得到受试者自愿的书面知情同意。无法获得书面知情同意的,应当事先获得口头知情同意,并提交获得口头知情同意的证明材料。对于无行为能力、无法自己做出决定的受试者必须得到其监护人或者代理人的书面知情同意。

第十七条 在获得受试者知情同意时,申请人必须向受试者提供完整易懂的必要信息,知情同意书应当以通俗易懂的文字表达,少数民族地区可以采用当地文字表达,并为受试者所理解,同时给予受试者充分的时间考虑是否同意受试。

第十八条 当项目的实施程序或者条件发生变化时,必须重新获得受试者的知情同意,并重新向伦理委员会提出伦理审查申请。

第十九条 伦理委员会不得受理违反国家法律、法规的科研项目提出的伦理审查申请。伦理委员会委员与申请项目有利益冲突的,应当主动回避。无法回避的,应当向申请人公开这种利益。

第二十条 伦理委员会对申请伦理审查的项目进行下列审查:

(一)研究者的资格、经验是否符合试验要求;

(二)研究方案是否符合科学性和伦理原则的要求;

(三)受试者可能遭受的风险程度与研究预期的受益相比是否合适;

(四)在办理知情同意过程中,向受试者(或其家属、监护人、法定代理人)提供的有关信息资料是否完整易懂,获得知情同意的方法是否适当;

(五)对受试者的资料是否采取了保密措施;

(六)受试者入选和排除的标准是否合适和公平;

(七)是否向受试者明确告知他们应该享有的权益,包括在研究过程中可以随时退出而无须提出理由且不受歧视的权利;

（八）受试者是否因参加研究而获得合理补偿，如因参加研究而受到损害甚至死亡时，给予的治疗以及赔偿措施是否合适；

（九）研究人员中是否有专人负责处理知情同意和受试者安全的问题；

（十）对受试者在研究中可能承受的风险是否采取了保护措施；

（十一）研究人员与受试者之间有无利益冲突。

第二十一条　伦理委员会的审查可以做出批准、不批准或者作必要修改后再审查的决定。伦理委员会做出的决定应当得到伦理委员会 2/3 委员的同意。伦理委员会的决定应当说明理由。对于预期损害或不适的发生概率和程度不超过受试者日常生活或者常规治疗可能发生的概率和程度的项目（即小于最低风险的项目），可由伦理委员会主席或者由其指定一个或几个委员进行审查。

第二十二条　申请项目经伦理委员会审查批准后，在实施过程中进行修改的，应当报伦理委员会审查批准。在实施过程中发生严重不良反应或者不良事件的，应当及时向伦理委员会报告。

第二十三条　申请项目未获得伦理委员会审查批准的，不得开展项目研究工作。

第四章　监　督　管　理

第二十四条　监督管理涉及人的生物医学研究伦理审查工作应当纳入各级卫生行政部门科研管理工作范畴。其内容包括：

（一）开展涉及人的生物医学研究的机构是否按要求设立伦理委员会；

（二）机构的伦理委员会是否按照伦理审查原则实施伦理审查；

（三）伦理审查内容和程序是否符合要求；

（四）伦理审查结果执行情况，有无争议。

第二十五条　卫生部对全国的伦理委员会实行宏观管理，建立健全伦理审查规章制度，研究制订有关政策。省级的卫生行政部门对本行政区域内的伦理委员会的伦理审查工作负有监督管理的责任。

第二十六条　境外机构或个人在中国境内进行涉及人的生物医学研究，其研究方案已经经过所在国家或者地区的伦理委员会审查的，还应当向我国依照本办法设立的伦理委员会申请审核。

第二十七条　对涉及人的生物医学研究项目进行结题验收时，应当要求项目负责人出具经过相应的伦理委员会审查的证明。在学术期刊发表涉及人的生物医学研究成果时，研究人员应出具该项目经过伦理委员会审查同意的证明。

第二十八条　任何个人或者单位均有权利和义务举报涉及人的生物医学研究中违规或者不端的行为。

第二十九条　研究人员发生违反伦理原则的行为，研究项目负责人所属单位以及卫生行政部门均有权给予相应处罚，并进行公开批评，取消获得奖励的资格；视情节轻重中止科研项目的实施；触犯国家法律的，移交司法机关处理。

第五章　附　　则

第三十条　本办法自发布之日起施行。

人体器官移植条例

（中华人民共和国国务院令第491号令，经2007年3月21日国务院
第171次常务会议通过，自2007年5月1日起施行）

第一章 总 则

第一条 为了规范人体器官移植，保证医疗质量，保障人体健康，维护公民的合法权益，制定本条例。

第二条 在中华人民共和国境内从事人体器官移植，适用本条例；从事人体细胞和角膜、骨髓等人体组织移植，不适用本条例。

本条例所称人体器官移植，是指摘取人体器官捐献人具有特定功能的心脏、肺脏、肝脏、肾脏或者胰腺等器官的全部或者部分，将其植入接受人身体以代替其病损器官的过程。

第三条 任何组织或者个人不得以任何形式买卖人体器官，不得从事与买卖人体器官有关的活动。

第四条 国务院卫生主管部门负责全国人体器官移植的监督管理工作。县级以上地方人民政府卫生主管部门负责本行政区域人体器官移植的监督管理工作。各级红十字会依法参与人体器官捐献的宣传等工作。

第五条 任何组织或者个人对违反本条例规定的行为，有权向卫生主管部门和其他有关部门举报；对卫生主管部门和其他有关部门未依法履行监督管理职责的行为，有权向本级人民政府、上级人民政府有关部门举报。接到举报的人民政府、卫生主管部门和其他有关部门对举报应当及时核实、处理，并将处理结果向举报人通报。

第六条 国家通过建立人体器官移植工作体系，开展人体器官捐献的宣传、推动工作，确定人体器官移植预约者名单，组织协调人体器官的使用。

第二章 人体器官的捐献

第七条 人体器官捐献应当遵循自愿、无偿的原则。

公民享有捐献或者不捐献其人体器官的权利；任何组织或者个人不得强迫、欺骗或者利诱他人捐献人体器官。

第八条 捐献人体器官的公民应当具有完全民事行为能力。公民捐献其人体器官应当有书面形式的捐献意愿，对已经表示捐献其人体器官的意愿，有权予以撤销。

公民生前表示不同意捐献其人体器官的，任何组织或者个人不得捐献、摘取该公民的人体器官；公民生前未表示不同意捐献其人体器官的，该公民死亡后，其配偶、成年子女、父母可以以书面形式共同表示同意捐献该公民人体器官的意愿。

第九条 任何组织或者个人不得摘取未满18周岁公民的活体器官用于移植。

第十条 活体器官的接受人限于活体器官捐献人的配偶、直系血亲或者三代以内旁系血亲，或者有证据证明与活体器官捐献人存在因帮扶等形成亲情关系的人员。

第三章 人体器官的移植

第十一条 医疗机构从事人体器官移植，应当依照《医疗机构管理条例》的规定，向所在

地省、自治区、直辖市人民政府卫生主管部门申请办理人体器官移植诊疗科目登记。

医疗机构从事人体器官移植,应当具备下列条件:

(一) 有与从事人体器官移植相适应的执业医师和其他医务人员;

(二) 有满足人体器官移植所需要的设备、设施;

(三) 有由医学、法学、伦理学等方面专家组成的人体器官移植技术临床应用与伦理委员会,该委员会中从事人体器官移植的医学专家不超过委员人数的1/4;

(四) 有完善的人体器官移植质量监控等管理制度。

第十二条 省、自治区、直辖市人民政府卫生主管部门进行人体器官移植诊疗科目登记,除依据本条例第十一条规定的条件外,还应当考虑本行政区域人体器官移植的医疗需求和合法的人体器官来源情况。

省、自治区、直辖市人民政府卫生主管部门应当及时公布已经办理人体器官移植诊疗科目登记的医疗机构名单。

第十三条 已经办理人体器官移植诊疗科目登记的医疗机构不再具备本条例第十一条规定条件的,应当停止从事人体器官移植,并向原登记部门报告。原登记部门应当自收到报告之日起2日内注销该医疗机构的人体器官移植诊疗科目登记,并予以公布。

第十四条 省级以上人民政府卫生主管部门应当定期组织专家根据人体器官移植手术成功率、植入的人体器官和术后患者的长期存活率,对医疗机构的人体器官移植临床应用能力进行评估,并及时公布评估结果;对评估不合格的,由原登记部门撤销人体器官移植诊疗科目登记。具体办法由国务院卫生主管部门制订。

第十五条 医疗机构及其医务人员从事人体器官移植,应当遵守伦理原则和人体器官移植技术管理规范。

第十六条 实施人体器官移植手术的医疗机构及其医务人员应当对人体器官捐献人进行医学检查,对接受人因人体器官移植感染疾病的风险进行评估,并采取措施,降低风险。

第十七条 在摘取活体器官前或者尸体器官捐献人死亡之前,负责人体器官移植的执业医师应当向所在医疗机构的人体器官移植技术临床应用与伦理委员会提出摘取人体器官审查申请。人体器官移植技术临床应用与伦理委员会不同意摘取人体器官的,医疗机构不得做出摘取人体器官的决定,医务人员不得摘取人体器官。

第十八条 人体器官移植技术临床应用与伦理委员会收到摘取人体器官审查申请后,应当对下列事项进行审查,并出具同意或者不同意的书面意见:

(一) 人体器官捐献人的捐献意愿是否真实;

(二) 有无买卖或者变相买卖人体器官的情形;

(三) 人体器官的配型和接受人的适应证是否符合伦理原则和人体器官移植技术管理规范。

经2/3以上委员同意,人体器官移植技术临床应用与伦理委员会方可出具同意摘取人体器官的书面意见。

第十九条 从事人体器官移植的医疗机构及其医务人员摘取活体器官前,应当履行下列义务:

（一）向活体器官捐献人说明器官摘取手术的风险、术后注意事项、可能发生的并发症及其预防措施等，并与活体器官捐献人签署知情同意书；

（二）查验活体器官捐献人同意捐献其器官的书面意愿、活体器官捐献人与接受人存在本条例第十条规定关系的证明材料；

（三）确认除摘取器官产生的直接后果外不会损害活体器官捐献人其他正常的生理功能。

从事人体器官移植的医疗机构应当保存活体器官捐献人的医学资料，并进行随访。

第二十条　摘取尸体器官，应当在依法判定尸体器官捐献人死亡后进行。从事人体器官移植的医务人员不得参与捐献人的死亡判定。

从事人体器官移植的医疗机构及其医务人员应当尊重死者的尊严；对摘取器官完毕的尸体，应当进行符合伦理原则的医学处理，除用于移植的器官以外，应当恢复尸体原貌。

第二十一条　从事人体器官移植的医疗机构实施人体器官移植手术，除向接受人收取下列费用外，不得收取或者变相收取所移植人体器官的费用：

（一）摘取和植入人体器官的手术费；

（二）保存和运送人体器官的费用；

（三）摘取、植入人体器官所发生的药费、检验费、医用耗材费。

前款规定费用的收取标准，依照有关法律、行政法规的规定确定并予以公布。

第二十二条　申请人体器官移植手术患者的排序，应当符合医疗需要，遵循公平、公正和公开的原则，具体办法由国务院卫生主管部门制订。

第二十三条　从事人体器官移植的医务人员应当对人体器官捐献人、接受人和申请人体器官移植手术的患者的个人资料保密。

第二十四条　从事人体器官移植的医疗机构应当定期将实施人体器官移植的情况向所在地省、自治区、直辖市人民政府卫生主管部门报告，具体办法由国务院卫生主管部门制订。

第四章　法　律　责　任

第二十五条　违反本条例规定，有下列情形之一，构成犯罪的，依法追究刑事责任：

（一）未经公民本人同意摘取其活体器官的；

（二）公民生前表示不同意捐献其人体器官而摘取其尸体器官的；

（三）摘取未满18周岁公民的活体器官的。

第二十六条　违反本条例规定，买卖人体器官或者从事与买卖人体器官有关活动的，由设区的市级以上地方人民政府卫生主管部门依照职责分工没收违法所得，并处交易额8倍以上10倍以下的罚款；医疗机构参与上述活动的，还应当对负有责任的主管人员和其他直接责任人员依法给予处分，并由原登记部门撤销该医疗机构人体器官移植诊疗科目登记，该医疗机构3年内不得再申请人体器官移植诊疗科目登记；医务人员参与上述活动的，由原发证部门吊销其执业证书。

国家工作人员参与买卖人体器官或者从事与买卖人体器官有关活动的，由有关国家机关依据职权依法给予撤职、开除的处分。

第二十七条　医疗机构未办理人体器官移植诊疗科目登记，擅自从事人体器官移植的，依照《医疗机构管理条例》的规定予以处罚。

实施人体器官移植手术的医疗机构及其医务人员违反本条例规定,未对人体器官捐献人进行医学检查或者未采取措施,导致接受人因人体器官移植手术感染疾病的,依照《医疗事故处理条例》的规定予以处罚。

　　从事人体器官移植的医务人员违反本条例规定,泄露人体器官捐献人、接受人或者申请人体器官移植手术患者个人资料的,依照《执业医师法》或者国家有关护士管理的规定予以处罚。

　　违反本条例规定,给他人造成损害的,应当依法承担民事责任。

　　违反本条例第二十一条规定收取费用的,依照价格管理的法律、行政法规的规定予以处罚。

　　第二十八条　医务人员有下列情形之一的,依法给予处分;情节严重的,由县级以上地方人民政府卫生主管部门依照职责分工暂停其6个月以上1年以下执业活动;情节特别严重的,由原发证部门吊销其执业证书:

　　(一)未经人体器官移植技术临床应用与伦理委员会审查同意摘取人体器官的;

　　(二)摘取活体器官前未依照本条例第十九条的规定履行说明、查验、确认义务的;

　　(三)对摘取器官完毕的尸体未进行符合伦理原则的医学处理,恢复尸体原貌的。

　　第二十九条　医疗机构有下列情形之一的,对负有责任的主管人员和其他直接责任人员依法给予处分;情节严重的,由原登记部门撤销该医疗机构人体器官移植诊疗科目登记,该医疗机构3年内不得再申请人体器官移植诊疗科目登记:

　　(一)不再具备本条例第十一条规定条件,仍从事人体器官移植的;

　　(二)未经人体器官移植技术临床应用与伦理委员会审查同意,做出摘取人体器官的决定,或者胁迫医务人员违反本条例规定摘取人体器官的;

　　(三)有本条例第二十八条第(二)项、第(三)项列举的情形的。

　　医疗机构未定期将实施人体器官移植的情况向所在地省、自治区、直辖市人民政府卫生主管部门报告的,由所在地省、自治区、直辖市人民政府卫生主管部门责令限期改正;逾期不改正的,对负有责任的主管人员和其他直接责任人员依法给予处分。

　　第三十条　从事人体器官移植的医务人员参与尸体器官捐献人的死亡判定的,由县级以上地方人民政府卫生主管部门依照职责分工暂停其6个月以上1年以下执业活动;情节严重的,由原发证部门吊销其执业证书。

　　第三十一条　国家机关工作人员在人体器官移植监督管理工作中滥用职权、玩忽职守、徇私舞弊,构成犯罪的,依法追究刑事责任;尚不构成犯罪的,依法给予处分。

第五章　附　　则

　　第三十二条　本条例自2007年5月1日起施行。

参考文献

［1］［美］斯蒂文·库格林,科林·索斯科尔恩,肯尼斯·古德曼.公共健康伦理学案例研究.
肖巍译.北京:人民出版社,2008

［2］李本富,李曦.医学伦理学十五讲.北京:北京大学出版社,2007

［3］瞿晓敏.护理伦理学.上海:复旦大学出版社,2007

［4］曹开宾,邱世昌,樊民胜.医学伦理学教程.第3版.上海:复旦大学出版社,2004

［5］杜治政,许志伟.医学伦理学辞典.郑州:郑州大学出版社,2003

［6］赵同刚,汪建荣,何昌龄.卫生法立法研究.北京:法律出版社,2003

［7］徐宗良,刘学礼,瞿晓敏.生命伦理学.上海:上海人民出版社,2002

［8］朱贻庭等.伦理学大辞典.上海:上海辞书出版社,2002

［9］周海春.中国医德.成都:四川人民出版社,2002

［10］杜治政.医学伦理学探新.郑州:河南医科大学出版社,2000

［11］李本富.护理伦理学.北京:科学出版社,2000

［12］陆莉娜,朱宗福.高新科技在医学领域的应用(上).北京:长征出版社,1999

［13］［美］FD沃林斯基.孙牧虹译.健康社会学.北京:社会科学文献出版社,1999

［14］何兆雄等.中国医德史.上海:上海医科大学出版社,1988

［15］徐天民,程之范,李传俊等.中西方医学伦理学比较研究.北京:北京医科大学·中国协
和医科大学联合出版社,1998

后　记

1990年，为了适应医学伦理学教学的需要，上海6所高等医学院校以及第一军医大学、华北煤炭医学院长期从事医学伦理学教学和研究的教师联合编写了《医学伦理学教程》。当年参加编写的有（以编写章次为序）：曹开宾（上海医科大学）、施培新（第二军医大学）、施榕（上海高等医学专科学校）、郁青（上海高等医学专科学校）、邱世昌（第二军医大学）、应秀娣（上海第二医科大学）、杨书龙（华北煤炭医学院）、王家奎（华北煤炭医学院）、樊民胜（上海中医药大学）、徐长松（上海铁道大学医学院）、达庆东（上海医科大学）、陈群（第一军医大学）。本书出版后，深受广大医学院校师生的欢迎，并得到了同仁的认可和好评。

20年过去了，当年参加编写此教材的老师们绝大多数已退休，我们被推向了前台。非常感谢前辈们为我们留下的宝贵的精神财富。在重新编写的过程中，我们深深地感受到了他们知识的渊博和治学的严谨，在此特向他们表示衷心的感谢和诚挚的敬意。

为了适应医学的发展以及医学伦理学教学的需要，我们在《医学伦理学教程》（第三版）的基础上进行重新编写和修改，参加第四版编写的有：瞿晓敏、袁岳沙、邵晓莹、曹文姝、杨卫华。

本书在重版过程中，充分注意了中国社会的实际情况，同时也适当地汲取了国外一些先进的研究成果，因此是一本比较全面系统地论述当代医学伦理学的理论读物。

限于水平，本书错误之处在所难免，恳请读者、专家批评指正。

编　者
2011年8月

图书在版编目(CIP)数据

医学伦理学教程/瞿晓敏主编. —4 版. —上海:复旦大学出版社,2011.11
(复旦博学·卫生事业管理系列)
ISBN 978-7-309-08494-8

Ⅰ. 医…　Ⅱ. 瞿…　Ⅲ. 医学伦理学-教材　Ⅳ. R-052

中国版本图书馆 CIP 数据核字(2011)第 201089 号

医学伦理学教程(第四版)
瞿晓敏　主编
责任编辑/宫建平

复旦大学出版社有限公司出版发行
上海市国权路 579 号　邮编:200433
网址:fupnet@fudanpress.com　http://www.fudanpress.com
门市零售:86-21-65642857　团体订购:86-21-65118853
外埠邮购:86-21-65109143
同济大学印刷厂

开本 787×960　1/16　印张 14.75　字数 259 千
2011 年 11 月第 4 版第 1 次印刷

ISBN 978-7-309-08494-8/R·1231
定价:38.00 元